经方者，仲圣之方也，

虽历经千年，用之于临床，

仍效如桴鼓，

足使黎庶同跻于寿域矣。

正如元·朱震亨所说：

　　　　　　　　"仲景诸方，

　　　　　　　　实万世医门之规矩准绳也。

　　　　　　　　后之欲为方圆平直者，

　　　　　　　　必于是而取则焉。"

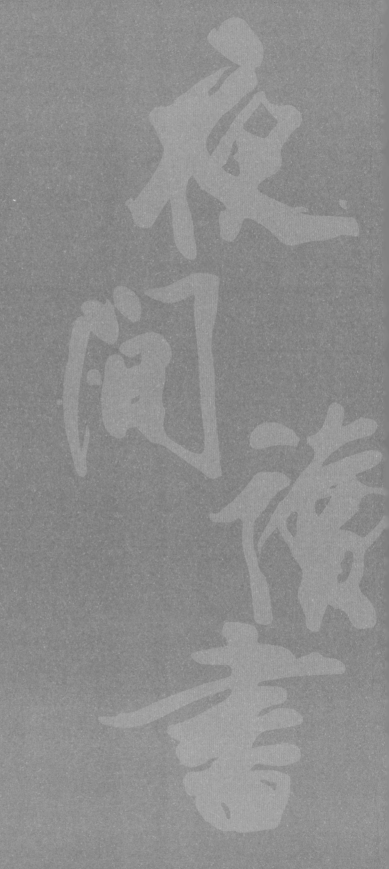

本书从构思到完成，

前后十余载。

笔者曾自吟一五言律诗

《著医书》：

"一人苦幽独，十载灯明夜。

片玉阅经得，碎金临证觉。

发白终不悔，囊雪仍自乐。

谁言著书易，字字皆心血。"

即是笔者编写本书的真实写照。

将笔者多年来对经方研究的

临床心得和体会示于众，

旨在提高发扬经方学术是也。

国医大师路志正、刘志明、薛伯寿,经方名家黄煌作序并推荐

经方临证实录 经方的临床新用

# 白天临证, 夜间读书

## ——《伤寒论》《金匮要略》与疑难病的治疗

### 第三辑

何庆勇 著

人民卫生出版社

·北 京·

**图书在版编目（CIP）数据**

白天临证,夜间读书:《伤寒论》《金匮要略》与疑难病的治疗 / 何庆勇著. —北京:人民卫生出版社, 2022. 5（2024.4重印）

ISBN 978-7-117-33034-3

Ⅰ.①白… Ⅱ.①何… Ⅲ.①经方 - 临床应用 Ⅳ. ①R289. 2

中国版本图书馆 CIP 数据核字（2022）第 059697 号

| | |
|---|---|
| **人卫智网　www.ipmph.com** | 医学教育、学术、考试、健康，购书智慧智能综合服务平台 |
| **人卫官网　www.pmph.com** | 人卫官方资讯发布平台 |

白天临证，夜间读书
——《伤寒论》《金匮要略》与疑难病的治疗
Baitian Linzheng，Yejian Dushu
——《Shanghanlun》《Jinguiyaolüe》yu Yinanbing de Zhiliao

著　　者：何庆勇
出版发行：人民卫生出版社（中继线 010-59780011）
地　　址：北京市朝阳区潘家园南里 19 号
邮　　编：100021
E - mail：pmph @ pmph.com
购书热线：010-59787592　010-59787584　010-65264830
印　　刷：北京顶佳世纪印刷有限公司
经　　销：新华书店
开　　本：710×1000　1/16　印张：25
字　　数：313 千字
版　　次：2022 年 5 月第 1 版
印　　次：2024 年 4 月第 3 次印刷
标准书号：ISBN 978-7-117-33034-3
定　　价：99.00 元
打击盗版举报电话：010-59787491　E-mail：WQ @ pmph.com
质量问题联系电话：010-59787234　E-mail：zhiliang @ pmph.com
数字融合服务电话：4001118166　E-mail：zengzhi @ pmph.com

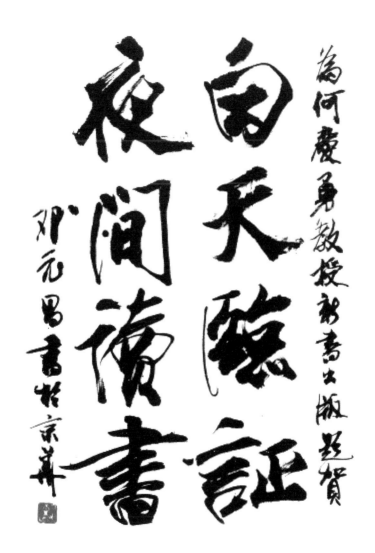

為何慶勇教授新書出版題賀

白天臨証
夜間讀書

鄧元昌書於京華

著名书画家邓元昌为本书题字

5

# 路序

医门之仲景，即儒门之孔子也。夫医家于《伤寒论》《金匮要略》，犹儒家之四书也。宋·严器评价仲景经方说："回骸起死，祛邪愈疾。"纵观古今，凡医学大家，无不取法于经典，无不精通仲景经方医学。

我院何庆勇博士，天机敏妙，博学好古之士也，笃尊经方，凡有施治，悉本仲景，辄得其中。历经数载而著《白天临证，夜间读书》，该书汇何君个人临床运用经方治疗疑难重症实录医案76则，以及读书与经方随笔8则，特别是其中还包括何君对70余首经方的临床新用体会，实为轩岐功臣，足以丰富仲景学说。

吾饱经沧桑，感悟良多，今已近期颐之年，所念念不忘的只有中医的兴衰。我切切希望看到中医经方学术的传承和发扬，现在看到一批以何君为代表的中青年医师在不遗余力地研究经典，临床应用经典（经方），余心甚慰！《白天临证，夜间读书》是一部十分实用的学术著作，更是何君读好经典，应用于临床，验之于临床的一部杰作！乐观其成，是为序。

国医大师 路志正

丙申年夏于京

# 刘
# 序

　　昔仲景先师，著《伤寒杂病论》，立法制方，神妙不测，不可思议，如皓月当空，照耀千古，悉被其光，医者得之，如航海之有南针，俾海内同胞，同登寿域。清·魏荔彤说："轩岐以后，代有良方，而神明变化，莫过于仲景，读其一百一十三方，有造化生心之妙。"

　　我院心内科何庆勇医师，博极群籍，雅好《伤寒》《金匮》之书，每每诊病，笃尊经方，详辨方证，凡有施治，悉本仲景，多应手而愈，如有神助，实为仲圣之力也。何君历经数载而著《白天临证，夜间读书》。该书汇何君个人临床运用经方治疗疑难重症实录医案76则，以及读书与经方随笔8则，特别是其中还包括何君个人对70余首经方的临床新用体会及何君的学生总结其临床经验7则，诚为仲景之功臣，古圣之羽翼也。

　　吾今已近鲐背之年，所念念不忘的只有中医的传承与发展。观《白天临证，夜间读书》之书，乃何君临床运用经方之实录，足以使圣贤之美不坠于地，而世之人得以阶近而至远乎。欣慰之余，乐以为序。

国医大师　刘去明

丙申年夏于京

# 薛序

仲景广《汤液经》为大法，此医家之正学也。唐·孙思邈在《千金翼方》中评价仲景经方说："至于仲景，特有神功。""《伤寒大论》，以为其方，行之以来，未有不验。"为医者，如能遵仲景之旨，足以起死回生，易危为安，使黎民皆跻仁寿之域矣。

我院何庆勇主任医师，精研古医经，《伤寒论》《备急千金要方》，无不熟读之，工诗善医，学富心灵，凡求治者，多应手而愈！何君历经数载而著《白天临证，夜间读书》，该书汇何君个人临床运用经方治疗疑难重症实录医案76则，以及读书与经方随笔8则，其用心勤矣，亦有益于古圣贤爱人济物之道也。

吾因视百姓生活之困苦，睹重病亲人之不治，恻然心伤，遂自幼立志学医。后恰逢敬爱的周恩来总理指示，要给蒲老这样的名中医配2~3名徒弟。吾有幸拜杰出的中医学家蒲辅周为师，随侍蒲老一十三载，方真正登堂入室，得窥祖国医学宝库之门径。余以为学医需恒心苦学，方可领悟得道。今观何君历时数载著之《白天临证，夜间读书》，是何君读好经典，验之于临床之作，真可谓仲景之学后继之人，吾甚欣慰！

谨以为序。

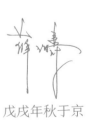

国医大师

戊戌年秋于京

# 黄序

　　这几年来，经方成为中医界的一个热词。许多有识之士在推广经方，许多临床一线的医生在学习经方，应用经方。这对提高中医临床诊疗水平、促进中医学术的进步有积极的意义。由于经方方证的经典表述文字古奥，其中富含的临床信息需要深入挖掘，临床研究就显得十分必要。在临床研究中，既需要大样本的临床观察，也需要个案的整理与研究，对于临床医生来说，后者更有可操作性，也更为急需。个案的整理与研究突出经方应用的个体性，能较好地诠释古典中医治病的原则和方法，是中医传统的学习与研究方式。高质量的经方医案能给读者带来现场感，能将经典原文立体化、场景化，能让读者树立学习经典的兴趣和信心，还能给读者带来经方应用的灵机妙想。

　　何庆勇博士《白天临证，夜间读书》一书，是他的经方临床实录，也是他读书的心得。书中案例虽然只有76则，但多是临床疑难危急重症，如顽固性心力衰竭、严重腹泻、彻夜不眠、反复噩梦、严重焦虑抑郁症、冠心病支架术后、颈动脉支架置入术后严重头晕，等等。每个案例不仅过程清晰，而且较详细地讲述了识别方证的思路与方法，其中不乏独到的应用经方的体会和经验。这些案例是临床医师学习和应用经方非常好的参考资料，值得一读。

南京中医药大学国际经方学院

黄煌

2017年7月29日

# 自序

医圣仲景感往昔之沦丧，伤横夭之莫救，撰为《伤寒论》数卷，为医门之规绳，治病之宗本。医者之学问，全在明伤寒之理，通《伤寒》《金匮》者，则万病皆通。正如北宋·孙奇言："活人者，必仲景之书也。"鄙人窃以为不谙经方者，不足以为大医也！

吾少多疾，遂素嗜医，旅居京师，究心经方二十余年，每晚及空余时间，未曾释卷，《伤寒》《金匮》二书更视为至宝，治病处方，一以仲圣为宗，受益良多，每每感叹于经方效如桴鼓，不敢私焉，愿公于世。本书是《白天临证，夜间读书——方证辨证解伤寒》的续作，汇笔者临床运用经方治疗疑难重症实录医案76则，以及读书与经方随笔8则，其中包括笔者对70余首经方的临床新用体会。凡十寒暑而成，可谓字字皆吾之心血，总期无负于仲圣之志云尔。

吾幼学之时，常闻同县万密斋之"医学术精，活人甚众，著书行世，藏于四库，御封医圣"，未尝不心向之。束发之年，每阅北宋·张横渠四言"为天地立心，为生民立命，为往圣继绝学，为万世开太平"，未尝不慨慕其心志。及至弱冠，吾奉慈父命，研习医术，谓可养生济世。遂锐志于医，愧未深造。鄙人不揣谫陋，世有高明者，箴予阙失而赐之教焉，则予之幸也。是为序。

中国中医科学院广安门医院

何庆勇

壬寅年于京

# 导读

经方者，仲圣之方也，虽历经千年，用之于临床，仍效如桴鼓，足使黎庶同跻于寿域矣。正如元·朱震亨所说："仲景诸方，实万世医门之规矩准绳也。后之欲为方圆平直者，必于是而取则焉。"

本书是《白天临证，夜间读书——方证辨证解伤寒》《白天临证，夜间读书——经方治疗疑难病实录》的续作。本书分为上篇、下篇和附篇三部分。上篇"经方治验实录"主要为笔者真实记录个人运用经方治疗顽固性心力衰竭、严重腹泻、彻夜不眠、反复噩梦、严重焦虑抑郁症、冠心病支架术后、颈动脉支架置入术后严重头晕等76则临床疑难危重症医案。每个医案均较详细地讲述了笔者个人用经方、用药的临床思路与方法，这些医案的"方证辨证"或"按语"中还包括作者对70余首经方的临床新用体会。下篇"读书与经方随笔"主要记录了笔者的读书笔记8则，特别是读经方相关书籍的笔记，多为有感而发，或平时对经方相关的所感所想。附篇"经方传承录"主要介绍了笔者研究生总结本人运用吴茱萸汤、柴胡桂枝干姜汤等经方的临床经验7则。本书理论性、学术性，特别是临床实用性甚佳，汇集了笔者20余年来对经方研究的临床心得和体会，值得中医临床工作者参考借鉴。

本书从构思到完成，前后十余载。笔者曾自吟一五言律诗《著医书》："一人苦幽独，十载灯明夜。片玉阅经得，碎金临证觉。发白终不悔，鬓雪仍自乐。谁言著书易，字字皆心血。"即是笔者编写本书的真实写照。将笔者多年来对经方研究的临床心得和体会示于众，旨在提高发扬经方学术是也。

# 目录

## 上 篇 | 经方治验实录

下 篇 ｜ **读书与经方随笔** 299

# 附 篇 | **经方传承录**

上 篇 ｜ 经方治验实录

# 经方的魅力
## ——经方治愈反复噩梦1年，加重2周案

关键点：

夜多噩梦；《金匮要略》字字珠玑，当努力加以发掘应用

商某，男，55岁。**初诊日期**：2018年1月15日。

**主诉**：反复做噩梦1年，加重2周。

**现病史**：患者因1年前弟弟突发头痛，送至医院后，患者目睹弟弟在6小时内不治身亡，受到惊吓，之后出现反复夜间噩梦，梦到与死去的亲朋来往，平均2~3日1次。

2周前加重，每日均梦见与死人打交道，为求诊治，就诊于我处。

**刻下症**：每日噩梦，睡眠不佳，每天晚上9：00—10：00上床休息，无入睡困难，能立即入睡，睡中噩梦连连，与死去亲人来往，每晚12：00即醒来，醒后不能再次入睡。全身偏怕风、怕冷，右下肢怕冷明显，容易紧张，纳可，二便调。

**查体**：体形中等，舌淡胖大，有齿痕，苔白腻，脉细。

**方证辨证**

《金匮要略·血痹虚劳病脉证并治第六》说："夫失精家少腹弦急，阴头

寒，目眩，发落，脉极虚芤迟，为清谷，亡血，失精。脉得诸芤动微紧，男子失精，女子梦交，桂枝加龙骨牡蛎汤主之。"笔者临床体会到桂枝加龙骨牡蛎汤的方证为噩梦频作，脱发，易疲劳，偏怕冷，少腹拘急，梦遗失精，头晕目眩，脉虚。其主要方证为噩梦，脱发，脉虚。桂枝加龙骨牡蛎汤是笔者治疗脱发、多梦的常用方。因经历变故，夜间噩梦连连，终日惕惕不得眠者，常应手而愈。本案患者因亲人去世而反复噩梦，兼全身偏怕风，怕冷，舌淡胖大，有齿痕，脉细，符合桂枝加龙骨牡蛎汤方证，故辨为桂枝加龙骨牡蛎汤证。

**诊断：**噩梦　桂枝加龙骨牡蛎汤证。

**治疗：**方用桂枝加龙骨牡蛎汤。

桂　枝 15g　　白　芍 15g　　生　姜 15g　　大　枣 12g

生甘草 10g　　生龙骨 15g　　生牡蛎 15g

14剂，水煎服，日1剂，分3次，早、中、晚饭后半小时服用。

患者服药14剂后，再也未做噩梦，每晚可睡到凌晨2：00—3：00点醒，每晚能睡眠4~6小时，全身怕冷痊愈。

随访1个月未复发。

**按语：**《金匮要略·血痹虚劳病脉证并治第六》说："夫失精家少腹弦急，阴头寒，目眩，发落，脉极虚芤迟，为清谷，亡血，失精。脉得诸芤动微紧，男子失精，女子梦交，桂枝加龙骨牡蛎汤主之。桂枝加龙骨牡蛎汤方。《小品》云：虚羸浮热汗出者除桂，加白薇、附子各三分，故曰二加龙骨汤。桂枝、芍药、生姜各三两，甘草二两，大枣十二枚，龙骨、牡蛎各三两。上七味，以水七升，煮取三升，分温三服。"

清·吴谦《医宗金鉴·金匮要略注》说："失精家，谓肾阳不固精者也。"又中国中医科学院研究生院编著《金匮要略注评·血痹虚劳病脉证并治第六》载魏念庭选注说："失精家肾阳大泄，阴寒凝闭……阴头必寒，下真寒如是，上假热可证矣。火浮则目眩，血枯则发落，诊其脉必虚极，或浮大，或虚涩不待言矣。更兼芤迟，芤则中虚，胃阳不治，迟则里寒，肾阳无根。或便清谷，中焦无阳也；或吐衄亡血，上焦浮热也；或梦交失精，下焦无阳也。此虚劳之所以成，而精失亡血，阴阳俱尽矣。"肾阳泄，则中、下二焦虚寒，虚阳浮越，精滑于下，故有少腹拘急、脱发、头晕目眩、梦遗失精等症。本案患者因惊恐而伤肾阳，故噩梦连连，全身怕冷，下肢为甚，其理一也。

经方大家曹颖甫用此方若神，以此治失精、遗尿、盗汗证属虚劳者，治愈甚众，数见不鲜。如《经方实验录·第五四案·桂枝加龙骨牡蛎汤证其二》载："季左，十月十二日。夜寐喜盗汗，脉阳浮阴弱。宜桂枝加龙骨牡蛎汤。川桂枝四钱，生白芍三钱，生草一钱，龙骨四钱，左牡蛎一两，生姜八片，红枣十二枚……如本案所示，即其一例。服药后，每每周身得微微热汗出，以后即不盗汗矣。"

笔者临床上抓住《金匮要略》桂枝加龙骨牡蛎汤条文"发落""女子梦交"，而用治脱发、多梦噩梦，效验亦如神。由此可知《金匮要略》字字珠玑，当努力加以发掘应用。

> 笔者临床体会到桂枝加龙骨牡蛎汤的方证为噩梦频作，脱发，易疲劳，偏怕冷，少腹拘急，梦遗失精，头晕目眩，脉虚。其主要方证为噩梦，脱发，脉虚。

# 大柴胡汤3剂治愈食后腹胀，双眼分泌物多案

**关键点：**

大柴胡汤与茯泽石膏汤鉴别；重视腹诊；去滓再煎

王某，男，56岁。初诊日期：2018年2月23日。

**主诉：** 反复食后腹胀满3年，双眼模糊，分泌物多半年余。

**现病史：** 患者3年前开始出现食后腹胀满，近3个月出现食后腹胀满加重，每天食后均腹胀满，影响日常工作生活。

患者近半年家事不顺，出现双眼分泌物多，双眼模糊，视物不清。

**刻下症：** 食后腹部胀满，每天均发作，双眼不适，分泌物多，前胸后背隐隐作痛，平素脾气急，咳嗽，咽痒，咽干，咽部似有物，全身汗多，大便1日1次，偏稀，小便调。

**查体：** 体胖，面红，舌苔黄，有液线，脉弦细。

**诊断：** 腹胀　大柴胡汤证。

**方证辨证**

《伤寒论·辨太阳病脉证并治中第六》说："太阳病，过经十余日，反二三下之，后四五日，柴胡证仍在者，先与小柴胡。呕不止，心下急，郁郁微烦者，为未解也，与大柴胡汤，下之则愈。"《伤寒论·辨太阳病脉证并治下第七》说："伤寒十余日，热结在里，复往来寒热者，与大柴胡汤。"《伤寒

论·辨发汗后病脉证并治第十七》说："伤寒发热，汗出不解，心中痞硬，呕吐而下利者，属大柴胡汤。"《金匮要略·腹满寒疝宿食病脉证治第十》说："按之心下满痛者，此为实也，当下之，宜大柴胡汤。"笔者临床体会到大柴胡汤的方证是面色偏红，往来寒热，心烦喜呕，脾气急躁，口苦胸腹胀满，按之疼痛，大便干结或邪热下利，苔黄，脉弦而有力。本案患者面色红，体胖，食后腹部胀满，平素脾气急，舌苔黄，有液线，脉弦细，符合大柴胡汤的方证，故方证辨证为大柴胡汤证。

**治疗：** 方用大柴胡汤。

| | | | |
|---|---|---|---|
| 柴　胡 32g | 黄　芩 12g | 炒白芍 12g | 清半夏 10g |
| 生　姜 20g | 枳　壳 16g | 大　枣 12g | 生大黄 3g |

7剂，日1剂，煎药室代煎，将代煎好的汤药加等量凉白开水，再次煮沸，分早、中、晚3次饭后温服。

**二诊（2018年3月2日）：** 患者诉服汤药3剂后，即感双眼视物清楚，基本没有分泌物，可以长时间看电脑屏幕。脾气急已愈（患者自诉：原来遇事，无论是在家里，还是家外，均急躁，现在无这种情况）。现患者已服汤药6剂，觉全身舒畅，食后腹胀已经3天未发作。仍咽痒，晨起有痰，质稠色白，现大便1日3次，质偏稀。

**治疗：** 方用大柴胡汤合桔梗汤。

| | | | |
|---|---|---|---|
| 柴　胡 32g | 黄　芩 12g | 炒白芍 12g | 清半夏 10g |
| 生　姜 20g | 枳　壳 16g | 大　枣 12g | 大　黄 3g |
| 桔　梗 15g | 生甘草 30g | | |

14剂，日1剂，煎药室代煎，将代煎好的汤药加等量凉白开水，再次煮沸，分早、中、晚3次饭后温服。

患者诉服药期间食后腹胀满、双眼模糊、分泌物多均未发作，咳痰亦减少。

随访2周，腹胀满、双眼模糊、分泌物多均未再复发。

**按语：**《伤寒论·辨太阳病脉证并治中第六》说："太阳病，过经十余日，反二三下之，后四五日，柴胡证仍在者，先与小柴胡。呕不止，心下急，郁郁微烦者，为未解也，与大柴胡汤，下之则愈。"《伤寒论·辨太阳病脉证并治下第七》说："伤寒十余日，热结在里，复往来寒热者，与大柴胡汤。"《伤寒论·辨发汗后病脉证并治第十七》说："伤寒发热，汗出不解，心中痞硬，呕吐而下利者，属大柴胡汤。大柴胡汤方：柴胡半斤，枳实四枚，炙，生姜五两，切，黄芩三两，芍药三两，半夏半升，洗，大枣十二枚，擘。上七味，以水一斗二升，煮取六升，去滓再煎；温服一升，日三服。一方加大黄二两，若不加，恐不名大柴胡汤。"

临证使用经方应明确疾病的传变关系，以及经方在六经辨证阶段的使用问题。这里以大柴胡汤为例，此方条文涉及的传变关系有两点。①病证起于太阳病，而后转入少阳，即由表证转为小柴胡汤证，再转为大柴胡汤证。②病证由表证越过小柴胡汤证，直入于大柴胡汤证。即如原文所言："伤寒发热，汗出不解，心中痞硬，呕吐而下利者，与大柴胡汤。"这种传变关系为大柴胡汤证中最严重的情况，根据笔者临床经验，这种情况不常见，但若发生则多见于暴饮暴食之后的急性胰腺炎、急性肠胃炎、急性胆囊炎、赤痢等。所以，典型的大柴胡汤对应的病证为少阳、阳明之合病，大柴胡汤是治疗少阳证之末期兼治阳明证初期的方剂，正如清·汪昂在《医方集解·表里之剂》所说："此足少阳、阳明药也。表证未除，故用柴胡以解表，里证燥实，故用大黄、枳实以攻里。"

兹引《黎庇留经方医案·腹痛载目峻下例》一案，以飨读者："右滩黄菊舫之次子舟恍，年十五。于四月间，患发热，口渴，咳，不大便三四日。医治十余日，不愈，始延予诊。以大柴胡汤之有大黄者，退热止咳——其咳为胃热乘肺也。五月初四，其热退尽，可食饭，佐膳惟青菜而已。"黎氏考虑到患者发热，大便不下三四日，而其咳乃由阳明胃热灼金所致，故施以表里双解之法，投以大柴胡汤。

腹诊在方证辨证中值得关注。腹腔包含胃、肠、肝、胆、胆囊、脾、肾、输尿管、膀胱、前列腺，以及女子之身的卵巢、输卵管、子宫等重要脏器，而临床大多中医医师往往忽略腹诊。其实腹诊非常实用直观，能与方证辨证相倚为强，故当有所重视。《金匮要略·腹满寒疝宿食病脉证治第十》说："病者腹满，按之不痛为虚，痛者为实，可下之。舌黄未下者，下之黄自去。"此篇又说："按之心下满痛者，此为实也，当下之，宜大柴胡汤。"原文指出，使用大柴胡汤的指征之一为"心下满痛"，而"心下满痛"对于缺乏临床经验的医师来说有些抽象。日·汤本求真在《皇汉医学·别论·太阳病篇》说："本方证之胸胁苦满比诸小柴胡汤则甚强，屡达于肋骨弓下，其左右内端相合，而连及于心下，则心下急。其余波左右分歧，沿腹直肌至下腹部，即所谓腹直肌之结实拘挛者是也。"汤氏认为，使用大柴胡汤证的腹部指征为腹直肌结实拘挛。

本案患者因操劳家事以致肝胆不畅，火郁少阳，故见眼部分泌物增多，双眼模糊。施以大柴胡汤，少阳实火得泻则眼自明。只有提高方证辨证的准确性才能让经方的魅力得以彰显，运用大柴胡汤治疗眼部分泌物增多需与茯泽石膏汤相鉴别。茯泽石膏汤证的眼部分泌物增多乃由湿热熏蒸面目所致，笔者体会到茯泽石膏汤的方证是目珠黄赤，目眵增多，色黄质黏，遇热加重，舌苔黄厚腻。本案患者湿热表现并不明显，故舍茯泽石膏汤。

此案值得注意的另一点为患者第一次开药为代煎，而大柴胡汤的煎服法是去滓再煎，故笔者嘱其回家将药液加等量凉白开水煮开后再服，收得良效。

另外，二诊时考虑到患者咽痒，晨起有痰，质稠色白，故二诊时合用桔梗汤以祛痰宣肺利咽。

> 笔者临床体会到大柴胡汤的方证是：面色偏红，往来寒热，心烦喜呕，脾气急躁，口苦胸腹胀满，按之疼痛，大便干结或邪热下利，苔黄，脉弦而有力。

# 半夏厚朴汤治愈咽部似有物哽塞2周案

**关键点：**

咽部哽塞；6剂即愈；《备急千金要方》；主证

马某，女，76岁。**初诊日期：**2018年3月2日。

**主诉：**咽部似有物哽塞2周。

**现病史：**患者2周前出现咽部哽塞，自感咽喉部有物上下不行，喉咙偶有疼痛，患者颇为苦恼，遂就诊于我处。

**刻下症：**咽部哽塞，咽部似有物，吐之不出，咽之不下，喉咙时有疼痛，无痰，汗可，纳可，眠一般，大便1日2次，不干不稀，夜尿0次。

**查体：**舌暗红，苔中间黄腻，脉沉细。

**方证辨证**

《金匮要略·妇人杂病脉证并治第二十二》说："妇人咽中如有炙脔，半夏厚朴汤主之。"笔者临床体会到半夏厚朴汤的方证是咽中如有炙脔，吐之不出，咽之不下。本案患者咽部哽塞，自感有物，吐之不出，咽之不下，舌暗红，脉沉细，符合半夏厚朴汤的方证，故方证辨证为半夏厚朴汤证。

**诊断：**梅核气　半夏厚朴汤证。

**治疗：**方用半夏厚朴汤。

清半夏 15g  厚 朴 18g  茯 苓 24g  生 姜 30g
苏 叶 12g

14剂，水煎服，日1剂，分3次早、中、晚饭后半小时温服。

**二诊（2018年3月16日）：** 患者诉服药后效果明显，咽部哽塞感症状6剂即愈，喉咙疼痛症状亦愈。

**按语：**《金匮要略·妇人杂病脉证并治第二十二》说："妇人咽中如有炙脔，半夏厚朴汤主之。半夏厚朴汤方（《千金》作胸满，心下坚，咽中帖帖，如有炙肉，吐之不出，吞之不下。）半夏一升，厚朴三两，茯苓四两，生姜五两，干苏叶二两。上五味，以水七升，煮取四升，分温四服，日三夜一服。"

唐·孙思邈《备急千金要方·卷第三·妇人方中·杂病第八》说："治妇人胸满，心下坚，咽中帖帖，如有炙肉脔，吐之不出，咽之不下，半夏厚朴汤方。"孙氏明确指出临床应用半夏厚朴汤的主证是咽中如有炙肉脔，吐之不出，咽之不下。

元末明初·赵以德《金匮玉函经二注·卷二十二》指出："火亦郁而不发，不发则焰不达，不达则气如烟，与痰涎结聚胸中，故若炙脔。"此中"炙脔"即为咽中如有物哽塞，上下不行，是痰涎与气结聚的表现，受寒邪蕴而为痰，在咽中久久不去，与气相结所成。清·吴谦《医宗金鉴·妇人杂病脉证并治第二十二》说："此病得于七情郁气，凝涎而生。故用半夏、厚朴、生姜，辛以散结，苦以降逆，茯苓佐半夏，以利饮行涎，紫苏芳香，以宣通郁气，俾气舒涎去，病自愈矣。此证男子亦有，不独妇人也。"临床常可遇此类患者，其与情志不畅是有所联系的，治疗亦无性别之差，遇此证当用此方。

现录《女科要旨·卷四·杂病》中记载清·徐忠可的一则医案，以飨读者："余治任小乙，咽中每噎塞，咳嗽不出，余以半夏厚朴汤投之即愈。后每复发。细问之，云：夜中灯下，每见晕如团五色，背脊内间酸。其人又壮盛。知其初因受寒，阴气不足，而肝反郁热，甚则结寒微动，挟肾气上冲。咽喉塞噎也。即于此方加大剂枸杞、菊花、丹皮、肉桂，晕乃渐除，而咽中亦愈。故曰：男子间有之，信不诬也。"由此可见，此证男子亦有，不独妇人也！

《神农本草经·下品》中记载："半夏，味辛、平。主治伤寒寒热，心下坚，下气，喉咽肿痛……"半夏的散结下气之力在此方中为主要方面，合厚朴芳香化痰与苏叶芳香解郁，生姜辛温散结与茯苓利饮化痰。全方共奏散结化痰顺气之功。本案患者咽部哽塞，似有物上下不行，正是由痰气结聚所致，其喉咙时有疼痛是伤寒未彻底痊愈的症状。

半夏厚朴汤与麦门冬汤在临床中运用时，鉴别不难，但其二者运用之法是应注意的地方。二者的主证中同有咽喉不适之说，但半夏厚朴汤证在于咽部哽塞似有物，上下不行，常不伴有其他明显症状，麦门冬汤证在于咽部似有冒火的感觉，常伴有喘憋，咳嗽，咽干。这两首方剂中均运用了半夏这味药，相同点在于都运用其下气之效。临床中遇患者诉其咽部不适应该详细问诊，区别其咽部是似有哽塞感还是似有冒火感，方可鉴别应用，见表1。

表1　半夏厚朴汤与麦门冬汤的比较

| 方名<br>项目 | 半夏厚朴汤 | 麦门冬汤 |
|---|---|---|
| 原　文 | 妇人咽中如有炙脔，半夏厚朴汤主之 | 大逆上气，咽喉不利，止逆下气者，麦门冬汤主之 |

| 方名<br>项目 | 半夏厚朴汤 | 麦门冬汤 |
|---|---|---|
| 组　成 | 半夏一升　厚朴三两　茯苓四两　生姜五两　干苏叶二两 | 麦门冬七升　半夏一升　人参二两　甘草二两　粳米三合　大枣十二枚 |
| 煎服法 | 以水七升，煮取四升，分温四服，日三夜一服 | 以水一斗二升，煮取六升，温服一升，日三夜一服 |
| 方　证 | 咽部哽塞似有物，吐之不出，咽之不下 | 咳嗽，喘憋，咽干，咽部有似冒火的感觉 |

半夏厚朴汤的方证是咽中如有炙脔，吐之不出，咽之不下。

# 木防己汤治疗风湿性心脏病夜间不能平卧伴双下肢重度水肿案

**关键点：**

风湿性心脏病；危重症；汤药味道微甜；广防己和粉防己；粉防己也不可久用

杨某，女，66岁。**初诊日期：** 2018年3月2日。

**主诉：** 夜间不能平卧伴双下肢重度水肿4个月。

**现病史：** 患者患风湿性心脏病30余年，2010年于北京某医院行换瓣术治疗，患者曾在河北沧州某医院住院治疗36天，其间被诊断为风湿性心脏病、慢性心力衰竭、心源性肝硬化。患者近4个月出现夜间不能平卧，双下肢及面部重度水肿。现为求中医治疗，患者家属从河北将患者带至我处就诊。

**刻下症：** 双下肢及面部重度水肿，夜间不能平卧，平卧则喘憋难受，偏怕冷，小腹部发胀，大便1日1次，大便干，夜尿1次，汗可。

**查体：** 面色偏黑，两侧脸颊色暗红，口唇紫暗，舌紫暗，苔薄白，脉沉紧。

**方证辨证**

《金匮要略·痰饮咳嗽病脉证并治第十二》说："膈间支饮，其人喘满，心下痞坚，面色黧黑，其脉沉紧，得之数十日，医吐下之不愈，木防己汤主之。"笔者临床体会到木防己汤的方证是喘憋，下肢水肿，腹部胀满发硬，面色偏黑，脉沉紧。本案中患者双下肢及面部重度水肿，夜间不能平卧，偏怕冷，面色偏黑，两侧脸颊色暗红，小腹部发胀，口唇紫暗，舌紫暗，苔薄白，脉沉紧，符合木防己汤的方证，故方证辨证为木防己汤证。

**诊断：**风湿性心脏病　木防己汤证。

**治疗：**方用木防己汤。

　　　粉防己 15g　　桂　枝 12g　　党　参 24g　　生石膏（包煎）30g

17剂，日1剂，水煎服，分2次服用。

**二诊（2018年3月19日）：**患者诉4剂药后双下肢水肿明显减轻，夜间可平卧。9剂后诸症大减，双下肢及面部水肿、小腹部发胀均痊愈，夜间可平卧。患者及其家属对疗效甚为满意。

**治疗：**效不更方，守原方，防己改为18g，其他药物不变。

随访2周，患者病情平稳，未见不适。

**按语：**《金匮要略·痰饮咳嗽病脉证并治第十二》说："膈间支饮，其人喘满，心下痞坚，面色黧黑，其脉沉紧，得之数十日，医吐下之不愈，木防己汤主之。木防己汤方：木防己三两，石膏十二枚如鸡子大，桂枝二两，人参四两。上四味，以水六升，煮取二升，分温再服。"本条论述的是支饮的证治，属于临床重症的治疗，多见于慢性心力衰竭（多为右心衰竭）、慢性肾衰竭或心肾综合征的患者。

元末明初·赵以德在《金匮方论衍义·痰饮咳嗽病脉证并治第十二》中提到："气不利，则与水同逆于肺而为喘满；血不利，则与水杂揉，结于心下而为痞坚。肾气上应水饮，肾气之色黑，血凝之色亦黑，故黧黑之色亦见于面也。脉沉为水，紧为寒，非别有寒邪，即水气之寒也。"可知，木防己汤证为水饮停于心下，上迫于肺所致喘满、心下痞坚等症状；肾主水，水停于内，肾之主色浮现，水饮阻滞，气血凝滞，亦可见面色暗黑；水饮为寒邪，结聚在内，所以其脉沉紧。

清·陈修园《金匮要略浅注·卷五·痰饮咳嗽病脉证并治第十二》中其子元犀注："主以木防己汤者，以防己纹如车辐，运上焦之气，使气行而水亦行；石膏色白体重，降天气以下行，天气降则喘满自平；得桂枝为助，化气而蒸动水源，使决渎无壅塞之患；妙在重用人参，补五脏，益中焦，脾输转有权，以成其攻坚破结之用。"木防己汤通利三焦气机：防己、桂枝行上焦之气；石膏质重降气归于下焦；人参补益中焦虚损之气，使中焦脾土之枢机正常。笔者临床体会到木防己汤的方证是喘憋，下肢水肿，腹部胀满发硬，面色偏黑，脉沉紧。本案中患者双下肢及面部重度水肿，夜间不能平卧，偏怕冷，面色偏黑，两侧脸颊色暗红，小腹部发胀，口唇紫暗，舌紫暗，苔薄白，脉沉紧，符合木防己汤的方证，故投之。

木防己汤可以和小青龙汤相鉴别。《伤寒论·辨太阳病脉证并治中第六》说："伤寒表不解，心下有水气，干呕发热而咳，或渴，或利，或噎，或小便不利，少腹满，或喘者，小青龙汤主之。"笔者认为小青龙汤的方证是面部有水色、水斑、水气、水苔，咳喘，咳痰清稀（落地成水），量多，后背冷，或遇寒诱发或加重。木防己汤和小青龙汤都可以治疗咳喘。小青龙汤的病机是外感伤寒，内有饮邪，用之以行水、温肺、下气；木防己汤的病机是寒邪内伏，饮停心下，用之以行水散结，扶正祛寒。

**木防己和粉防己：**近代有一段时间临床应用的木防己为马兜铃科植物广防己的根，又称广防己，含有马兜铃酸，具有肾毒性，为保证用药安全，现已停止使用，《中华人民共和国药典》亦不收录。笔者临床上以粉防己代之（防己科的粉防己。广防己和粉防己过去通称"防己"，常常混用，功效相近，笔者认为用粉防己效果依旧，临床上推荐大家使用。但根据梁琦等学者的研究，粉防己可造成一过性肾功能改变，较大剂量长期使用可引起大鼠肝、肾的损伤。所以粉防己也不可久用，同时临床应用时应注意监测患者的肝肾功能，及时减少剂量或停止应用，切记！

另外，患者告诉笔者这个药不难喝，甜滋滋的，很容易喝下去，患者亲属笑称患者喝上瘾了。

> 笔者临床体会到木防己汤的方证是喘憋，下肢水肿，腹部胀满发硬，面色偏黑，脉沉紧。

# 瓜蒌桂枝汤治愈"全身舒展不开"案

**关键点：**

全身舒展不开；甘甜的汤药；方证鉴别

朱某，女，61岁。初诊时间：2018年2月23日。

**主诉：** 全身酸痛，自觉舒展不开2年。

**现病史：** 患者近2年全身酸痛，自觉全身舒展不开，每天都如此，肌酸激酶（CK）1 820U/L，严重时不能站立，曾在北京某医院及本院治疗，未见明显好转，现为求进一步中医治疗，就诊于我处。

**刻下症：** 全身酸痛发紧，不能舒展，右胁下胀满，全身偏怕冷，纳一般，怕风，汗少，口干，晨起口苦，全身乏力，大便2~3日1次，量少，大便不干不稀。

**查体：** 舌淡，苔薄黄，脉沉细。

**方证辨证**

《金匮要略·痉湿暍病脉证第二》说："太阳病，其证备，身体强，几几然，脉反沉迟，此为痉，瓜蒌桂枝汤主之。"笔者临床体会到瓜蒌桂枝汤的方证为全身肌肉酸痛僵硬，怕风畏寒，口干口渴，脉沉迟。本案中患者全身酸痛发紧，不能舒展，右胁下胀满，全身偏怕冷，怕风，口干，晨起口苦，全身乏力，舌淡，苔薄黄，脉沉细，符合瓜蒌桂枝汤的方证，故辨为瓜蒌桂枝汤证。

**诊断：** 痹证 瓜蒌桂枝汤证。

**治疗：** 方用瓜蒌桂枝汤。

> 天花粉 12g　桂　枝 18g　生白芍 18g　生　姜 18g
>
> 大　枣 18g　生甘草 12g

3剂，日1剂，水煎服，分3次，早、中、晚饭后半小时温服。

**二诊（2018年2月26日）：** 患者述已服用3剂汤药，感觉全好了，原来汗少，现在有汗，全身仅有胸口舒展不开，不欲饮食，两胁下疼痛，口苦口干。患者描述瓜蒌桂枝汤甘甜不苦。

**治疗：** 效不更方，继服7剂。

7剂后，"全身酸痛，舒展不开"痊愈，复查CK正常。

**按语：** 《金匮要略·痉湿暍病脉证第二》说："太阳病，其证备，身体强，几几然，脉反沉迟，此为痉，瓜蒌桂枝汤主之。瓜蒌桂枝汤方：瓜蒌根二两，桂枝三两，芍药三两，甘草二两，生姜三两，大枣十二枚。上六味，以水九升，煮取三升，分温三服，取微汗。汗不出，食顷，啜热粥发之。"此条所述乃柔痉的证治。"太阳病，其证备"指的是太阳中风证中的发热、头痛等症状。几几然本指小鸟羽毛未盛，伸颈欲飞复不能飞的样子，此处形容患者身体强直，不能俯仰转侧自如。笔者认为几几然亦可形容患者自觉身体紧缩感，不能舒展。

日·山田业的《金匮要略集注·痉湿暍病脉证第二》中提到尤曰："伤寒项背强几几，汗出恶风者，脉必浮数，为邪风盛于表。此证身体强几几然，脉反沉迟者，为风淫于外，而津伤于内，故用桂枝则同。而一加葛根，以助其散。一加瓜蒌根，兼滋其内，则不同也。"此述提示我们瓜蒌桂枝汤证除风邪在表外，还有内在津液不足，不能濡养筋脉。《神农本草经》云：瓜蒌根主消渴，身热，烦满，大热，故加之以滋阴补液，濡养全身。

元末明初·赵以德《金匮方论衍义·痉湿暍病脉证第二》中提到："彼（桂枝加葛根汤）之几几然，项背强，虽未至于痉，然经脉已拘急，不利于运动，故用葛根之甘行阳，从表分卫中以生津液，和其经脉。沉迟，汗必不出，不出则亦不恶风，则是病在表之荣血分……所以栝蒌根味苦入阴，用以生荣血，益阴分津液，养其筋经者为君。"笔者认为，瓜蒌桂枝汤虽有中风表虚证，应有汗，但恐其津液已伤，汗出无源，故见无汗或汗少。

瓜蒌桂枝汤证与桂枝加葛根汤证可从脉象及汗出情况中加以鉴别。瓜蒌桂枝汤证脉沉迟，无汗或汗少；桂枝加葛根汤证脉浮，有汗。此外，瓜蒌桂枝汤应与欲作刚痉的葛根汤证相互区分。《金匮要略·痉湿暍病脉证第二》说："太阳病，无汗而小便反少，气上冲胸，口噤不得语，欲作刚痉，葛根汤主之。"葛根汤证为伤寒表实证兼筋脉失养，方证以头痛、无汗、颈项强痛为主证，故以大剂量葛根入膀胱经，温经止痛。笔者临床体会到瓜蒌桂枝汤的方证为全身肌肉酸痛僵硬，怕风畏寒，口干口渴，脉沉迟。

> 笔者临床体会到瓜蒌桂枝汤的方证为：全身肌肉酸痛僵硬，怕风畏寒，口干口渴，脉沉迟。

# 胃病妙方
## ——经方治愈胃脘部反复胀满20天案

**关键点：**

> "但满而不痛者，此为痞"；3剂即愈；3个泻心汤的
> 鉴别

何某，男，17岁。职业：学生。河北易县人。**初诊日期：**2018年3月18日。

**主诉：**胃脘部反复胀满20天。

**现病史：**患者20天前出现胃脘部胀满，平时每天均有此症状，以白天为主，偶尔伴有胃脘部疼痛，现为求治疗就诊于我处。

**刻下症：**反复胃脘部胀满，以胀为主，偶有恶心，无反酸，无呕吐，口干，无口苦，汗可，大便1日1次，偏稀，无夜尿。

**查体：**舌淡，苔黄腻，脉沉数。

**方证辨证**

《金匮要略·呕吐哕下利病脉证治第十七》说："呕而肠鸣，心下痞者，半夏泻心汤主之。"《伤寒论·辨太阳病脉证并治下第七》说："伤寒五六日，呕而发热者，柴胡汤证具，而以他药下之，柴胡证仍在者，复与柴胡汤。此虽已下之，不为逆，必蒸蒸而振，却发热汗出而解。若心下满而鞕痛者，此

为结胸也，大陷胸汤主之。但满而不痛者，此为痞，柴胡不中与之，宜半夏泻心汤。"笔者临床体会到半夏泻心汤的方证是心下痞满（胃脘胀满），按之不痛，肠鸣腹泻，呕吐或呃逆，舌淡苔黄或舌红苔白。本案患者胃脘部反复胀满，偶尔伴有疼痛，偶恶心，舌淡，苔黄腻，脉沉数，符合半夏泻心汤的方证，故方证辨证为半夏泻心汤证。

**诊断：** 痞满　半夏泻心汤证。

**治疗：** 方用半夏泻心汤。

　　　清半夏 15g　黄　连 5g　黄　芩 15g　干　姜 15g
　　　生甘草 15g　大　枣 15g　党　参 15g

7剂，水煎服，日1剂，分2次，早、晚饭后半小时服用。

二诊（2018年4月6日）：患者诉服药3剂后胃脘部胀满即愈，疼痛与恶心症状也不再出现，诸症告愈。

随访3周未见复发。

**按语：**《金匮要略·呕吐哕下利病脉证治第十七》说："呕而肠鸣，心下痞者，半夏泻心汤主之。"《伤寒论·辨太阳病脉证并治下第七》说："伤寒五六日，呕而发热者，柴胡汤证具，而以他药下之，柴胡证仍在者，复与柴胡汤。此虽已下之，不为逆，必蒸蒸而振，却发热汗出而解。若心下满而鞕痛者，此为结胸也，大陷胸汤主之。但满而不痛者，此为痞，柴胡不中与之，宜半夏泻心汤。"中阳不足与外邪内陷易引起寒热内结，故出现胃脘胀或痛的痞满病。寒热互结引起脾胃失和，故恶心呃逆或吐酸，舌苔黄腻。

清·戈颂平在《伤寒指归·己·伤寒杂病论太阳篇指归卷之一》中指出："固金气以阖阳，阳得阴则刚，阴得阳则健，阳固中土，刚健之气不息，脾土之水自不陷而坚，胸中之阴自运而不结，脾土无水气坚结，只满而不痛，此为痞。"可知阴阳不相得，胸中阴液自运与下焦相隔，脾的运化失调，水液气机上下不调畅，终而致痞满。若机体上下阴阳、气机及阴液交通，则可消痞满。

清·尤在泾在《伤寒贯珠集·卷二（太阳篇下）·太阳病救逆第四·痞证七条》中指出："夫客邪内陷，即不可从汗泄，而满而不实，又不可从下夺，故惟半夏、干姜之辛，能散其结，黄连、黄芩之苦，能泄其满……用参、草、枣者，以下后中虚，故以之益气，而助其药之能也。"痞病即为满而不实之象，此中阐述到不应发汗，也不可泻下，是治疗此病运用半夏泻心汤的主要特点。故半夏泻心汤中以黄芩、黄连的苦寒之性泻热降浊，合用干姜、半夏辛温之性散寒开痞，辅以人参、甘草及大枣平和之性温养中气，全方共奏除痞和胃降逆之功。

**方证鉴别**

生姜泻心汤、甘草泻心汤与半夏泻心汤三方分别治在太阳、阳明与少阳。其中未经下而心下痞硬，是为太阳所主，太阳寒水之邪，侵于形躯之表，入里未散，予以生姜泻心汤；以误下多次至胃中空虚痞甚者，是为阳明所主，予以甘草泻心汤。另外，根据《金匮要略》条文，甘草泻心汤还是治疗狐惑病的专方；因下而痞满既不在表又不在里者，是为少阳所主，则予以半夏泻心汤。临床在运用此三方时，应注重辨别痞满的病机与病位，见表2。

表2　生姜泻心汤、甘草泻心汤与半夏泻心汤的比较

| 比较\方名 | 生姜泻心汤 | 甘草泻心汤 | 半夏泻心汤 |
|---|---|---|---|
| 原文 | 伤寒，汗出解之后，胃中不和，心下痞鞕，干噫食臭，胁下有水气，腹中雷鸣下利者，生姜泻心汤主之 | 伤寒中风，医反下之，其人下利日数十行，谷不化，腹中雷鸣，心下痞鞕而满，干呕心烦不得安，医见心下痞，谓病不尽，复下之，其痞益甚，此非结热，但以胃中虚，客气上逆，故使鞕也，甘草泻心汤主之。狐惑之为病，状如伤寒，默默欲眠，目不得闭，卧起不安，蚀于喉为惑，蚀于阴为狐，不欲饮食，恶闻食臭，其面目乍赤、乍黑、乍白。蚀于上部则声喝，甘草泻心汤主之 | 伤寒五六日，呕而发热者，柴胡汤证具，而以他药下之，柴胡证仍在者，复与柴胡汤。此虽已下之，不为逆，必蒸蒸而振，却发热汗出而解。若心下满而鞕痛者，此为结胸也，大陷胸汤主之。但满而不痛者，此为痞，柴胡不中与之，宜半夏泻心汤 |
| 组成 | 生姜四两（切），甘草三两（炙），人参三两，干姜一两，黄芩三两，半夏半升（洗），黄连一两，大枣十二枚（擘） | 甘草四两（炙），黄芩、人参、干姜各三两，半夏半升（洗），大枣十二枚（擘），黄连一两 | 半夏半升（洗），黄芩、干姜、人参、甘草（炙）各三两，黄连一两，大枣十二枚（擘） |

| 方名<br>比较 | 生姜泻心汤 | 甘草泻心汤 | 半夏泻心汤 |
|---|---|---|---|
| 煎服法 | 上八味，以水一斗，煮取六升，去滓，再煎取三升，温服一升，日三服 | 上七味，以水一斗，煮取六升，去滓再煎，温服一升，日三服 | 上七味，以水一升，煮取六升，去滓，再煎取三升，温服一升，日三服 |
| 方　证 | 腹泻不止，肠鸣频频，胃脘部痞满，嗳气而带有食物的酸腐气味，呕吐，苔黄腻 | 胃脘部胀满，嗳气。干呕或烦，腹中雷鸣，或腹泻，脉沉数。或复发性口腔溃疡，前后二阴糜烂等黏膜充血、糜烂、溃疡性疾病，常伴声音嘶哑 | 心下痞满（胃脘胀满），按之不痛，肠鸣下利，呕吐或呃逆 |

> 半夏泻心汤的方证是：心下痞满（胃脘胀满），按之不痛，肠鸣腹泻，呕吐或呃逆，舌淡苔黄或舌红苔白。

# 橘枳姜汤治愈心慌及胸中气塞案

**关键点：**

橘枳姜汤方证；治疗胸痹九方；方证鉴别

贾某，男，64岁。初诊日期：2018年4月16日。

**主诉：** 反复心慌2周。

**现病史：** 患者近2周出现反复心慌，近20天来自感胸中气塞，影响日常生活，遂于我处就诊。

**刻下症：** 心慌约每两天发作1次，每次持续20分钟，伴胸中气塞，夜间无憋醒情况。平时易生气，生气则有憋闷感，纳少。晨起无口苦及口干，饭后无腹胀。大便1日1次，偏干，夜尿2~3次。

**查体：** 舌暗红，苔黄腻，脉弦细。

**方证辨证**

《金匮要略·胸痹心痛短气病脉证治第九》说："胸痹，胸中气塞，短气，茯苓杏仁甘草汤主之，橘枳姜汤亦主之。"笔者临床体会到橘枳姜汤的方证是胸痹之气塞、短气，而气塞重于短气，心前区闷痛或胀痛，咽喉发紧，情志不畅时诸症加重。本案患者反复心慌，胸中气塞，生气时有憋闷感，符合橘枳姜汤的方证，故方证辨证为橘枳姜汤证。

**诊断：** 胸痹　橘枳姜汤证。

**治疗：** 方用橘枳姜汤。

陈　皮 60g　　生　姜 30g　　枳　壳 18g

7剂，日1剂，分2次，早、晚饭后半小时服。

**二诊（2018年4月23日）：** 患者诉服药第4天心慌即愈，胸中气塞基本已愈，无其他不适。

随访两周未复发。

**按语：**《金匮要略·胸痹心痛短气病脉证治第九》说："胸痹，胸中气塞，短气，茯苓杏仁甘草汤主之，橘枳姜汤亦主之。橘枳姜汤方：橘皮一斤，枳实三两，生姜半斤。上三味，以水五升，煮取二升，分温再服。《肘后》《千金》云治胸痹，胸中愊愊如满，噎塞习习如痒，喉中涩燥，唾燥沫。"

条文中同证见"胸痹，胸中气塞，短气"，而立两方。两方药性不同，则所对应的病机必有差异。笔者认为，茯苓杏仁甘草汤乃系饮停胸膈，以致肺失宣降，呼吸促迫，故立通阳渗湿之法，培土制水，兼以利气。而橘枳姜汤中橘皮用至一斤，《神农本草经·卷二·上品·橘柚》说："橘柚，一名橘皮。味辛，温，无毒，治胸中瘕热，逆气，利水谷。久服去口臭，下气，通神明。"由此看来，橘枳姜汤重在和胃化饮，理气降逆，开散郁邪。正如清·黄元御在《金匮悬解·卷十六·胸痹短气六》所说："茯苓杏仁甘草汤，杏仁利气而破壅，苓、甘补土而泻湿也。橘枳姜汤，橘皮破凝而开郁，枳、姜泻满而降浊也。"即黄氏认为，茯苓杏仁甘草汤为淡渗泻湿之法，橘枳姜汤为辛温开郁之法。

### 方证鉴别

就临床运用而言，笔者临床体会到茯苓杏仁甘草的使用主要指征为：胸痹之短气，气塞，短气重于气塞，小便不利。患者的描述常为：气短，喜欢长出气。关于橘枳姜汤，需要注意的一点是原文中提到的："《肘后》《千金》云治胸痹，胸中愊愊如满，噎塞习习如痒，喉中涩燥，唾燥沫。"文中"愊"的意思是烦闷，郁结。根据笔者临床体会，当患者的描述中有"感觉心脏跳到嗓子眼"或"嗓子发紧"时可以考虑运用此方。关于橘枳姜汤的运用并不多，笔者平日阅读文献时发现，有医师用此治疗经半夏厚朴汤治梅核气无效者，笔者暂时没有相关经验，仅供各位参考。

笔者运用《金匮要略·胸痹心痛短气病脉证治第九》中的9个方子治疗胸痹的经验已较为成熟，故归纳总结下，见表3，供读者参考。

表3　《金匮要略·胸痹心痛短气病脉证治第九》治疗胸痹九方

| 方名 | 药物组成 | 煎服法要点 | 病因病机 | 主要方证 |
|---|---|---|---|---|
| 瓜蒌薤白白酒汤 | 瓜蒌实一枚、薤白半升、白酒七升 | 每剂需加白酒20~30ml同煎，日1剂，日服2次 | 胸阳不振，痰邪闭阻 | 胸背痛，胸闷、气短，或喘息、咳嗽、咳痰，怕冷，舌淡，苔腻，脉沉细或沉紧 |
| 瓜蒌薤白半夏汤 | 瓜蒌实一枚、薤白三两、半夏半斤、白酒一斗 | 每剂需加白酒20~30ml同煎，日1剂，日服3次 | 胸阳不振，痰饮阻遏胸中之阳 | 胸痹之胸闷，或胸部疼痛，左后背痛，苔腻 |
| 枳实薤白桂枝汤 | 枳实四枚，厚朴四两，薤白半斤，桂枝一两，瓜蒌一枚 | 先煮枳实、厚朴，日1剂，日服3次 | 寒凝胸胁，阻遏阳气 | 胸痛，胸中气塞痞满，胸胁胀满，或自觉有气从胁下向上窜至心胸或咽喉，生气后加重 |

| 方名 | 药物组成 | 煎服法要点 | 病因病机 | 主要方证 |
|---|---|---|---|---|
| 茯苓杏仁甘草汤 | 茯苓三两，杏仁五十个，甘草一两 | 水煎服，日1剂，日服3次 | 饮停胸膈，肺失宣降 | 胸痹之短气，气塞，短气重于气塞，小便不利，舌苔白厚 |
| 橘枳姜汤 | 橘皮一斤，枳实三两，生姜半斤 | 水煎服，日1剂，日服2次 | 寒气上逆，饮邪在胸 | 胸痹之气塞、短气，而气塞重于短气，心前区闷痛或胀痛，咽喉发紧，情志不畅时诸症加重 |
| 薏苡附子散 | 薏苡仁十五两，大附子十枚（炮） | 水煎服，附子先煎；日1剂，日服3次 | 胸阳不振，寒湿闭阻 | 胸痛，胸闷、阴雨天或雾霾天加重 |
| 桂枝生姜枳实汤 | 桂枝、生姜各三两，枳实五枚 | 水煎服，日1剂，日服3次 | 水湿寒痰诸邪向上冲逆，阴占阳位，气机郁滞 | 心脏如有绳子系着，或心有悬空感，伴疼痛 |
| 乌头赤石脂丸 | 蜀椒一两，乌头一分，附子半两（炮），干姜一两，赤石脂一两 | 先煎乌头；乌头用量从小剂量开始逐渐加大；日1剂，日服3次 | 寒凝心脉 | 心痛彻背，背痛彻心，全身怕冷，遇寒诱发或加重，大便稀 |
| 九痛丸 | 附子三两，生狼牙一两，巴豆一两，人参、干姜、吴茱萸各一两 | 作汤剂需去生狼牙及巴豆；日1剂，日服3次 | 心胸积冷 | 胸闷或胸痛，遇寒诱发或加重 |

另外，《备急千金要方·卷第一·用药第六》说："瓜蒌，枸杞为使，恶干姜，畏牛膝、干漆，反乌头。"故笔者在运用含有瓜蒌的方剂时，常常佐以少量的枸杞，以加强疗效。

> 橘枳姜汤的方证为胸痹之气塞、短气，而气塞重于短气，心前区闷痛或胀痛，咽喉发紧，情志不畅时诸症加重。

# 临床每遭束手无策之窘境时，便览《备急千金要方》，常获良效——治愈胃脘胀满7年案

关键点：

《千金》白术散；《备急千金要方》与《伤寒论》；不能食生冷之品

郭某，男，67岁。初诊日期：2018年3月18日。

**主诉：** 反复食后胃脘胀满7年。

**现病史：** 患者近7年来反复食后胃脘部胀满，每天均发作，每顿饭后胀满约半小时，严重时不能弯腰。平日不能吃生冷食品，辗转多方求治，未效，遂于我处就诊。

**刻下症：** 反复食后胃脘部胀满，不能吃生冷之物，畏寒，听力略差，大便干，1日1次，小便调。

**查体：** 舌淡红，苔黄厚腻，脉略沉弦。

**方证辨证**

《备急千金要方·卷第十五上·脾脏上·脾虚实第二》说："治脾胃俱虚冷，白术散方。"笔者临床体会到《千金》白术散的方证是不能食生冷或常温之物，否则会引起胃脘部不适或腹泻。本案患者食后胃脘胀满反复发作，且不能食生冷之物，畏寒。符合《千金》白术散的方证，故方证辨证为《千金》白

术散证。

**诊断：** 痞证　《千金》白术散证。

**治疗：** 方用《千金》白术散。

炒白术 12g　厚　朴 12g　党　参 12g　茯　苓 12g

川　芎 12g　炒麦芽 12g　神　曲 12g　吴茱萸 9g

14剂，日1剂，水煎服，分3次，早、中、晚饭后半小时温服。

**二诊（2018年4月6日）：** 患者诉汤药很管用，服药7天后胃脘部胀满已愈，但仍不喜食生冷之物。遂予原方14剂。

随访2周，食后胃脘胀满未见复发。

**按语：**《备急千金要方·卷第十五上·脾脏上·脾虚实第二》说："治脾胃俱虚冷，白术散方。白术、厚朴、人参、吴茱萸、茯苓、麦芽曲、川芎各三两。上八味治下筛，酒服方寸匕，食后，日三。一方加大腹皮、橘皮。"

　　本案患者脾胃虚寒，故见反复胃脘胀满，不能食生冷之物。然而治疗胃脘腹部胀满经方甚多，临证使用需加以鉴别。笔者常使用厚朴生姜半夏甘草人参汤和枳术丸治疗腹胀满。而使用这两张方子的重点在于：厚朴生姜半夏甘草人参汤适用于中虚气滞之腹胀，且腹部胀满部位常在脐周；枳术丸适用于肠胃蠕动能力弱之腹胀，患者常诉饭后有食物停滞感，或有心下肿大痞硬，小便不利。根据笔者经验，临床症见胃脘部反复疼痛，食欲不佳，食后腹胀，不能食生冷之物，证属脾胃虚寒者，用《千金》白术散，疗效可靠，故予此方。此方值得一提的是吴茱萸，《神农本草经·卷三·中品·木部》说："吴茱萸，味辛，温，有小毒。主温中，下气，止痛，咳逆，寒热，除湿，血痹，逐风邪，开腠理。"吴茱萸温中降逆的功效由古人总结而来。现代药理学亦表明，吴茱萸水煎剂对实验动物有抗胃溃疡的作用，可目前限于吴茱萸药理毒性作用，临床用量往往不大，《中华人民共和国药典》规定用量不超过5g。但笔者认为，基于正确的配伍和炮制，能使吴茱萸减毒增效，降低效毒二重性中的负面影响，根据笔者经验，此方使用9g吴茱萸没有问题。

《备急千金要方》（《备急千金要方》与《千金翼方》合称《千金方》）中的方药属于广义的"经方"，笔者于临床每遭束手无策之窘境时，便览《备急千金要方》查阅，常受到启发。笔者常常为如此一座医学宝库没有得到充分开发而感到惋惜。笔者认为，虽然孙思邈对于张仲景的学术有一定的继承和发展，但张仲景的学术思想对于孙思邈的影响并没有当今研究者所阐述的那么深远。原因有三点。

第一，从辨证体系而言，脏腑辨证体系萌芽于《黄帝内经》，但并不系统，首先对脏腑辨证进行系统总结的经典是《中藏经》，再次对脏腑辨证体系进行总结的经典是《备急千金要方》。《备急千金要方》中脏腑各卷自成体系，脏腑证以虚实为纲，具有独立性，同时腑又从属于脏，互为表里的脏腑病证均列于脏卷中。

第二，从引用比例来看，虽然孙思邈所引的《伤寒杂病论》内容，占《伤寒杂病论》全书比例大，但占《备急千金要方》的篇幅比例不大。校定《备急千金要方》后序中说："究寻于《千金方》中，则仲景之法十居其二三，《小品》十居其五六。"《备急千金要方》版本不少，目前广为流传的是江户版。此版本所记录的方药达5 300余首，其中命名药方统计归纳为1 405首，而未命名的药方高达2 713首，这些方子一些是其他医生的经验方，一些是孙思邈自己的医学思想和临床经验。孙思邈对于既往历史经验极为重视。从现代医学史文献研究而言，《备急千金要方》中引用张仲景的条文80条、方剂38首，《金匮要略》前二十二篇条文205条，方剂104首，《备急千金要方》所收录的经方超过经方总数的50%以上，几乎涵盖了六经病及《金匮要略》各篇代表方。《千金翼方·卷第九·伤寒上》与《千金翼方·卷第十·伤寒下》对《伤寒论》进行了集中引用。孙思邈所载录的这些是唐本《伤寒论》的重要研究内容，但从《备急千金要方》整体来看，张仲景对孙思邈产生的影响有限。

第三，从具体应用来看，《备急千金要方》中很多方剂虽与《伤寒杂病论》重名，但其组成却与《伤寒杂病论》有明显不同。如《备急千金要方·卷第五下·少小婴孺方下》的桂枝汤组成为：桂枝半两，甘草二两半，紫菀十八铢，麦冬一两十八铢。更值得注意的是，《备急千金要方》的一些方剂虽然方名相同，但药物组成及配伍也存在较大差别。如《备急千金要方·卷第五下·痈疽瘰疬第八》提到两个"麻黄汤方"，两个麻黄汤方的药物组成和剂量完全不同。而在《备急千金要方》对《伤寒杂病论》集中引用的部分在《备急千金要方·卷第九·伤寒上》与《备急千金要方·卷第十·伤寒下》这两卷可以看到，与明·赵开美版本相近的条文与方剂，余卷所含《伤寒杂病论》的内容极少。

另外，关于孙思邈引用《伤寒论》的目的，他在《千金翼方·卷第九·伤寒上》开篇就说："尝见太医疗伤寒，惟大青知母等诸冷物投之，极与仲景本意相反，汤药虽行，百无一效……遂披伤寒大论，鸠集要妙，以为其方，行之以来，未有不验。……今以方证同条，比类相附，须有检讨，仓促易知。"这段话说明当时由于《伤寒杂病论》流传不广，即便是太医对于伤寒病亦失良策，鉴此，孙思邈广罗搜集仲景之方，将相近的方证编纂在一起，方便医生在匆忙之际以方对证，提高疗效。这里需要注意一个细节，孙思邈在《千金翼方》卷九、卷十的每一小节标题下方都标明了证的数目、方的数目。而其他卷宗，包括《备急千金要方》的标题下方仅标明了方的数目。这一点提醒经方学者必须学习《伤寒杂病论》中"证"的重要性，这也反映出《千金方》引用的《伤寒杂病论》与《千金方》其他内容背后的医学思维差异较大。

综上所述，孙思邈对于张仲景的继承与发展更多地局限于狭义伤寒病的证治，而关于治疗五脏六腑虚实寒热等病变的主要内容与张仲景关系不大。近现代相关研究在讨论孙思邈运用经方及经方加减化裁时忽略了经方药物的比例及配伍关系，缺乏严谨性，也夸大了张仲景对孙思邈的影响。医者平时勤加研究固然能够促进中医的发展与进步，但我们阅读文献需要擦亮双眼，站在一定的高度客观看待研究的成果与评价。

> 《千金》白术散的方证是不能食生冷或常温之物，否则会引起胃脘部不适或腹泻。

临床每遭束手无策之窘境时，便览《备急千金要方》，常获良效——治愈胃脘胀满〉年案

# 《千金》白术散治愈胃脘部反复疼痛半年案

**关键点：**

> 《千金》白术散；读过《备急千金要方》；《千金翼方》中的吴茱萸治疗"诸冷食不消"

杨某，男，64岁。**初诊日期：** 2018年3月3日。

**主诉：** 胃脘部反复疼痛半年，不欲饮食1个月。

**现病史：** 患者2015年于河北省保定市被诊断为轻度慢性萎缩性胃炎，近半年来胃脘部反复疼痛，隐隐作痛，不欲饮食，见肉则呕。

近1个月上述症状加重，影响日常生活，遂前来就诊。

**刻下症：** 反复胃脘部疼痛，隐隐作痛，无腹胀，喜热饮，每于喝温热水后胃脘部舒服。不欲饮食，平日看到肉则觉得恶心欲吐，且饭后半小时内需上厕所，排稀便。心中有委屈欲哭感，大便1日1次，成形，夜尿1次。

**查体：** 舌淡，苔薄白，脉弦细。

**方证辨证**

《备急千金要方·卷第十五上·脾脏上·脾虚实第二》说："治脾胃俱虚冷，白术散方。"笔者临床体会到《千金》白术散的方证是：不能食生冷或常温之物，否则会引起胃脘部不适或腹泻。本案患者胃脘部反复疼痛，喜热饮，每于喝温热水后胃脘部舒服，食欲不佳，符合《千金》白术散的方证，故方证辨证为《千金》白术散证。

**诊断：** 脾胃虚寒证　《千金》白术散证。

**治疗：** 方用《千金》白术散。

炒白术 12g　厚　朴 12g　党　参 12g　茯　苓 12g

川　芎 12g　神　曲 12g　炒麦芽 12g　吴茱萸 9g

14剂，水煎服，日1剂，分3次，早、中、晚饭后半小时温服。

**二诊（2018年3月18日）：** 患者诉胃脘部隐隐作痛已愈，服药7天后即欲吃饭，胃口大开，无见肉则恶心欲吐感。

随访2周，胃脘部疼痛、不欲饮食均未复发。

**按语：**《备急千金要方·卷第十五上·脾脏上·脾虚实第二》说："治脾胃俱虚冷，白术散方。白术、厚朴、人参、吴茱萸、茯苓、麦芽曲、川芎各三两。上八味治下筛，酒服方寸匕，食后，日三。一方加大腹皮、橘皮。"

本案患者脾胃虚寒，故见反复胃脘疼痛，食欲不佳。《千金》白术散方中白术、茯苓、党参甘温补脾、益助脾阳，厚朴、神曲辛温开胃、消积导滞，加以党参健脾补中，麦芽补脾宽肠，再以吴茱萸温中下气、除湿解郁，全方共奏温中健脾、消食导滞之功。这里特别值得一提的是，关于吴茱萸，其实在《千金翼方·卷第三·本草中》就有吴茱萸治疗"诸冷食不消"的记载。

本案患者证属脾胃虚寒，治疗脾胃虚寒的经方较多，临证需稍加鉴别。笔者认为：倘若证属脾胃虚寒而见心悸者，可用小建中汤；证属脾胃虚寒而有腹中雷鸣切痛者，可用附子粳米汤。

唐朝是中国经济文化的繁荣时期，对外交往极其活跃。《备急千金要方》自唐朝以来便一直在日本流传至今，此书对古代朝鲜医学影响同样深远。《备急千金要方》中的一些方剂流传至今仍被广泛使用，如温胆汤、独活寄生汤、温脾汤等。笔者于临床每遇束手无方之时，便览此书查方，获良效。所以笔者在此结合平日对此书的研究略谈一二。

第一点，孙思邈的医学渊源何在？《备急千金要方·序》说："吾幼遭风冷，屡造医门，汤药之资，罄尽家产。所以青衿之岁，高尚兹典；白首之年，未尝释卷……一事长于己者，不远千里，伏膺取决。"由此可以看出，孙思邈自言年幼有病，于是立志学医，并且十分勤奋，只要有人有"一事"长于自己便不远千里前去请教。古代交通何其不便，学习条件何其艰苦，我辈努力与此相比实在惭愧！

第二点，孙思邈为人治病有一个做法，即凡经试验有效，都会记录其治病时间和所用方剂，以便流传和日后再使用。如《备急千金要方·卷第十一·肝脏·坚癥积聚第五》说："治蛟龙病，开皇六年三月八日，有人食芹得之，其人病发似癫痫，面色青黄，因食寒食饧过多，便吐出蛟龙，有头及尾，从兹有人患此疾，令服寒食饧三大斗，大验。"

第三点，《备急千金要方》采用多种方药剂型及治疗手段，如适用于诸风病证、虚损证、出血证及瘀血证为主的酒醴剂（245首），营养五脏六腑之枯燥虚弱的膏方药（59首），以及煮散方20余首。除方药外，《备急千金要方》还有大量关于针灸、胎养、禁咒等内容的记载。关于孙思邈的年龄、外貌以及奇闻异事等内容于临床助益不大，兹不谈。

# 酸枣仁汤治愈反复失眠1年案

**关键点：**

> 重剂酸枣仁；1剂起效，2剂大效，7剂痊愈；服药时间；
> 酸枣仁汤与栀子豉汤鉴别

金某，男，55岁。初诊日期：2018年4月23日。

**主诉：** 反复失眠1年。

**现病史：** 患者近1年反复失眠，辗转多方治疗，疗效有限，影响日常生活，遂前来就诊。

**刻下症：** 失眠，多梦，每天晚上20：00—21：00上床休息，半小时后入睡，无入睡困难，约夜间12：00则醒，醒后一般需过1小时才能再次入睡，早上约5：00醒，汗较多，大便1日1次，不干不稀，无夜尿。

**查体：** 舌有液线，边有齿痕，苔少，脉弦细。

**方证辨证**

《金匮要略·血痹虚劳病脉证并治第六》说："虚劳虚烦不得眠，酸枣汤主之。"笔者临床体会到酸枣仁汤的方证是失眠，生气后诱发或加重，易疲劳，情绪不稳定，神经衰弱，乏力，舌有液线，脉弦细或细数。本案患者失眠，舌有液线，脉弦细，符合酸枣仁汤的方证，故方证辨证为酸枣仁汤证。

**诊断：** 不寐　酸枣仁汤证。

**治疗：** 方用酸枣仁汤。

酸枣仁（先煎）55g　　川　芎 18g　　知　母 18g　　茯　苓 18g

生甘草9g

10剂，水煎服，日1剂，分2次服，早上、中午不服药，仅于晚饭前半小时和晚饭后1小时各服用1次。

**二诊（2018年5月4日）：** 患者诉服汤药当天（第1剂药），半小时至1小时后就欲睡眠。服汤药2剂后失眠大有改善，每日晚上20：00服汤药，服药半小时至1小时后就想入睡，一般是晚上9：00上床休息，能马上入睡，每于夜间2：00—3：00醒来1次，醒后能立即入睡。

服7剂药后，已无夜间醒，每天从晚上21：00左右连续睡眠到次日早上5：00左右。

遂再予原方4剂，仅将酸枣仁改为50g。

随访2周未复发。

**按语：**《金匮要略·血痹虚劳病脉证并治第六》说："虚劳虚烦不得眠，酸枣汤主之。酸枣仁二升，甘草一两，知母二两，茯苓二两，川芎二两（《深师》有生姜二两）。上五味，以水八升，煮酸枣仁，得六升，内诸药，煮取三升，分温三服。"

《金匮要略心典·卷上·血痹虚劳病脉证并治第六》说："人寤则魂寓于目，寐则魂藏于肝。虚劳之人，肝气不荣，则魂不得藏，魂不得藏，故不得眠。"尤氏认为，酸枣仁汤治疗睡眠障碍的病机在于肝气不荣，魂魄不安。故以酸枣仁为君，补肝敛气，余药用以清热滋燥，行气除痰。本案患者舌有液线，根据笔者经验，此为肝气郁结或痰气郁结的表现，故此案从肝论治，以酸枣仁汤投之即效。

兹有《临证指南医案·卷六·不寐》一案，以飨读者。

"陈，阴精走泄，复因洞泻，重亡津液，致阳暴生，胃逆，食入欲呕，神识不静无寐。议酸枣仁汤。枣仁五钱，炙草五分，知母二钱，茯苓二钱。"此案值得注意的是患者阴精走泄，重亡津液，若用辛温发散之川芎，恐阴液不能自安，故去除。

《本草备要·卷之一·芎䓖》说："然香窜辛散，能走泄真气，单服久服，令人暴亡。"川芎为血中之气药，对于阴液损伤的患者，不宜多用。这一点，清·陈修园在《金匮要略浅注·卷三》记载的剂量为一两，道理类似。

另外，根据笔者经验，酸枣仁一般用至50g左右或者更多，疗效才可靠。

临证运用酸枣仁汤需与栀子豉汤相鉴别，二者均有心神不安的虚烦证，然而二者虚实有别，前者为虚证，后者为郁热内扰胸膈之实证。笔者临床体会到栀子豉汤的方证是胃中空虚嘈杂，胃脘部搅扰不宁，失眠，胸中燥热或烦热，闷塞不舒，但头汗出，舌红少苔。其主要方证为胸中痞塞不通，烦热。

清·徐大椿《医学源流论·卷上·方药·服药法论》说："病之愈不愈，不但方必中病，方虽中病，而服之不得其法，则非特无功，而反有害，此不可不知也。"本案另外值得注意的是笔者的药嘱，即服药时间，嘱患者晚饭前后服药，白天不服。此药嘱为笔者的临床经验。虽然此服法违背"日三服"的仲景原意，但根据笔者经验，仅在晚上服酸枣仁汤，疗效较"日三服"为佳。因为笔者体会到，服用酸枣仁汤（重剂酸枣仁）后多数患者会在服药半小时或1小时就有睡意，如果白天服药，则可能影响白天的工作。

《伤寒杂病论》可谓是临床服药交代的典范，临床医师应注意服药时间的药嘱。笔者在此归纳总结了张仲景明确交代服药时间的方剂，见表4，方便各位学习。

表4 张仲景明确说明特殊服药时间的方剂及病机归纳

| 服药时间 | 方名 | 病机 | 原文 |
|---|---|---|---|
| 清晨服药 | 十枣汤 | 水饮停聚胸胁，气机升降不利 | 平旦服 |
| 昼夜服药 | 桂枝人参汤 | 脾虚寒湿兼表邪不解 | 日再，夜一服（白天2次，夜1次） |
| | 黄芩汤 | 少阳邪热内迫阳明，胃肠功能失职 | 日再，夜一服 |
| | 黄芩加半夏生姜汤 | 少阳邪热内迫阳明，胃肠功能失职 | 日再，夜一服 |
| | 黄连汤 | 上热下寒，升降失调 | 昼三夜二 |
| | 理中丸 | 中焦阳虚寒湿内阻，清气不升，浊气上逆 | 日三四，夜二服 |
| 餐前服药 | 桃核承气汤 | 血热互结于下焦 | 先食温服五合 |
| | 桂枝茯苓丸 | 瘀阻胞宫 | 每日食前服一丸，不知，加至三丸 |
| | 乌梅丸 | 上热下寒，蛔虫内扰 | 先食饮服十丸 |
| 按季节服药 | 白虎加人参汤 | 阳明里热炽盛，气津两伤 | 立夏后立秋前乃可服，立秋后不可服 |
| 临近病发作服药 | 桂枝汤 | 外邪袭表，卫阳不固，营阴外泄 | 先其时发汗则愈 |
| | 苓桂草枣汤 | 心阳不足，下焦寒饮欲逆 | 欲作奔豚 |
| | 蜀漆散 | 表有寒邪，里热炽盛 | 温疟加蜀漆半分。临发时，服一钱匕 |

> 酸枣仁汤的方证是失眠，生气后诱发或加重，易疲劳，情绪不稳定，神经衰弱，乏力，舌有液线，脉弦细或细数。

# 《千金方》也是经方一族

## ——《千金》甘草丸治愈口中发黏，舌前部干半年案

关键点：

《备急千金要方》；口中发黏；甘草发挥

宋某，男，54岁。**初诊日期**：2018年4月20日。

**主诉**：口中发黏，舌前部干半年。

**现病史**：患者半年前出现口中发黏，舌前部干，有似辣似苦的感觉，每天均有，患者甚苦于此，遂就诊于我处。

**刻下症**：口中发黏，舌前部干，有似辣似苦的感觉，严重时两口唇粘住，大便1日1行，不干不稀，小便调。

**查体**：舌暗，苔黄腻，有瘀点，脉沉细。

**方证辨证**

《备急千金要方·卷第六上·七窍病上·口病第三》说："治口中热干，甘草丸方。"笔者临床体会到甘草丸的方证是口干或咽干，口中发黏，甚则口唇粘住，口中多有热感。本案患者口中发黏，舌前部干，严重时两口唇粘住，符合甘草丸方证，故辨证为《千金》甘草丸证。

**诊断**：口干 《千金》甘草丸证。

**治疗**：方用《千金》甘草丸。

生甘草 15g　　党　参 15g　　清半夏 15g　　乌　梅 15g

大　枣 15g　　生　姜 15g

7剂，水煎服，日1剂，分2次早、晚饭后半小时服用。

**二诊（2018年4月27日）：** 患者诉服药4剂后口中发黏、舌前部干即愈，感觉口中松开了。

**按语：**《备急千金要方·卷第六上·七窍病上·口病第三》说："治口中热干，甘草丸方。甘草、人参、半夏、生姜、乌梅肉各二两半，枣膏二两半。上六味末之，蜜丸如弹子大，旋含咽汁，日三。"甘草丸适用于"口中热干"，方命名为甘草丸，甘草在其中的重要性可见一斑。

关于《千金》甘草丸中的甘草，笔者有以下两点论述。

第一，作用部位包含口腔和咽部。原文中说甘草丸治"口中热干"，甘草可用于治疗口腔疾病，在《金匮要略》中早有记载，如甘草泻心汤治疗"蚀于喉为惑，蚀于阴为狐"的狐惑病，但笔者认为"口中"不仅仅指口腔，还包括咽喉部，《伤寒论·辨少阴病脉证并治第十一》中说："少阴病，二三日，咽痛者，可与甘草汤，不差，予桔梗汤。甘草汤方：甘草二两。"甘草汤仅用甘草一味治疗咽痛，可知甘草作用的部位包含咽喉部。

第二，口干伴有热象。清·莫枚士认为甘草用于热证疗效很好，如在《经方例释·经方通例·经方例释上·甘草汤方》中说："凡有热毒皆主之，必效。"唐·孙思邈《千金翼方·卷第一》说"甘草……止渴……"。又清·张璐在《千金方衍义》中说："口中热干与虚劳晡热大异，既干且热，明系脾家津液固结，不能灌注于上，故用人参、甘草滋益肺胃，半夏、生姜流湿润燥，乌梅、枣膏输化精微也。"笔者认为，甘草丸是津液输布通路有碍，一般而言，患者脾胃功能障碍不显，病位当以口咽为主，与肺、脾、胃相关，当以此与虚劳晡热之口干相鉴别。

本案患者口中发黏，舌前部干，严重时上下两口唇粘住，是津液耗伤，无以上承之故，舌有似辣似苦的感觉，为热象，并且病位局限于口咽。本案患者符合甘草丸的方证，故予4剂而效。

综上所述，笔者认为《千金》甘草丸适用于口咽局部之干、黏，病机属于津液耗伤，临床表现为伴有热感的口咽干黏。

> 笔者临床体会到《千金》甘草丸的方证是口干或咽干，口中发黏，甚则口唇粘住，口中多有热感。

# "夫小建中汤不用饴糖，犹桂枝汤之不用桂枝"
## ——经方治愈反复晨起或饥饿时心悸4年案

**关键点：**

小建中汤方证；"心中悸而烦者"；《经方实验录》
饴糖

孙某，女，49岁。初诊日期：2016年10月1日。

**主诉：** 反复晨起或饥饿时心悸4年。

**现病史：** 患者于4年前出现晨起时心悸，饥饿时亦发作，每天均有，其间未予系统治疗，患者甚苦于此，遂就诊于我处。

**刻下症：** 心悸，每于晨起或饥饿时发作，心中烦，全身既畏寒又怕热，晨起口干、口苦，腹部膨胀，大便1日1次，偏干，小便调。

**查体：** 舌淡暗，苔薄黄，有瘀点，脉沉细。

**方证辨证**

《伤寒论·辨太阳病脉证并治中第六》说："伤寒二三日，心中悸而烦者，小建中汤主之。"又说："伤寒，阳脉涩，阴脉弦，法当腹中急痛，先与小建中汤，不差者，小柴胡汤主之。"《金匮要略·血痹虚劳病脉证并治第六》说："虚劳里急，悸，衄，腹中痛，梦失精，四肢酸疼，手足烦热，咽干口燥，小建中汤主之。"笔者临床体会到小建中汤的方证是胃腹中不适或急痛，腹部肌肉（腹直肌）成一条条状，表面浮起，体质虚弱，易疲劳，虚劳，或伴有心悸、衄血，诸症遇空腹或饥饿时易诱发或加重，脉细弱、沉弦或沉紧。本案中患者心悸，每于晨起或饥饿时发作，晨起口干、口苦，舌淡暗，苔薄黄，有瘀点，脉沉细，符合小建中汤的方证，故方证辨证为小建中汤证。

**诊断：** 心悸 小建中汤证。

**治疗：** 方用小建中汤。

> 桂　枝 15g　　白　芍 30g　　炙甘草 10g　　生　姜 15g
> 大　枣 15g　　饴　糖 50g

14剂，水煎服，分2次，早、晚温服。

**复诊：** 患者复诊数次，心悸诸症持续改善，续进此方，剂量稍有增减，服用1个月后心悸好转2/3。服用2个月后，心悸痊愈。

**按语：**《伤寒论·辨太阳病脉证并治中第六》说："伤寒，阳脉涩，阴脉弦，法当腹中急痛，先与小建中汤，不差者，小柴胡汤主之。小建中汤方：桂枝三两（去皮），甘草二两（炙），大枣十二枚（擘），芍药六两，生姜三两（切），胶饴一升。上六味，以水七升，煮取三升，去滓，内饴，更上微火消解，温服一升，日三服。呕家不可用建中汤，以甜故也。"又说："伤寒二三日，心中悸而烦者，小建中汤主之。"《金匮要略·血痹虚劳病脉证并治第六》说："虚劳里急，悸，衄，腹中痛，梦失精，四肢酸疼，手足烦热，咽干口燥，小建中汤主之。"另外，还有《金匮要略·妇人杂病脉证并治第二十二》说："妇人腹中痛，小建中汤主之。"

清·张秉成《成方便读·卷二·祛寒之剂》说："合三条观之，则知此方之治中虚木贼之病可知，然前二条既冠以伤寒二字，则知其肝脾虽病于里，而外寒仍留于表之意；后一条则纯是肝脾为患，肝有相火，故现出总总诸证。"观张氏之言，知小建中汤主治之证虽多，终不出中虚木贼之病。清·费伯雄亦持有类似观点，他在《医方论·卷三·祛寒之剂·小建中汤》中说："肝木太强，则脾土受制。脾阳不运，虚则寒生，阴气日凝，阳气日削，故见肠鸣、泄泻、腹痛等症。小建中汤之义，全在抑木扶土。"

清·汪昂《医方集解·祛寒之剂·小建中汤》说："悸者，阳气虚也，烦者，阴血虚也，气血内虚，与此汤先建其里。倍芍药者，酸以敛阴，阴收则阳归附也；加饴糖者，甘以润土，土润则万物生也；仍不去姜桂，以散邪也。"知小建中汤为扶中土、补气血、散邪气之剂。

清·陈修园《金匮方歌括·卷二·血痹虚劳方》说："方用小建中汤。虚甚加黄芪，火得所养而不燃，金自清肃；又况饴糖为君，治嗽妙品，且能补土以生金，肺损虽难着手，不患其不可治也。然不独治肺损，凡五劳七伤，皆可以通治。"陈氏言小建中汤证之甚者加黄芪，即黄芪建中汤，可通治五劳七伤。

根据笔者临床经验，小建中汤的方证可总结为胃腹中不适或急痛，腹部肌肉（腹直肌）成一条条状，表面浮起，体质虚弱，易疲劳，虚劳，或伴有心悸、衄血，诸症遇空腹或饥饿时易诱发或加重，脉细弱、沉弦或沉紧。综观本案患者的四诊信息，符合小建中汤的方证，故用之以补虚定悸。

此外，笔者想重点强调的是，小建中汤中的饴糖是不可缺少的，缺少则无效。正如《经方实验录》佐景说："夫小建中汤不用饴糖，犹桂枝汤之不用桂枝。"

小建中汤的方证是胃腹中不适或急痛，腹部肌肉（腹直肌）成一条条状，表面浮起，体质虚弱，易疲劳，虚劳，或伴有心悸、衄血，诸症遇空腹或饥饿时易诱发或加重，脉细弱、沉弦或沉紧。

# 肾着汤合小柴胡汤治愈腹股沟潮湿半年案

**关键点：**

肾着；"如坐水中"；古法加减；去滓再煎

王某，男，51岁。初诊日期：2016年11月18日。

**主诉：**双侧腹股沟潮湿半年。

**现病史：**患者半年前出现双侧腹股沟潮湿，每天如此。辗转多处就诊，中西医治疗后，未见明显好转，遂就诊于我处。

**刻下症：**两侧腹股沟潮湿，局部湿疹，腰酸腰痛，头部汗出，急躁易怒，口干，后半夜甚，晨起口苦，胃中隐痛怕冷，喜热饮，大便1日1次，不干不稀，夜尿3次，尿急，无尿不尽。

**查体：**形体中等，舌淡暗，苔薄黄，脉沉细。

**方证辨证**

《金匮要略·五脏风寒积聚病脉证并治第十一》说："肾着之病，其人身体重，腰中冷，如坐水中，形如水状，反不渴，小便自利，饮食如故，病属下焦，身劳汗出，衣里冷湿，久久得之，腰以下冷痛，腹重如带五千钱，甘姜苓术汤主之。"笔者临床体会到甘姜苓术汤（肾着汤）的方证为腰重而冷痛，女子带下多，色白稀薄，男子阴部潮湿，舌质淡，苔白，脉沉迟。本案患者两侧腹股沟潮湿，局部湿疹，腰酸腰痛，头部汗出，胃中隐痛怕冷，喜热饮，夜尿3次，尿急，舌淡暗，苔薄黄，脉沉细，符合肾着汤的方证，故辨证为肾着汤证。

《伤寒论·辨太阳病脉证并治中第六》言："伤寒五六日中风，往来寒热，胸胁苦满，嘿嘿不欲饮食，心烦喜呕，或胸中烦而不呕，或渴，或腹中痛，或胁下痞硬，或心下悸，小便不利，或不渴，身有微热，或咳者，小柴胡汤主之。"笔者临床体会到小柴胡汤的方证为口苦，咽干，目眩，往来寒热，胸胁苦满，嘿嘿不欲饮食，心烦喜呕，脉弦。本案中患者口干，后半夜甚，喜热饮，晨起口苦，急躁易怒，符合小柴胡汤方证，故辨证为小柴胡汤证。

**诊断：** 肾着 肾着汤证；口苦 小柴胡汤证。

**治疗：** 方用肾着汤合小柴胡汤。

| 柴 胡 18g | 党 参 12g | 生甘草 16g | 黄 芩 9g |
| 生 姜 9g | 大 枣 9g | 干 姜 32g | 茯 苓 9g |
| 苍 术 16g | 天花粉 9g | | |

7剂，水煎服，去滓再煎，日1剂，分3次，早、中、晚饭后半小时温服。

**二诊（2016年11月23日）：** 患者诉口干口苦4剂药即痊愈，两侧腹股沟潮湿在服3~4剂汤药后即有改善，现好转20%，局部湿疹变化不大，仍有腰痛。

**治疗：** 效不更方，继服前方，稍改剂量。

| 柴 胡 24g | 党 参 12g | 生甘草 16g | 黄 芩 9g |
| 生 姜 9g | 大 枣 9g | 干 姜 32g | 茯 苓 9g |
| 苍 术 16g | 天花粉 9g | | |

7剂，水煎服，去滓再煎，日1剂，分3次，早、中、晚饭后半小时温服。

随诊2周，两侧腹股沟潮湿基本痊愈，局部湿疹基本痊愈，口干口苦未复发。

按语：《金匮要略·五脏风寒积聚病脉证并治第十一》说："肾着之病，其人身体重，腰中冷，如坐水中，形如水状，反不渴，小便自利，饮食如故，病属下焦，身劳汗出，衣里冷湿，久久得之，腰以下冷痛，腹重如带五千钱。甘姜苓术汤主之。甘姜苓术汤方：甘草、白术各二两，干姜、茯苓各四两。上四味，以水五升，煮取三升，分温三服，腰中即温。"

关于肾着一病，清·李彣《金匮要略广注》认为："此非内伤虚损，乃外感寒湿，故名肾着。"一语点出此为外邪而非内伤之病。且李氏认为："肾为水脏，水性本湿，同气相感。"此乃肾脏受邪之由。诸多医家亦以为如此。然观其用药，草、姜、苓、术皆为温化燥湿，行于中焦之品，无温肾之药，对此，清·尤在泾《金匮要略心典》解释："其病不在肾之中脏，而在肾之外腑。故治法，不在温肾以散寒，而在燠土以胜水。"言肾之病不在肾本身，而在于湿，土厚则水止而病愈矣。清·朱光被在《金匮要略正义》中亦言："病虽属下，而揆其致病之由，只因身劳汗出，伤其中气，衣里湿冷，困其卫气。因循蕴伏，久久而着于肾，以湿性就下，肾位卑下而为壑也。"解释了病位在肾之由，即湿性趋下，久蕴于肾，亦提出此水湿之邪来自身劳汗出。

此外，清·徐彬认为不仅有邪，亦有虚，他在《金匮要略论注》中言："肾非劳不虚，邪非肾虚不能乘之耳。"近代医家曹颖甫汇通中西解释曰："水道虽通于下，而水之上源，不能化气外出，则积日并趋于下，输尿管不能相容，水乃溢入腹中与湿并居。"水之蕴于肾乃上焦水不能气化外出，下焦管道不能相容，水溢出故也。笔者临床体会到甘姜苓术汤（肾着汤）的方证为：腰重而冷痛，女子带下多，色白稀薄，男子阴部潮湿，舌质淡，苔白，脉沉迟。综观本案患者，符合甘姜苓术汤的方证，予甘姜苓术汤以温中化湿，厚土胜水。

关于"如坐水中，形如水状"应为何恙，诸家解释甚少，且多以之为腰冷如坐水中，朱光被在《金匮要略正义》中即言："腰冷如坐水中，形如水肿状。"刘渡舟前辈在《经方临证指南》中提出此应为女子带下多，或男子阴部潮湿。笔者较为赞同刘老看法。首先，肾着之病因在湿邪困阻于肾，如为肾脏本身之湿，则必会有小便不利之气化失司之象。但仲景明确提出"小便自利"，可见病不在肾脏本身。如为诸家所释，病在肾之外腑，则其表现与肾脏之病又有何异？笔者认为水肿、小便不利皆可咎之于肾脏病，而肾外之疾，则表现为男子阴部潮湿，女子带下多之水重之象。刘渡舟老先生提出肾着汤证辨证之关键有两点：一是"腰以下冷痛"，如腰膝酸软，冷痛无力；二是"如坐水中"，即妇女带下多或男子阴部潮湿。笔者认为这两点十分有参考价值。

《伤寒论·辨太阳病脉证并治中第六》言："伤寒五六日中风，往来寒热，胸胁苦满，嘿嘿不欲饮食，心烦喜呕，或胸中烦而不呕，或渴，或腹中痛，或胁下痞硬，或心下悸，小便不利，或不渴，身有微热，或咳者，小柴胡汤主之。小柴胡汤方：柴胡半斤，黄芩三两，人参三两，半夏半升（洗），甘草（炙）、生姜各三两（切），大枣十二枚（擘）。 上七味，以水一斗二升，煮取六升，去滓，再煎取三升，日三服……若渴，去半夏，加人参，合前成四两半，栝蒌根四两。"

如明·许宏《金镜内台方义》所言："病在表者宜汗，病在里者宜下，病在半表半里之间宜和解。此小柴胡汤，乃和解表里之剂也。"作为少阳主方，从古至今小柴胡汤一直炙手可热，注者用者比比皆是。清·吴谦《医宗金鉴》说："邪在太阳、阳明，曰汗，曰吐，曰下，邪传少阳惟宜和解，汗、吐、下三法皆在所禁，以其邪在半表半里，而角于躯壳之内界。"其提出邪在少阳，汗、吐、下之禁。

清·徐大椿前辈则从其用量之大解此方，在《伤寒论类方》中说："此汤除大枣共二十八两，较今秤亦五两三钱零，虽分三服已为重剂。盖少阳介于两阳之间，须兼顾三经，故药不宜轻。"角度不同，但言之确信。笔者临床体会到小柴胡汤的方证为：口苦，咽干，目眩，往来寒热，胸胁苦满，嘿嘿不欲饮食，心烦喜呕，脉弦。本案中患者口干，后半夜甚，喜热饮，晨起口苦，急躁易怒，舌淡暗，苔薄黄，脉沉细，乃邪存少阳经脉，故投以小柴胡汤和解少阳。

笔者体会到，小柴胡汤应用时注意三点。①按古法加减。如本案中患者口苦，则依仲景之法，去半夏，加天花粉（瓜蒌根），并加大党参用量。②去滓再煎。这是遵古之法，煎煮汤药。徐大椿在《伤寒论类方》中论之："此方乃和解之剂，再煎则药性和合，能使经气相融，不复往来出入。"③"见一证便是，不必悉具"，此亦为仲景本意。

总之，用古方，遵古法，药物、药量、加减及煎服皆宜遵古而为，方可见其神效。

> 甘姜苓术汤（肾着汤）的方证为腰重而冷痛，女子带下多，色白稀薄，男子阴部潮湿，舌质淡，苔白，脉沉迟。
>
> 小柴胡汤的方证为：口苦，咽干，目眩，往来寒热，胸胁苦满，嘿嘿不欲饮食，心烦喜呕，脉弦。

# 柴胡加龙骨牡蛎汤合甘麦大枣汤治愈
## 年轻女子半年不能出屋案

**关键点：**

> 严重乏力，不能走路半年；"一身尽重，不能自转侧"；
> 柴胡类方

张某，女，24岁。**初诊日期：**2018年3月20日。

**主诉：**反复心悸、气短10年余，加重伴严重乏力，不能走路半年。

**现病史：**患者10余年前读初中期间在医院看牙时，因恐惧补牙工具及声音被父亲责骂，回家后独自在房间大哭一整晚后出现心悸、气短。之后患者心悸、气短每天均发作。

半年前，患者出现心悸、气短加重，严重时心悸持续一整天，并出现严重乏力，不能走路，已半年不曾出屋。患者及其父母甚苦于此，由父母带至我处就诊。

**刻下症：**心悸、气短，每天均发作，严重乏力，不能走路，走一两步路就没力气，或上一层楼就发作喘。焦虑，坐立不安，特别容易紧张，一坐车就紧张，又怕冷又怕热，早上不愿意起床（赖床）。

**查体：**舌暗红，苔根部厚腻，脉弦细。

**方证辨证**

《伤寒论·辨太阳病脉证并治中第六》说："伤寒八九日，下之，胸满烦惊，小便不利，谵语，一身尽重，不可转侧者，柴胡加龙骨牡蛎汤主之。"笔者临床体会到柴胡加龙骨牡蛎汤的方证是胸胁苦满或胸闷，口苦，易惊，心悸亢进，夜梦多，易醒，身动乏力，腹胀，便秘，脉弦或细数。本案患者心悸、气短，每天均发作，严重乏力（即《伤寒论》原文说的"一身尽重"），不能走路，走一两步路就没力气，或上一层楼就发作喘，焦虑，又怕冷又怕热，符合柴胡加龙骨牡蛎汤证，故辨证为柴胡加龙骨牡蛎汤证。

《金匮要略·妇人杂病脉证并治第二十二》说："妇人脏躁，喜悲伤欲哭，象如神灵所作，数欠伸，甘麦大枣汤主之。"笔者临床体会到甘麦大枣汤的方证是：脏躁（围绝经期），喜悲伤欲哭，容易紧张。本案患者特别容易紧张，故合用甘麦大枣汤。

**诊断：**心悸　柴胡加龙骨牡蛎汤证；脏躁　甘麦大枣汤证。

**治疗：**方用柴胡加龙骨牡蛎汤合甘麦大枣汤。

| | | | |
|---|---|---|---|
| 柴　胡 32g | 生龙骨 12g | 黄　芩 12g | 磁　石 12g |
| 党　参 12g | 桂　枝 12g | 茯　苓 12g | 生大黄（后下）5g |
| 清半夏 12g | 大　枣 20g | 煅牡蛎 12g | 生甘草 20g |
| 浮小麦 90g | | | |

4剂，水煎服，日1剂，分2次，早、晚饭后半小时温服。

**二诊（2018年4月2日）：**患者诉服药后，心慌、乏力明显好转，坐立不安亦明显好转，容易紧张好转，无赖床。现在可以爬楼、跑步、独自购物，能独自行走七八公里。

**按语：**《伤寒论·辨太阳病脉证并治中第六》说："伤寒八九日，下之，胸满烦惊，小便不利，谵语，一身尽重，不可转侧者，柴胡加龙骨牡蛎汤主之。柴胡四两，龙骨、黄芩、生姜（切）、铅丹、人参、桂枝（去皮）、茯苓各一两半，半夏二合半（洗），大黄二两，牡蛎一两半（熬），大枣六枚（擘）。上十二味，以水八升，煮取四升，内大黄，切如棋子，更煮一两沸，去滓，温服一升。本云柴胡汤，今加龙骨等。"此方可看作小柴胡汤去甘草，加龙骨、铅丹、大黄、茯苓、桂枝、牡蛎六味而得之，适用于误下之后正气受伤，胁满，惊悸，易受惊吓，甚则恶闻人语，身体乏力沉重者。

清·舒驰远《舒驰远伤寒集注·卷二·柴胡加龙骨牡蛎汤》说："此条乃下伤胸中之阳，不能宣布于上，阴气邪饮上攻，填满胸中。烦惊者，邪饮扰乱而生烦，阳虚气怯而多惊也。"舒氏认为，此为耗伤胸中阳气，阳气不布，阴气乘虚而挟饮上攻，阴袭阳位，胸阳不足、气虚怯弱故易惊，阴饮实邪，满布胸中故胸满而烦。

清·王子接《绛雪园古方选注·伤寒科·和剂·柴胡加龙骨牡蛎汤》说："邪来错杂不一，药亦错杂不一以治之。柴胡引阳药升阳，大黄领阴药就阴，人参、炙草助阳明之神明，即所以益心虚也。茯苓、半夏、生姜启少阳三焦之枢机，即所以通心机也。龙骨、牡蛎入阴摄神，镇东方甲木之魂，即所以镇心惊也。龙牡顽钝之质，佐桂枝即灵。邪入烦惊，痰气固结于阴分，用铅丹即坠。"相比较于小柴胡汤，笔者认为最主要的加减在于龙骨、牡蛎、桂枝及茯苓、甘草。在小柴胡汤后加减法中，"若心下悸，小便不利，去黄芩，加茯苓四两"，可知茯苓主悸，但结合苓桂枣甘汤主"发汗后，脐下悸者"，甘草与茯苓相配，病位偏于脐下，故此方加茯苓，去甘草，减黄芩。王氏认为龙骨、牡蛎质重，可入阴分，可收敛耗散神气，敛气摄神，且认为龙牡顽钝，以桂枝辅佐，便赋予了龙牡灵性。笔者认为，此中固有一些中国文化所赋予的色彩，但笔者赞同桂枝可加强龙牡敛气摄神之功，柴胡加龙骨牡蛎汤亦可看作小柴胡汤合桂枝加龙骨牡蛎汤。桂枝加龙骨牡蛎汤中桂枝、龙骨、牡蛎均为三两，即为柴胡加龙骨牡蛎汤中桂枝、龙骨、牡蛎剂量的2倍，而桂枝加龙骨牡蛎汤是主"夫失精家，少腹弦急……男子失精，女子梦交"之失精、噩梦、多梦、遗精，此方收敛固涩之功可见一斑。

此案患者心悸，焦虑，坐立不安，恰是"胸满烦惊"表现；严重乏力，不能走路，走一两步路就没力气，是"一身尽重，不能自转侧"的另一种体现；此外，患者对寒热敏感（又怕冷又怕热），又晨起赖床，符合柴胡类方发作的特点，故予柴胡加龙骨牡蛎汤，4剂症状大减。

> 笔者临床体会到柴胡加龙骨牡蛎汤的方证是胸胁苦满或胸闷，口苦，易惊，心悸亢进，夜梦多，易醒，身动乏力，腹胀，便秘，脉弦或细数。
>
> 笔者临床体会到甘麦大枣汤的方证是：脏躁（围绝经期），喜悲伤欲哭，容易紧张。

# 湿疹专方
## ——经方治愈湿疹案

关键点：

药汤微微酸味；肉极热（高出皮肤，伴瘙痒）

马某，女，78岁。**初诊日期：** 2016年12月23日。

**主诉：** 湿疹伴瘙痒3周。

**现病史：** 患者于3周前出现双手痒、脱皮，夜间因痒难以入睡，患者苦于此，遂就诊于我处。

**刻下症：** 双手及左脚瘙痒，无明显怕冷，无明显怕热，无心慌，纳少，大便1日1次，偏稀，夜尿2~3次。

**查体：** 双手脱皮，见左手近大鱼际处直径约3cm，以及左脚直径5~10cm湿疹，局部紫红色，高出皮肤，未流黄水，舌暗红，根部黄浊，脉沉细。

### 方证辨证

《金匮要略·中风历节病脉证并治第五》说："《千金方》越婢加术汤。治肉极热，则身体津脱，腠理开，汗大泄，历风气，下焦脚弱。"笔者临床体会到越婢加术汤的方证是湿疹或湿热之水肿，皮肤局部色红瘙痒，局部高出皮肤，汗多，双下肢无力，纳差。本案中患者双手及左脚瘙痒、蜕皮，局部紫红色，高出皮肤，夜间因痒难以入睡，纳少，大便1日1次，偏稀，夜尿2~3次，左手近大鱼际处直径约3cm，以及左脚直径5~10cm湿疹，局部紫红色，未流黄水，舌暗红，根部黄浊，脉沉细，符合越婢加术汤的方证，故方证辨证为越婢加术汤证。

**诊断：** 湿疹 越婢加术汤证。

**治疗：** 方用越婢加术汤。

生麻黄（先煎去上沫）15g　　生石膏（包煎）24g　　大　枣 12g
生甘草 6g　　炒白术 12g　　生　姜9g

7剂，水煎服，分2次，早、晚饭后半小时温服。

**二诊：** 患者诉服药后效果可谓"神奇"。服药第2天即不痒，第4剂湿疹即愈，脱皮亦愈。

**治疗：** 续进原方，稍减麻黄。

生麻黄（先煎去上沫）12g　　生石膏（包煎）24g　　大　枣 12g
生甘草 6g　　炒白术 12g　　生　姜 9g

7剂，水煎服，分2次，早、晚饭后半小时温服。

**按语：**《金匮要略·中风历节病脉证并治第五》说："《千金方》越婢加术汤。治肉极热，则身体津脱，腠理开，汗大泄，历风气，下焦脚弱。麻黄六两，石膏半斤，生姜三两，甘草二两，白术四两，大枣十五枚。上六味，以水六升，先煮麻黄，去上沫，内诸药，煮取三升，分温三服。恶风加附子一枚，炮。"

《金匮要略·水气病脉证并治第十四》说："里水者，一身面目黄肿，其脉沉，小便不利，故令病水。假如小便自利，此亡津液，故令渴也。越婢加术汤主之。"

清·唐容川《金匮要略浅注补正·中风历节病脉证并治第五》说："方中术、甘、姜、枣，所以维正气之根，不使阳随汗出，阴随热化也。恶风加附子者，所以预防其亡阳也。"此明越婢加术汤中术、甘、姜、枣、附等药为防伤正而专设。清·陈修园《金匮方歌括·卷四·水气病方· 越婢加术汤》说："越婢汤发肌表之邪以清内蓄之热，加白术运中土，除湿气，利其小便，此分消表里法也。"陈氏认为，越婢加术汤中白术护中气，导湿气走水道而出，越婢汤发表湿热外出于肌肤，可知此方善治湿疹等皮肤疾病。

　　清·黄元御《长沙药解·卷一》说："……皮毛外闭，湿气在经，不得泄路，郁而生热，湿热淫蒸，是以一身面目黄肿……今小便自利而渴，则湿兼在表，而不但在里，便利亡津，是以发渴。甘草、姜、枣补土和中，麻、膏泻经络之湿热，白术补脏腑之津液也。"黄氏认为毛闭湿郁而成黄肿，湿留表里、便利亡津以成小便自利而渴，越婢汤发表湿热，白术补津液。清·李彣《金匮要略广注·卷中·水气病脉证治第十四》说："或曰：《经》云：发表不远热，用麻黄、桂枝辛热发表，宜也，此何以用石膏？曰：风水邪盛，壅瘀不通，郁而为热，热闭于经，风水何由得出？配以石膏，辛凉解表，则荣卫俱通，风水悉去矣。"知方中石膏为开郁热、助解表而设。

　　综上所述，笔者临床体会到越婢加术汤的方证是湿疹或湿热之水肿，皮肤局部色红瘙痒，局部高出皮肤，汗多，双下肢无力，纳差。综观本案患者的四诊信息，符合越婢加术汤的方证，故投之以除湿止痒和肤之品。

> 　　笔者临床体会到越婢加术汤的方证是湿疹或湿热之水肿，皮肤局部色红瘙痒，局部高出皮肤，汗多，双下肢无力，纳差。

# 芍药甘草附子汤合桂枝加葛根汤治愈颈部僵硬30年，腰痛10年，加重伴每天痛醒半个月

**关键点：**

经方叠用；重剂葛根；重剂芍药/甘草

赵某，女，57岁。初诊日期：2018年6月2日。

**主诉：** 颈部反复僵硬30年，腰痛10年，加重伴每天痛醒半个月。

**现病史：** 患者30年前出现颈部僵硬，难以活动，两侧肩部疼痛，反复发作，未予重视。

10年前患者腰部反复出现疼痛，夜间偶有加重。半个月前患者因在家长期抱孙子引起颈肩及腰部疼痛加重，每天夜间均痛醒，甚为苦恼。现患者为求诊治，就诊于我处。

**既往史：** 2017年12月2日患者于当地医院（具体不详）行卵巢癌全切手术，2018年5月20日进行3期化疗（具体用药不详）。

**刻下症：** 颈部僵硬伴有疼痛，活动受限，两侧肩部时有沉痛，腰部疼痛，夜间痛醒，汗可，怕风畏寒，下肢及关节偶有不适。大便每日4~5次，不成形，无夜尿。

**查体：** 舌淡，苔略黄腻，脉沉弦。

**方证辨证**

《伤寒论·辨太阳病脉证并治中第六》说："发汗，病不解，反恶寒者，虚故也，芍药甘草附子汤主之。"笔者临床体会到芍药甘草附子汤的方证是腰痛或沉，或有肌肉痉挛性疼痛，怕风畏寒，脉沉弱。

《伤寒论·辨太阳病脉证并治上第五》说："太阳病，项背强几几，反汗出恶风，桂枝加葛根汤主之。"笔者临床体会到桂枝加葛根汤的方证是项背僵硬发紧，恶风恶寒，局部汗出，或触诊局部发凉。

本案患者颈肩部僵硬伴有疼痛，活动受限，腰部疼痛，怕风畏寒，舌淡，苔略黄腻，脉沉弦，符合芍药甘草附子汤合桂枝加葛根汤的方证，故方证辨证为芍药甘草附子汤合桂枝加葛根汤证。

**诊断：**痹症 芍药甘草附子汤证合桂枝加葛根汤证。

**治疗：**方用芍药甘草附子汤合桂枝加葛根汤。

桂　枝 10g　炒白芍 41g　生甘草 41g　葛　根（先煎半小时）60g
大　枣 18g　生　姜 15g　蜂　房 15g　黑顺片（先煎半小时）10g
白花蛇舌草 15g

14剂，水煎服，日1剂，分2次，早、晚饭后半小时服用。

**二诊（2018年6月16日）：**患者诉服药10天后，颈部僵硬疼痛、肩部沉痛均已愈，夜间不再因腰部而痛醒，下肢及关节不适好转，已无明显怕风畏寒。

继续服用4剂诸症愈。

**按语：**《伤寒论·辨太阳病脉证并治中第六》说："发汗，病不解，反恶寒者，虚故也，芍药甘草附子汤主之。芍药、甘草各三两（炙），附子一枚（炮，去皮，破八片）。上三味，以水五升，煮取一升五合，去滓，分温三服。""发汗，病不解"是病邪入里的征象，发汗无法透邪外出，"反恶寒"

即为正气不足，邪盛正衰之象，"恶寒"也是附子的主要药证。

曹颖甫《伤寒发微·太阳篇》指出："若反恶寒者，则为营气不足，血分中热度太低，不能温分肉而濡皮毛，故反恶寒。"说明营气充足则分肉温，营气不足则恶寒。清·柯琴在《伤寒附翼·卷上》中指出："芍药止汗，收肌表之余津，甘草和中除咽痛而止吐利，附子固少阴而招失散之阳，温经络而缓脉中之紧。"故芍药敛阴止汗，可将"肌表之余津"收而行之；甘草平和之性与芍药相配，相辅增效；附子在方中以其辛温之性，散寒助阳，温通经络。

《伤寒论·辨太阳病脉证并治上第五》说："太阳病，项背强几几，反汗出恶风，桂枝加葛根汤主之。葛根四两，麻黄三两（去节），芍药二两，生姜三两（切），甘草二两（炙），大枣十二枚（擘），桂枝二两（去皮）。上七味，以水一斗，先煮麻黄、葛根，减二升，去上沫，内诸药，煮取三升，去滓。温服一升，覆取微似汗，不须啜粥，余如桂枝法将息及禁忌。（臣亿等谨按，仲景本论，太阳中风自汗用桂枝，伤寒无汗用麻黄，今证云汗出恶风，而方中有麻黄，恐非本意也。第三卷有葛根汤证，云无汗，恶风，正与此同，是合用麻黄也。此云桂枝加葛根汤，恐是桂枝中但加葛根耳。）"故笔者在临床中运用桂枝加葛根汤时常不加入麻黄，并且尽量遵守原方原比例。

清·戈颂平《伤寒指归·伤寒杂病论太阳篇·指归卷之一》说："太阳开病，阳气浮半表之下，半表之上经道之阴失其阳温，项背拘急不舒。"此即为"太阳病，项背强几几"。阳气浮于半表之下，半表之上阴失卫阳温养，故而恶风。方中葛根为主药，需重剂，葛根能生津舒筋，治太阳经输不利。

本案患者既往有卵巢癌病史，笔者根据临床经验，将方中加入对药——蜂房及白花蛇舌草，以达到抗癌的效果。

清·温存厚《温氏医案》上有一医案：

痉证（急惊风）　曾姓之子生甫一周染患此症，医用清热祛风之剂，愈见口渴，便闭，角弓反张，四肢抽搐，已无生理。用葛根汤，服药后，搐搦自止，次晨复诊，再用桂枝加葛根汤而愈。此医案先用葛根汤旨在止痉，继用桂枝加葛根汤则为了宣通经道。

> 　　芍药甘草附子汤的方证是腰痛或沉，或有肌肉痉挛性疼痛，怕风畏寒，脉沉弱。
> 　　桂枝加葛根汤的方证是：项背僵硬发紧，恶风恶寒，局部汗出，或触诊局部发凉。

# "每于狭小空间中即欲晕倒"
## ——经方治愈严重头晕3年案

**关键点：**

《近效方》；头晕亦可不从风论治；服之4剂，3年痛苦
之症状即减轻30%，8剂后即痊愈

纪某，女，74岁。初诊日期：2018年4月13日。

**主诉：**反复头晕3年。

**现病史：**患者3年前因颈动脉狭窄约80%于北京某医院行颈动脉支架置入术，术后出现头晕症状。患者诉头晕每每在狭小的空间（如卫生间、公交车内）加重，如坐舟中，欲晕倒而不能自控。患者于多处就医无效，甚苦于此，遂至我处就诊。

**刻下症：**头晕，在狭小的空间内加剧，无视物昏花。头无怕冷、怕风，无恶心，无明显怕冷怕热，双足凉，汗少，委屈、想哭。不欲饮食，尤其是早上、中午无饥饿感。大便2日1次，成形，夜尿0次。

**查体：**舌淡暗，苔薄黄，舌下络脉曲张，脉沉滑。

### 方证辨证

《金匮要略·中风历节病脉证治第五》附方引《近效方》"术附汤治风虚头重眩，苦极，不知食味，暖肌补中，益精气。"笔者临床体会到《近效

方》术附汤的方证为头晕、头重、纳差，全身畏寒或肢冷，以胃部为甚，胃部喜按，大便溏，精神差。本案患者头晕，在狭小空间内加剧，不欲饮食、双足凉，符合术附汤的方证，故方证辨证为术附汤证。

**诊断：**眩晕　术附汤证。

**治疗：**方用术附汤。

生白术 20g　　黑顺片（先煎）12g　　生甘草 10g　　大　枣 15g
生　姜 15g

4剂，水煎服，日1剂，分2次，早、晚饭后半小时服用。

**二诊（2018年4月16日）：**患者诉头晕好转约30%，原来早上、中午无饥饿感，现已有饥饿感。大便1日1次，不干不稀，舌淡红，苔根部黄腻，脉弦滑。

**治疗：**守原方，黑顺片改为14g。

生白术 20g　　黑顺片（先煎）14g　　生甘草 10g　　大　枣 15g
生　姜 15g

7剂，服药法同前。

**三诊（2018年4月23日）：**患者诉近3天（周末）已无头晕，无双足凉。守原方继续巩固10天。

随访4个月，诸症均未复发。

4个月后由于患者练倒立，头晕复发，在家中自行嘱其子取原药14剂，头晕、足冷的症状再次消失。

**按语：**最早为《外台秘要·头风眩方九首》载《近效》白术附子汤，盖为后世用之而治验，有此证而用之效，遂被王焘汇编于此。宋代医家林亿将此方置于《金匮要略·中风历节病脉证治第五》附方之中，"《近效方》术附汤治风虚头重眩，苦极，不知食味，暖肌补中，益精气。白术二两，附子一枚半（炮，去皮），甘草一两（炙）。右三味，剉，每五钱匕，姜五片，枣一枚，水盏半，煎七分，去滓，温服。"大概如其在序中所言，"采散在诸家之方，附于逐篇之末，以广其法"。

明·喻嘉言在《医门法律·中风门方》中说，"肾气空虚之人，外风入肾，……风挟肾中浊阴之气，厥逆上攻，其头间重眩之苦至极难耐，兼以胃气亦虚，不知食味。故方中全不用风门药，但用附子暖其水脏，白术、甘草暖其土脏，水土一暖，则阴浊之气，尽陷于下，而头苦重眩，及不知食味之证除矣。"喻氏认为，术附汤病机为风邪入肾，肾浊上攻而头晕，胃气亦虚而不欲食，故以附子温肾，白术、甘草温脾，以除阴浊之气。

日本医家森立之在《金匮要略考注》亦言，"风虚头眩者，肾气先虚，风邪遂入，水道不通，致此头重而眩苦极不可忍之证，此证风湿虽为患，以肾虚水寒为源，故用术附汤补中益气暖肌，则风湿之邪得微汗而解也。"森立之也认为，虽有肾气虚风邪入这样一个病理过程，但肾虚水寒是发病的根源，亦不从风论治，而用术附汤补中益气暖肌，肾阳不虚，水寒得去，则风湿之邪自除。

笔者认为，二家之言，切合术附汤之病机。本案患者为老妪，素体下焦肾虚水寒，风邪入肾，挟带浊阴之气上攻则头晕；中焦胃气亦虚，难以运化水谷则纳差；阳气虚衰故肢冷。本病病机全然体现于主症中。故本案患者"头晕，在狭小空间内加剧、如坐舟中、欲晕倒而不能自控，且不欲饮食，足冷"的症状符合术附汤的方证。服之4剂，3年痛苦之症状即减轻30%；8剂便痊愈。

本案的患者系颈动脉支架置入术后出现上述症状，多处就医，俱被告知此为颈动脉支架置入术后的正常反应，假以时日便可适应，未作任何确诊。但根据患者对症状的描述，我们依然可以抓主症，运用方证辨证的思想加以治疗，此不失为治疗疑难杂症的一条捷径。

> 笔者临床体会到术附汤的方证是头晕、头重、纳差，全身畏寒或肢冷，以胃部为甚，胃部喜按，大便溏，精神差。

# 当归四逆汤治愈四肢发凉案

**关键点:**

> 手足厥寒;细辛入汤剂可以过钱!冻疮之专方;"见翁治冻风(冻疮),用当归四逆汤,奏速效"

Kaisa Andronic,女,34岁。**初诊日期:** 2018年4月13日。

**主诉:** 反复四肢冰凉10余年。

**现病史:** 患者为爱沙尼亚人,反复四肢肘膝关节以下冰凉10余年,需热水浸泡才能变暖,全身偏怕冷,加之爱沙尼亚冬季寒冷多雪,冬季平均气温7℃,夏季平均气温16℃,受此症困扰,心情不佳。为寻求帮助,遂就诊于我处。

**既往史:** 卵巢巧克力囊肿。

**刻下症:** 反复四肢肘膝关节以下冰凉,常夜晚睡觉前需热水浸泡才能变暖,全身偏怕冷,心情差,自述不欲活。汗少,大便1日1次,成形,夜尿0次。

**查体:** 体形中等略瘦,面色偏白,舌有液线,舌暗红,苔薄白,脉弦细。

## 方证辨证

《伤寒论·辨厥阴病脉证并治第十二》说:"手足厥寒,脉细欲绝者,当归四逆汤主之。"笔者临床体会到当归四逆汤的方证是手足发凉(膝关节、肘关节以下发凉），舌淡，脉细或沉细。本案患者反复四肢冰凉10余年，常夜晚睡觉前需热水浸泡才能变暖，脉弦细，苔薄白，符合当归四逆汤的方证，故方证辨证为当归四逆汤证。

《金匮要略·妇人妊娠病脉证并治第二十》说："妇人宿有癥病，经断未及三月，而得漏下不止，胎动在脐上者，为癥痼害。妊娠六月动者，前三月经水利时，胎也。下血者，后断三月衃也。所以血不止者，其癥不去故也，当下其癥，桂枝茯苓丸主之。"本案患者既往史有卵巢巧克力囊肿（属于癥病范畴）病史，并且全身偏怕冷，符合桂枝茯苓丸的方证。

**诊断：** 厥证　癥病　当归四逆汤证。

**治疗：** 方用当归四逆汤合桂枝茯苓丸。

当　归 15g　　炒白芍 15g　　桂　枝 15g　　细　辛 10g

生甘草 10g　　通　草 10g　　大　枣 25g　　茯　苓 15g

丹　皮 15g　　桃　仁 15g

4剂，水煎服，打开锅盖煎药，日1剂，分3次，早、中、晚饭后半小时温服。

**随访：** 此方加减服用2个月后，患者自觉症状明显好转，以往晚上睡觉时四肢用热水浸泡才能暖和，现在晚上睡觉5~10分钟就可自行变暖。但是经检查，卵巢囊肿并未有明显变化。

**按语：**《伤寒论·辨厥阴病脉证并治第十二》说："手足厥寒，脉细欲绝者，当归四逆汤主之。当归四逆汤方：当归三两，桂枝三两（去皮），芍药三两，细辛三两，甘草二两（炙），通草二两，大枣二十五枚（擘）。上七味，以水八升，煮取三升，去滓，温服一升，日三服。"

本方中细辛用量10g，超过一钱——3g。细辛有"细辛量不过钱"之说，这最早出自南宋医家陈承《本草别说》。他是这样说的："细辛非华阴者不得为真。若单用末，不可过一钱。多则气闷塞不通者死，虽死无伤。近年开平狱中尝治此，不可不记。非本有毒，但不识多寡耳。"即单用细辛，或入丸散剂，细辛不可过钱。且纵观仲景方，汤剂细辛大多为2~3两，肯定超过3g，因汤剂在煎煮的过程中，细辛的有毒成分多属于挥发油可挥发掉，毒性会明显减轻。所以笔者认为，细辛入汤剂时，肯定可以过钱。笔者运用有细辛的方剂（复方汤剂），一般为10g左右，笔者要求患者必须要打开锅盖、打开换气扇煎药。

清·尤在泾《伤寒贯珠集·卷八·厥阴篇》云："手足厥寒，脉微欲绝者，阳之虚也，宜四逆辈。脉细欲绝者，血虚不能温于四末，并不能荣于脉中也。夫脉为血之府，而阳为阴之先，故欲续其脉，必益其血，欲益其血，必温其经。方用当归、芍药之润以滋之，甘草、大枣之甘以养之，桂枝、细辛之温以行之，而尤藉通草之入经通脉，以续其绝而止其厥。"尤氏认为，血虚不能温于四末、荣于脉中则脉细欲绝，手足厥寒。脉为血之府，若要脉荣能温四末则需温经养血。

日·汤本求真《皇汉医学·别论·厥阴病篇》当归四逆汤方证中，清川玄道曾记载："冻风，俗谓冻疮。《外科正宗》云：冻风者，肌肉寒极，气血不行，肌死之患也。冻风证，诸家有种种之治方，虽未必皆无效，然未闻有神方也。余壮年西游时，访远州见付驿古田玄道翁，翁笃信仲景（著有《伤寒论类辨》），伤寒勿论矣，即其他杂证，皆以《金匮》《伤寒论》为规矩。见翁治冻风，用当归四逆汤，奏速效，余问其所以，翁云：《伤寒论·厥阴篇》

不云乎：手足厥寒，脉细欲绝者，当归四逆汤主之，余因大有所得。别后殆将三十余年，于冻风每用此方，必见效。庚辰二年，一妇人年三十许，左足拇指及中指，紫黑溃烂，自踵跌上及脚膝，寒热烦疼，昼夜苦楚，不能寝食，一医误以为脱疽之类证，虽种种施治而无效，因是主人仓皇，邀余治。余诊曰：去年曾患冻风乎？曰：多年有之。余曰：决非脱疽之类，是冻风也，完全误治矣。乃与当归四逆汤，外贴破敌中黄膏等，一月余，痊愈，此为冻风之最重者也。若平常紫斑瘁痛者，仅用前方四五帖，效如桴鼓也，可谓神矣。"此说明当归四逆汤治疗冻疮有奇效也。

《金匮要略·妇人妊娠病脉证并治第二十》说："妇人宿有癥病，经断未及三月，而得漏下不止，胎动在脐上者，为癥痼害。妊娠六月动者，前三月经水利时，胎也。下血者，后断三月衃也。所以血不止者，其癥不去故也，当下其癥，桂枝茯苓丸主之。桂枝茯苓丸方：桂枝、茯苓牡丹（去心）、桃仁（去皮尖，熬）、芍药各等分。上五味，末之，炼蜜和丸，如兔屎大，每日食前服一丸。不知，加至三丸。"此方为治疗妇人宿有癥病的专方之一，本案患者有卵巢巧克力囊肿，可用此方治疗。

本案患者手足厥寒，脉弦细，舌暗红，苔薄白，为血虚寒凝经脉，气血运行不畅，四末失于温养所致。予当归四逆汤治之，方中当归补肝养血以行血，芍药益营养血，桂枝细辛温经散寒以通阳，通草通行血脉，炙甘草调和诸药，配大枣以补中益气养血。该患者服药两个月，手足厥寒明显好转。以往用热水浸泡才能暖和，现在晚上睡觉5~10分钟就可自发变暖。可见经方之疗效不欺我也！

> 　　笔者临床体会到当归四逆汤的方证是手足发凉（膝关节、肘关节以下发凉），舌淡，脉细或沉细。

# 经方原方治愈反复脱发半年案

**关键点：**

> 虚劳；脱发；噩梦；经方原方原量！桂枝加龙骨牡蛎汤
> 与小建中汤相鉴别

杨某，女，61岁。初诊日期：2019年1月14日。

**主诉：** 反复、大量脱发半年余。

**现病史：** 患者半年前家中出现变故，备受打击，后出现大量脱发、失眠等症，遂就诊于我处。

**刻下症：** 严重脱发，每次用手一捋头均会掉落大量头发。失眠，若不服劳拉西泮则彻夜不能眠；稍能入睡，又噩梦频频，常梦见死人。双眼视物模糊，无明显怕冷，无明显怕热。纳可。

**查体：** 体形偏胖，两目少神，面色暗沉。舌淡，苔白厚腻，中有裂纹，脉虚。

### 方证辨证

《金匮要略·血痹虚劳病脉证并治第六》说："夫失精家少腹弦急，阴头寒，目眩，发落，脉极虚芤迟，为清谷，亡血，失精。脉得诸芤动微紧，男子失精，女子梦交，桂枝加龙骨牡蛎汤主之。"笔者临床体会到桂枝加龙骨牡蛎汤的方证是噩梦频作，脱发，易疲劳，偏怕冷，少腹拘急，梦遗失精，头晕目眩，脉虚。本案患者噩梦（常梦见死人）、脱发、脉虚，符合桂枝加龙骨牡蛎汤的方证，故辨证为桂枝加龙骨牡蛎汤证。

**诊断：** 脱发 桂枝加龙骨牡蛎汤证。

**治疗：** 方用桂枝加龙骨牡蛎汤。

> 桂　枝 18g　　生白芍 18g　　生甘草 12g　　生　姜 18g
>
> 大　枣 18g　　生龙骨 18g　　生牡蛎 18g

7剂，水煎服，分3次，早、中、晚饭后半小时服用。

**二诊（2019年1月21日）：** 患者诉脱发明显好转，现在每次用手一捋头，仅有数根头发脱落。睡眠亦明显改善，劳拉西泮已减量至1/4片，或可不吃。

**按语：**《金匮要略·血痹虚劳病脉证并治第六》说："夫失精家少腹弦急，阴头寒，目眩，发落，脉极虚芤迟，为清谷，亡血，失精。脉得诸芤动微紧，男子失精，女子梦交，桂枝加龙骨牡蛎汤主之。　桂枝、芍药、生姜各三两，甘草二两，大枣十二枚，龙骨、牡蛎各三两。上七味，以水七升，煮取三升，分温三服。"此条文位列虚劳病篇，条文开始便指出此类患者属"失精家"，多为精血耗极，阴损及阳，阴阳两虚之证。后世医家认为此类患者多因纵欲过度导致肾精亏虚而成"失精家"，或肾阳本已衰微，致患者梦交，此时精液自行滑出更致"失精"。笔者临床观察到此类患者常因生活遭受重大变故，心情悲伤至极而发病，笔者思考，情志失畅、精神暗耗或亦成为使人"失精"的重要因素。失精之后，患者会出现多种症状——《素问·调经论篇》中说："经言阳虚则外寒"，故患者可见"少腹弦急，阴头寒"之症。《灵枢·大惑论》中说："五脏六腑之精气，皆上注于目而为之精。"此病属精亏血少，精气不能上注，则见"目眩"；《素问·上古天真论篇》中说："……

四七，筋骨坚，发长极，身体盛壮；五七，阳明脉衰，面始焦，发始堕；六七，三阳脉衰于上，面皆焦，发始白……"平人，精盛则发长，失精之人，则提前进入衰老状态，精血亏虚，故见"发落"之症。由此可见，仲景之《金匮要略》《伤寒论》虽未提《黄帝内经》一句，然字字皆承《黄帝内经》之圣意也。

　　清·吴谦《医宗金鉴·订正金匮要略注》认为，本条属两类疾病前后分别论述，"当作另一条在后"。然笔者自揣，此条前后可相互理解，含互文之义——"脉极虚芤迟"仍可用于桂枝加龙骨牡蛎汤证，"脉得诸芤动微紧"亦可见于清谷、亡血、失精之病。《金匮要略·血痹虚劳病脉证并治第六》第三条便提到："夫男子平人，脉大为劳，极虚亦为劳。"而本条之脉"芤动微紧"，便属"脉大"；"极虚芤迟"，便属"极虚"，脉之大小两端均示虚劳之疾。孟如主编的《金匮要略选读·血痹虚劳病脉证并治第六》认为："芤动为阳脉，微紧为阴脉，所谓'脉得诸芤动微紧'，是说或见芤动，每见于骤泄之时；或见微紧，每见于已泄之后，不是四脉同时出现。"何任《金匮要略临证发微·血痹虚劳病脉证并治第六》中论脉"大"，为"凡真阴不足，虚阳外浮的，脉多大或浮大或芤，常由肾虚精亏所致"；论"极虚""是轻按则软，重按极无力，为精气内损的脉象"，此均属虚劳之具体脉象，或可互参。

　　近代名医秦伯未《金匮要略杂病浅说》将虚劳篇分为气、血、阴、阳之虚，而桂枝加龙骨牡蛎汤，便治疗此类阳虚不能固阴，阴阳俱虚之病。清·徐彬《金匮要略论注·妇人杂病脉证治第二十》言："桂枝汤，外证得之，解肌和营卫；内证得之，化气调阴阳。"可见，桂枝汤类方之妙用无穷，实为"群方之冠"。此方与小建中汤均由桂枝汤化裁而来，均为虚劳中"阴阳并虚"者而设。此方为桂枝汤加龙骨、牡蛎，用治阴阳不调，精气不固之症，加用龙骨、牡蛎以"失精、梦交为精神间病，非此不足以收敛其浮越也"；小建中汤为桂枝汤倍芍药加饴糖，以治气血虚弱、脾不统血之证，症见里虚心悸，腹中急痛。

> 笔者临床体会到桂枝加龙骨牡蛎汤的方证是噩梦频作，脱发，易疲劳，偏怕冷，少腹拘急，梦遗失精，头晕目眩，脉虚。

## 甘麦大枣汤治愈喜悲伤欲哭1年，加重3个月；
## 肾着汤治愈腰冷、腰痛反复发作10年案

**关键点：**

"心病者，宜食麦"；重剂浮小麦！《伤寒杂病论》中的"术"更可能是苍术！三首经方合用

胡某，女，53岁。**初诊日期：** 2016年10月31日。

**主诉：** 患者喜悲伤欲哭1年，加重3个月；腰冷、腰痛反复发作10年。

**现病史：** 患者1年前出现喜悲伤欲哭症状，容易生气，容易委屈，近3个月上述症状加重。

患者约10年前开始出现腰冷、腰痛，反复发作，不能坐凉凳子，坐则如坐冰上难忍。腰部疼痛，最近3~4年最多能站立20分钟，并且腰部及臀部长年发冷。患者甚苦于此，遂就诊于我处。

**刻下症：** 喜悲伤欲哭，容易生气、委屈，且常伴有紧张心跳欲出，平均约2周出现1次，每次1~2秒，腰部疼痛，腰部及臀部发冷，腰部麻木，不能坐凉凳子，坐则如坐冰上难忍，纳可，眠可，大便1日2次，偏稀，夜尿0次。

**查体：** 体形微胖，面色略黑暗略红，心率90次/min，血压110/90mmHg，舌淡暗，舌薄黄，脉沉。

**方证辨证**

《金匮要略·妇人杂病脉证并治第二十二》说："妇人脏躁，喜悲伤欲哭，象如神灵所作，数欠伸，甘麦大枣汤主之。"笔者认为甘麦大枣汤的方证是脏躁（围绝经期），喜悲伤欲哭，容易紧张。本案患者症见喜悲伤欲哭，容易生气、委屈，且常伴有紧张心跳欲出，符合《金匮要略》甘麦大枣汤的方证，故方证辨证为甘麦大枣汤证。

《金匮要略·五脏风寒积聚病脉证并治第十一》说："肾着之病，其人身体重，腰中冷，如坐水中，形如水状，反不渴，小便自利，饮食如故，病属下焦，身劳汗出，衣里冷湿，久久得之，腰以下冷痛，腹重如带五千钱，甘姜苓术汤主之。"笔者认为肾着汤的方证是腰重而冷痛，女子带下多，色白稀薄，男子阴部潮湿，舌质淡，苔白，脉沉迟。本案患者症见腰部疼痛，腰部及臀部发冷，腰部麻木，不能坐凉凳子，坐则如坐冰上难忍，符合肾着汤的方证，故方证辨证为肾着汤方证。

**诊断**：脏躁 甘麦大枣汤证；肾着 肾着汤证。

**治疗**：方用甘麦大枣汤合肾着汤。

生甘草 42g　　浮小麦 120g　　大　枣 30g　　炒白术 16g
干　姜 32g　　茯　苓 32g

7剂，日1剂，水煎服，分2次，早、晚饭后半小时服用。

**二诊（2016年11月7日）**：患者自诉服1剂药，打嗝、排气增多，服用3剂后，喜悲伤欲哭已愈，现在常笑。腰痛、腰冷同前，大便1日2~3次，不成形，舌淡，苔薄白，边有齿痕，脉沉细。

**治疗**：方用甘麦大枣汤合肾着汤（改炒白术为苍术）。

生甘草 42g　　浮小麦 120g　　大　枣 20g　　苍　术 16g

干　姜 32g　　茯　苓 32g

14剂，日1剂，水煎服，分2次早、晚饭后半小时服用。

**三诊**（2016年11月21日）：患者诉服药第10剂后管用，腰冷好转约40%，既往坐板凳感觉腰冰凉，如坐冰上难以忍受，现在没有此感觉，既往腰痛只能走约20分钟，现在能走1小时，心情好转，悲伤欲哭也没有再出现，大便略偏稀，1日2~3次，舌暗红，苔薄黄，脉沉。

**治疗**：方用甘麦大枣汤合肾着汤（调整剂量）。

生甘草 26g　　浮小麦 120g　　大　枣 20g　　苍　术 26g
干　姜 52g　　茯　苓 52g

7剂，日1剂，水煎服，分2次，早、晚饭后半小时服用。

**四诊**（2016年11月28日）：患者诉腰冷好转约60%，心情好转，患者本次诉从腰到腿疼痛20年，每天疼痛，只要走路从腰到腿部都是疼痛，严重时躺下休息也疼痛，肌肉疼痛，局部疼痛处怕冷，纳一般，大便1日2次，偏稀，舌淡红，苔薄黄，有液线，脉沉细。

**方证辨证**

《伤寒论·辨太阳病脉证并治下第七》说："伤寒八九日，风湿相抟，身体疼烦，不能自转侧，不呕，不渴，脉浮虚而涩者，桂枝附子汤主之。"笔者临床体会到桂枝附子汤的方证为身体疼痛（肌肉酸重疼痛），局部怕风（恶风）、怕冷，阴雨天加重，严重者不能转侧，不呕，不渴，便溏，脉浮虚而涩。本案中患者从腰到腿疼痛20年，每天疼痛，只要走路从腰到腿部都是疼痛，严重时躺下休息也疼痛，肌肉疼痛，局部疼痛处怕冷，符合桂枝附子汤的方证，故方证辨证为桂枝附子汤证。

**治疗**：方用甘麦大枣汤合肾着汤合桂枝附子汤。

生甘草 26g　　浮小麦 120g　　大　枣 20g　　苍　术 26g

干　姜 52g　　茯　苓 52g　　桂　枝 16g　　炙甘草 8g

黑顺片（先煎）12g

14剂，日1剂，水煎服，分2次，早、晚饭后半小时服用。

**五诊（2016年12月12日）**：患者诉汤药真管用，腰冷这2周已愈，腰到腿疼痛明显好转，仅有轻微疼痛，喜悲伤欲哭痊愈，其余症状亦见明显改变。

**按语**：《金匮要略·妇人杂病脉证并治第二十二》说："妇人脏躁，喜悲伤欲哭，象如神灵所作，数欠伸，甘麦大枣汤主之。甘草三两，小麦一升，大枣十枚。上三味，以水六升，煮取三升，温分三服。亦补脾气。"清·莫枚士《经方例释》中说："此为诸清心方之祖，不独脏躁宜之，凡盗汗、自汗皆可用。"对于此方之配伍，清·陈念祖《金匮要略浅注》中说："此为妇人脏躁而出其方治也，麦者，肝之谷也。其色赤，得火色而入心；其气寒，乘水气而入肾；其味甘，具土味而归脾胃。又合之甘草、大枣之甘，妙能联上下水火之气而交会于中土也。"由此可知，甘麦大枣汤方中小麦养心阴、收敛心神为君，甘草、大枣益气养阴、养血安神。配合同用，共奏养心除燥安神、补脾益气之功。

《岳美中医案集》中曾经记叙过一则医案，是其于山东菏泽县以甘麦大枣汤治愈一例悲伤欲哭，喜笑无常，不时欠伸，状似"巫婆拟神灵"的中年男性脏躁证的患者，并按之说："可见脏躁不唯妇人独有，男子亦间患者，其治相同"。

《灵枢·五味》曰："心病者，宜食麦。"且原方中小麦一升，故此方中浮小麦重用；对此，王子接《绛雪园古方选注》中亦说："小麦，苦谷也。《经》言心病宜食麦者，以苦补之也。"根据笔者临床经验，甘麦大枣汤的方证为脏躁（围绝经期），喜悲伤欲哭，容易紧张。本案患者症见喜悲伤欲哭，容易生气、委屈，且常伴有紧张心跳欲出，平均2周出现1次，每次1~2秒，符合甘麦大枣汤的方证，故用之养心安神，缓急止躁。

《金匮要略·五脏风寒积聚病脉证并治第十一》说："肾着之病，其人身体重，腰中冷，如坐水中，形如水状，反不渴，小便自利，饮食如故，病属下焦，身劳汗出，衣里冷湿，久久得之，腰以下冷痛，腹重如带五千钱，甘姜苓术汤主之。甘草干姜茯苓白术汤方：甘草、白术各二两，干姜、茯苓各四两。上四味，以水五升，煮取三升，分温三服，腰中即温。"对于此方的理解，清·尤在泾《金匮要略心典》说："然其病不在肾之中脏，而在肾之外腑，故其治法，不在温肾以散寒，而在煖土以胜水。甘、姜、苓、术，辛温甘淡，本非肾药，名肾着者，原其病也。"由此可知，风寒湿邪侵袭肾脏，病位不在肾的中脏，而在肾的外腑，治法不应温肾散寒，而应该暖土胜湿。这里值得一提的是《金匮要略》甘姜苓术汤（肾着汤）的条文"小便自利"，并非指小便正常，而是指"尿频"或"尿失禁"。结合笔者临床经验，笔者认为甘姜苓术汤的方证是腰重而冷痛，女子带下多，色白稀薄，男子阴部潮湿，舌质淡，苔白，脉沉迟。本案患者症见腰部疼痛，腰部及臀部发冷，腰部麻木，不能坐凉凳子，坐则如坐冰上难忍，符合肾着汤的方证，故用之以暖土胜湿。

还有就是汉代的白术，更可能是现在的苍术，理由如下。①《伤寒杂病论》中无白术药名，在《黄帝内经》《五十二病方》《神农本草经》等著作中均只有术一词，书中白术应为林亿添加。②白术首次出现于《本草经集注》之中，故当时已区分白术与苍术，记载术产地为"郑山山谷，汉中，茅山者为胜"，通过对术产地的研究，这些地方都是以产苍术为主。③术味苦，符合陶弘景对苍术的描述："白术根甜而少膏，赤术根小苦而多膏"。

《伤寒论·辨太阳病脉证并治下第七》说："伤寒八九日，风湿相抟，身体疼烦，不能自转侧，不呕，不渴，脉浮虚而涩者，桂枝附子汤主之。桂枝四两、（去皮），附子三枚（炮，去皮，破），生姜三两（切），大枣十二枚（擘），甘草二两（炙）。"·清·柯琴《伤寒来苏集》注解此方说："桂枝附子汤，即桂枝去芍药加附子汤也。彼治下后脉促胸满而微恶寒，是病在半表，仍当以桂枝为君，加附子为佐。……此风寒湿相合而相抟于表，当从君君臣臣之制，则桂、附并重可知。"近代经方名家胡希恕亦曾说过："本方即桂枝去芍药加附子汤，不过增加桂、附的用量而已。由于附子除湿痹，桂枝利关节，增加二味用量为治风湿关节痛而设，因亦易名为桂枝附子汤，以示与前方主治有别。古方立法之长如此，学者宜细寻味"。在此方中：桂枝散风寒，通经络，附子祛风除湿，温经散寒，二药相配，散风寒湿邪而止痹痛；生姜、大枣调和营卫，甘草补脾和中。五味合用，共奏祛风除湿、温经散寒之效。笔者临床体会到桂枝附子汤的方证为身体疼痛（酸重疼痛），局部怕风（恶风）、怕冷，阴雨天加重，严重者不能转侧，不呕，不渴，便溏，脉浮虚而涩。本案中患者从腰到腿疼痛20年、每天疼痛，只要走路从腰到腿部都是疼痛，严重时躺下休息也疼痛，肌肉疼痛，局部疼痛处怕冷，符合桂枝附子汤的方证，故用之以祛风除湿，温经散寒。

"

甘麦大枣汤的方证是脏躁（围绝经期），喜悲伤欲哭，容易紧张。

肾着汤的方证是腰重而冷痛，女子带下多，色白稀薄，男子阴部潮湿，舌质淡，苔白，脉沉迟。

"

> 桂枝附子汤的方证可总结为身体疼痛（肌肉酸重疼痛），局部怕风（恶风）、怕冷，阴雨天加重，严重者不能转侧，不呕，不渴，便溏，脉浮虚而涩。

# 戴帽怕冷头痛茱萸汤
## ——经方治愈长期头痛、头发蒙案

关键点：

重剂生姜30g；吴茱萸汤（人参：生姜=1：2）；"善诊者，察色按脉，先别阴阳"

陈某，女，78岁。初诊日期：2018年12月28日。

**主诉：**头痛每日发作4个月，头发蒙1年。

**现病史：**患者4个月前出现头痛，每日必发，发作时疼痛持续数秒，部位为头顶偏左侧；兼见头怕风、头怕冷，出门必须戴帽，甚为所苦。

1年前患者出现头发蒙，似有重石压于头顶，浑浑终日不得清醒。曾辗转北京各大医院求治无效，于今日来门诊就诊。

**刻下症：**左头顶疼痛，每次可持续数秒；头部怕风、怕冷；头部昏沉，似有重物压于其上；头汗较多，每次淋漓如洗头。平素怕冷，时有后背心冒凉气、膝盖凉。口中极苦，不欲饮食，甚至滴水不进；大便每日1次，不干不稀；夜尿每日少则2次，多则每半小时一次。

**查体：**体态略丰，面色黄暗，舌淡胖，齿痕明显，苔薄白腻，有液线，中有裂纹，脉沉紧。

**方证辨证**

《伤寒论·辨阳明病脉证并治第八》说："食谷欲呕，属阳明也，吴茱萸汤主之。"《伤寒论·辨少阴病脉证并治第十一》说："少阴病，吐利，手足逆冷，烦躁欲死者，吴茱萸汤主之。"《伤寒论·辨厥阴病脉证并治第十二》说："干呕，吐涎沫，头痛者，吴茱萸汤主之。《金匮要略·呕吐哕下利病脉证治第十七》说："呕而胸满者，吴茱萸汤主之。" 又说："干呕吐涎沫，头痛者，吴茱萸汤主之。"笔者临床体会到吴茱萸汤的方证是头痛，局部怕风怕冷，躁扰不安，干呕，或腹泻，或胸部满闷，吐涎沫，手足发冷。本案患者出现头顶偏左侧疼痛，兼见头怕风、怕冷，出门必须戴帽，符合吴茱萸汤的方证，故辨证为吴茱萸汤证。

《金匮要略·痰饮咳嗽病脉证并治第十二》说："心下有支饮，其人苦冒眩，泽泻汤主之。"笔者临床体会到泽泻汤的方证是舌体肥大异常，头晕或头重，头晕与体位无关，大便素溏，苔水滑或白腻，脉弦沉。本案患者头部发蒙，迷迷糊糊，头重如石压，头晕与体位无关，舌体胖大，齿痕明显，符合泽泻汤的方证，故辨证为泽泻汤证。

**诊断：** 头痛　吴茱萸汤证；眩晕　泽泻汤证。

**治疗：** 方用吴茱萸汤合泽泻汤。

　　吴茱萸 9g　　党　参 15g　　大　枣 15g　　生　姜 30g
　　泽　泻 55g　　炒白术 22g

7剂，水煎服，分3次，早、中、晚饭后服用。

**二诊（2019年1月4日）：** 患者诉明显好转，头痛好转约80%，头发蒙好转约90%，已无石头压于头顶感。

**治疗：** 效不更方，仅调整剂量，吴茱萸改为10g。

再服7剂，头痛、头蒙均好转约90%以上，现出门已不需戴帽。头汗明显减少，身体怕冷亦明显好转，饮食恢复正常。

**按语：** 《伤寒论·辨厥阴病脉证并治第十二》说："干呕，吐涎沫，头痛者，吴茱萸汤主之。方十八。吴茱萸一升（汤洗七遍），人参三两，大枣十二枚（擘），生姜六两（切）。上四味，以水七升，煮取二升，去滓，温服七合，日三服。"此条诸症为肝寒收引于上，木邪侮土，浊阴冲逆所致，故宜用吴茱萸汤以温肝降逆止痛。因厥阴肝脉"挟胃属肝络胆，上贯膈，布胁肋，循喉咙之后，上入颃颡；连目系，上出额，与督脉会与巅"，寒邪上循经脉，则颠顶疼痛，发则痛甚，得温而减，故症见头部怕冷而常欲戴帽。"涎沫者，清寒之象，若胃热，则变而为浊痰矣"，其或从口吐出，则为涎沫；或泛于脑窍，则犯眩晕。然笔者根据临床经验，凡头痛合并头怕风、头怕冷者，若寒象已现，便可使用吴茱萸汤。或有未见干呕、吐涎沫者，或头疼不在颠顶之处者，均有神效。近代伤寒大家胡希恕则从水邪角度提示此条临床可见不头痛但头晕，不吐涎沫但口水素多等症状。

曹颖甫《伤寒发微·厥阴篇》谓此病"寒湿留于上膈，脾胃因虚寒而不和，则干呕而吐涎沫。清阳不升，浊阴上逆，则为头痛"；日·森立之《伤寒论考注·卷第廿八》言此病属"肝经痰郁""厥阴肝经余邪与饮相结，故为干呕，有声无物之极则吐出涎沫"；胡希恕解释此条为"干呕，不吐食物，只吐胃中停饮而为涎沫。水气上冲影响脑系则头痛"。总结之，此病以寒邪为本，水涎为标，经脉为径所致——若得辛或温，则寒散水除，呕吐自止，头痛自消。

近代名医刘渡舟论头痛，谓"人多知有肝阳上亢，而每忽略肝阴上逆，实际两证皆有，只是见肝阳上亢较多而已""肝阳上亢，多挟风火；肝阴上

戴帽怕冷头痛茱萸汤——经方治愈长期头痛、头发蒙案

逆，多挟水饮"，以鉴别此证与肝阳上亢之疾；万友生亦在《伤寒知要·临床验证》之"眩晕头痛"篇中教人辨别"厥阴头痛"与"厥阳头痛"——"头晕巅顶痛而拒按，喜冷恶热，脉弦而数者，属阳证，宜用大定风珠等方主治；头晕巅顶痛而喜按，喜热恶冷，脉弦而迟者，属阴证，宜用吴茱萸汤等方主治"。临床中必"先别阴阳"（《素问·阴阳应象大论篇》曰：善诊者，察色按脉，先别阴阳），方可辨证开方。

吴茱萸汤分别于《伤寒论》中出现三次，一兼三用，于阳明、少阴、厥阴寒证均为适用，然前两条却不似第三条描述更显具体，更担其正治之用。汪苓友于《伤寒论辨证广注·中寒脉证》中云："吴茱萸色绿，得震坤之气，性辛烈而味苦厚，入足厥阴风木之脏，善治痰涎上攻头痛，兼能温中，下逆冷气，止呕吐，故用之君，以散泄阴寒之气。人参甘温，能补五脏诸虚不足者也，故用之为臣，以补中气，敛涎沫。生姜辛温，为呕家圣药，故用之为佐使。以大枣大能和茱萸之毒，合人参之甘，配生姜之辛，而能发散寒邪，补益中州，奠安胃气。"万友生亦谈吴茱萸大辛大热并又温中能降，若浊阴中壅，厥气上逆，实非吴茱萸不能除也；吴茱萸汤中仅四味药，亦实他药不可替也。此案患者经数剂得温得补，则寒气散而头痛止，不欲饮食亦自除矣。吴茱萸汤出处、原文及主治见表5。

表5 吴茱萸汤出处、原文及主治

| | 出处 | 原文 | 主治 |
|---|---|---|---|
| 吴茱萸汤 | 《伤寒论·辨阳明病脉证并治第八》 | "食谷欲呕，属阳明也，吴茱萸汤主之。得汤反剧者，属上焦也。" | 阳明中寒证 |
| | 《伤寒论·辨少阴病脉证并治第十一》 | "少阴病，吐利，手足逆冷，烦躁欲死者，吴茱萸汤主之。" | 少阴阳虚证 |

| | 出处 | 原文 | 主治 |
|---|---|---|---|
| 吴茱萸汤 | 《伤寒论·辨厥阴病脉证并治法第十二》 | "干呕，吐涎沫，头痛者，吴茱萸汤主之。" | 厥阴虚寒证 |
| | 《金匮要略·呕吐哕下利病脉证治第十七》 | "呕而胸满者，吴茱萸汤主之。" | 胃虚寒凝证 |
| | 《金匮要略·呕吐哕下利病脉证治第十七》 | "干呕吐涎沫，头痛者，吴茱萸汤主之。" | 胃虚肝寒上逆证 |

临床使用此方时，偶得患者来问："早上吃姜胜参汤，晚上吃姜赛砒霜""冬吃萝卜夏吃姜"，此方中用生姜六两，是否不适于晚间或冬季服用？笔者纵观仲景诸方，其中常用生姜，亦不乏使用大量者，如小半夏汤、橘皮竹茹汤、当归四逆加吴茱萸生姜汤、吴茱萸汤等。在服药时间的记载中，并未明确避开晚上，或秋冬季节，如"日再服""日三服""日五服"……虽早晨阳气生发，暮时阳气收敛，春夏阳气生发，秋冬阳气收敛，若在阳气生发之时（如早晨、春夏）服用生姜确实更加顺应天时，然"有是证"，则必"用是药""用是方"，患者苦于恶心呕吐、胃中寒饮之疾时，生姜无论在何时服用，均胜过不服用。反观素体内热之人，即便卯时佳刻食用生姜，谁知就不赛砒霜？

此外，这里有一个临床取效的关键，即临床运用茱萸汤最好是按照仲圣本意，人参的剂量与生姜的剂量之比为1∶2，因为仲圣原方中人参三两、生姜六两，二者的比例为1∶2，否则疗效锐减或者无效！

笔者临床体会到吴茱萸汤的方证是头痛，局部怕风怕冷，躁扰不安，干呕，或腹泻，或胸部满闷，吐涎沫，手足发冷。

　　笔者临床体会到泽泻汤的方证是舌体肥大异常，头晕或头重，头晕与体位无关，大便素溏，苔水滑或白腻，脉弦沉。

# 桂枝甘草龙骨牡蛎汤治愈反复烦躁、心悸半年案

**关键点：**

5剂烦躁痊愈；惊悸（怕声音）；桂枝甘草龙骨牡蛎汤与桂枝加龙骨牡蛎汤鉴别

陈某，女，23岁。初诊日期：2019年1月7日。

**主诉：** 反复烦躁、心悸半年。

**现病史：** 患者半年前出现烦躁，心悸反复发作，每天均发作。自觉心跳幅度大，频率快。每于劳累、中午饭后加重，平素纳差。

近1周出现头发沉、发蒙。患者因不堪忍受反复烦躁、心悸，遂来我处就诊。

**刻下症：** 反复烦躁，经常性因烦躁而无法正常饮食，常吃饭一两口就无法再下咽，每日均有发作。反复心悸，伴憋气，全身偏怕冷，怕声音，夜间梦多。头发沉、发蒙，严重时头不能抬高。

**查体：** 舌淡胖，脉沉细。

### 方证辨证

《伤寒论·辨太阳病脉证并治中第六》说："火逆下之，因烧针烦躁者，桂枝甘草龙骨牡蛎汤主之。"笔者临床体会到桂枝甘草龙骨牡蛎汤的方证是烦

躁（虚烦），惊悸，失眠，偏怕冷，自汗或盗汗，遗精，舌淡胖（有齿痕），脉细弱。本案患者反复烦躁，心悸，全身偏怕冷，怕声音（惊悸），符合桂枝甘草龙骨牡蛎汤的方证，故辨证为桂枝甘草龙骨牡蛎汤证。

**诊断：**心悸 桂枝甘草龙骨牡蛎汤证。

**治疗：**方用桂枝甘草龙骨牡蛎汤。

肉　桂 8g　　生甘草 16g　　生龙骨 16g　　煅牡蛎 16g

7剂，日1剂，水煎服，分3次，早、中、晚饭后半小时服用。

**二诊（2019年1月14日）：**患者诉服药5剂后烦躁已经痊愈，心悸好转约20%，仍头发沉、发蒙。

**方证辨证**

《金匮要略·痰饮咳嗽病脉证并治第十二》说："心下有支饮，其人苦冒眩，泽泻汤主之"。笔者临床体会到泽泻汤的方证是舌体肥大异常，头晕，呈持续性，头晕与体位无关，大便素溏，苔水滑或白腻，脉弦沉。本案患者症见头发沉、发蒙，严重时头不能抬高，与体位无关，符合泽泻汤的方证，故辨证为泽泻汤。

**治疗：**方用桂枝甘草龙骨牡蛎汤合泽泻汤。

肉　桂 8g　　生甘草 16g　　生龙骨 16g　　煅牡蛎 16g
泽　泻 50g　　生白术 20g

14剂，日1剂，水煎服，分3次，早、中、晚饭后半小时服用。

**三诊（2019年1月28日）：**患者诉烦躁痊愈，心慌明显好转，心慌仅偶尔发作，头发沉、发蒙亦痊愈。

**按语：**《伤寒论·辨太阳病脉证并治中第六》说："火逆下之，因烧针烦躁者，桂枝甘草龙骨牡蛎汤主之。桂枝一两（去皮），甘草二两（炙），龙骨二两，牡蛎二两（熬）。上四味，以水五升，煮取二升半，去滓，温服八合，日三服。"即误用火逆之法治疗患者之后，再次误用下法治疗，病不解，又用烧针之法令患者发汗，出现表现为烦躁不安的心阳虚，阳浮于上，阴陷于下的现象，可以用桂枝甘草龙骨牡蛎汤治疗。

清·张志聪《伤寒论宗印·卷四·辨太阳病脉证篇第三》说："火逆则伤阳，下之则伤阴，阴阳之气，心肾所主也。心肾气虚，是以因烧针而烦躁，盖妄用烧针，则热伤经脉。经脉者，亦心肾所主也。故用龙骨以保心神，牡蛎以固肾气，桂枝甘草之辛甘，以调补其阴阳气血焉。"太阳经之病，误用火熏之，不仅没有解除邪气，反而助邪气传经入里，被称为火逆证。张氏认为，火逆证，伤人体之阳气，而下法伤人体之阴气，人体的阴阳二气是由心肾所主的。当心肾已经气虚，又用烧针发汗，不仅不利于治疗疾病，反而致使热伤经脉，出现烦躁的症状。因为经脉也是由心肾所主的。所以方中用生龙骨保心安神，用煅牡蛎以固摄肾气，用桂枝、甘草来调和阴阳气血，以达到除邪止烦之功效。

清·黄元御《伤寒悬解·卷四·太阳经中篇》说："火劫发汗，是为火逆。火逆之证，下之亡其里阳，又复烧针发汗，亡其表阳，神气离根，因而烦躁不安。桂枝甘草龙骨牡蛎汤，桂枝、甘草疏乙木而培中土，龙骨、牡蛎敛神气而除烦躁也。"黄元御也认为火逆之证是误用火法熏之，使患者发汗。他认为火逆之后又用下法治疗，使患者体内阳气大伤，再用烧针令患者发汗，此时患者体表阳气大伤，由于体内、体表阳气尽皆大伤，故神与气皆离根而去，致使患者出现烦躁不安。桂枝甘草龙骨牡蛎汤中，桂枝、甘草疏解肝木之气，补中焦脾土之气，龙骨、牡蛎主要起到收敛外散之神气、除烦止躁的功效。

关于桂枝甘草龙骨牡蛎汤与桂枝加龙骨牡蛎汤的鉴别。桂枝甘草龙骨牡蛎汤的条文为"火逆下之，因烧针烦躁者，桂枝甘草龙骨牡蛎汤主之"，其方证为烦躁（虚烦），惊悸，失眠，偏怕冷，自汗或盗汗，遗精，舌淡胖（有齿痕），脉细弱。桂枝加龙骨牡蛎汤的条文为"夫失精家，少腹弦急，阴头寒，目眩，发落，脉极虚、芤、迟，为清谷亡血失精。脉得诸芤动微紧，男子失精，女子梦交，桂枝加龙骨牡蛎汤主之。"其方证为噩梦频作，脱发，易疲劳，少腹拘急，梦遗失精，头晕目眩，脉虚。虽方名较为相似，但是二者方证和条文截然不同，比较容易鉴别。

此外，患者还说第一诊时汤药（肉桂8g、生甘草16g、生龙骨16g、煅牡蛎16g）是微甜的，比较好喝！

> 笔者临床体会到桂枝甘草龙骨牡蛎汤的方证是烦躁（虚烦），惊悸，失眠，偏怕冷，自汗或盗汗，遗精，舌淡胖（有齿痕），脉细弱。
>
> 笔者临床体会到泽泻汤的方证是舌体肥大异常，头晕，呈持续性，头晕与体位无关，大便素溏，苔水滑或白腻，脉弦沉。

# 经方与时方接轨
## ——治愈胸闷5年案

**关键点:**

> 3剂症状大减,6剂痊愈!"延胡索,能行血中气滞,气中血滞,故专治一身上下诸痛,用之中的,妙不可言";腹胀满的专方;厚朴生姜半夏甘草人参汤临床取效的关键

黄某,男,68岁。初诊日期:2016年12月2日。

**主诉:** 反复胸闷5年,加重1个月。

**现病史:** 患者5年前出现胸闷症状,每天均发作。每当冬春换季或天气变凉时,胸闷症状加重。

1个月前,患者出现胸闷症状加重,偶有心慌、心前区刺痛同时发作。患者颇为苦恼,遂就诊于我处。

**刻下症:** 胸闷反复发作,偶有心慌、气短,偶有心前区刺痛及后背心痛。食后腹胀,左后背心有时怕冷,晨起时口苦,喜热饮。大便偏干,1日1次,夜尿1~2次,无尿频、尿急。

**查体:** 舌淡暗,苔薄黄,脉弦细。

**方证辨证**

《金匮要略·胸痹心痛短气病脉证治第九》说:"胸痹不得卧,心痛彻背

者，瓜蒌薤白半夏汤主之。"笔者临床体会到瓜蒌薤白半夏汤的方证是胸痹之胸闷，或胸部疼痛，左后背痛，苔腻。本案患者症见胸闷反复发作，每当冬春换季或天气变凉时，胸闷症状加重，偶有后背心痛，左后背心有时怕冷，符合瓜蒌薤白半夏汤的方证。

宋·王璆《是斋百一选方·卷之八·第十门》说："治血刺心痛，妇人之疾。"笔者临床体会到延胡索散的方证是心胸刺痛。《伤寒论·辨太阳病脉证并治中第六》说："发汗后，腹胀满者，厚朴生姜半夏甘草人参汤主之。"笔者临床体会到厚朴生姜半夏甘草人参汤的方证是腹胀满，腹部局部或周身怕冷，乏力，苔白，脉缓。本案患者偶有心前区刺痛，食后腹胀，气短，大便偏干，符合延胡索散合厚朴生姜半夏甘草人参汤的方证。

**中医诊断：** 胸痹　瓜蒌薤白半夏汤证　延胡索散证　厚朴生姜半夏甘草人参汤证。

**西医诊断：** 冠状动脉粥样硬化性心脏病、不稳定型心绞痛。

**治疗：** 方用瓜蒌薤白半夏汤合延胡索散合厚朴生姜半夏甘草人参汤。

瓜　蒌 25g　　薤　白 45g　　清半夏 9g　　厚　朴 40g
生　姜 40g　　生甘草 10g　　党　参 5g　　延胡索 18g

7剂，日1剂，每剂加白酒20ml与水同煎服，分2次，早、晚饭后半小时温服。

**二诊（2016年12月9日）：** 患者诉服药第3剂后即管用，心前区不再刺痛，后背心不再疼痛，腹胀即愈。胸闷好转约70%，心慌好转约80%，继续服用3天，胸闷，心慌症状均告愈。

**按语：**《金匮要略·胸痹心痛短气病脉证治第九》说："胸痹不得卧，心痛彻背者，瓜蒌薤白半夏汤主之。"由此可知，此类患者往往胸背均有不适症状，胸痹胸闷影响睡眠，同时严重时伴有左后背心疼痛不适。清·陈修园《金匮要略浅注·卷四·胸痹心痛短气病脉证治第九》说："此承上而言不得卧及心痛彻背，为痹甚于前，而前方亦宜加减也。"由此可知，瓜蒌薤白半夏汤所对应的胸痹程度更重于瓜蒌薤白白酒汤所对应的胸痹程度，本案患者胸痹以及后背心痛，胸闷症状明显，咳喘症状不明显，符合瓜蒌薤白半夏汤的方证。故临床运用时，应注意鉴别胸痹痛的严重程度及是否有心痛彻背、咳喘等，合理运用此方。

对于延胡索散，宋·王璆《是斋百一选方·卷之八·第十门》指出："治血刺心痛，妇人之疾。玄胡索不以多少，新瓦上炒微黄不可焦，碾为细末，每服三钱，酒一盏，煎至七分服。"其意为遇此类病症可运用延胡索散。本案患者存在胸闷长达5年，近1个月胸闷加重，并偶有心前区刺痛。此当为心胸血气痹阻不通，血刺心痛，故符合延胡索散的方证。

明·李时珍《本草纲目》说："延胡索，能行血中气滞，气中血滞，故专治一身上下诸痛，用之中的，妙不可言。"延胡索有行气化滞、活血化瘀之功效，更多对于血瘀引起的身痛具有良效。本案患者症见心前区刺痛，运用延胡索散故有良效。

《伤寒论·辨太阳病脉证并治中第六》说："发汗后，腹胀满者，厚朴生姜半夏甘草人参汤主之。厚朴半斤（炙，去皮），生姜半斤（切），半夏半升（洗），甘草二两，人参一两。上五味，以水一斗，煮取三升，去滓，温服一升，每日三服。"从医圣仲景的原文不难看出厚朴生姜半夏甘草人参汤是治疗腹胀满的专方。

清·汪苓友《伤寒论辨证广注·卷四·太阳病》说："外已解而腹胀满，由脾胃津液不足，气滞不通，壅而为满，与此汤以和补脾胃，而通泻滞气"。

由此可以看出，汪氏认为厚朴生姜半夏甘草人参汤所主的效用是针对调畅脾胃气机，并且此类患者常常有脾胃津液不足的表现。

清·柯琴《伤寒来苏集·卷二·麻黄汤证下》说："邪气盛则实，故用厚朴姜夏，散邪以除腹满。正气虚，故用人参甘草补中而益元气。"厚朴下气除满，生姜温中止呕，半夏化痰降逆，故三药相合能行气散邪。人参补益脾肺，甘草补脾益气，二药相合故能补中益元。全方共奏行气散邪、补益脾胃之功。

这里值得一提的是，厚朴生姜半夏甘草人参汤原方中厚朴、生姜用量为半斤（8两），人参用量为1两，即厚朴：生姜：人参为8：8：1，这一点是临床运用厚朴生姜半夏甘草人参汤取效的关键！

瓜蒌薤白半夏汤的方证是胸痹之胸闷，或胸部疼痛，左后背痛，苔腻。

延胡索散的方证是心胸刺痛。

厚朴生姜半夏甘草人参汤的方证是腹胀满，腹部局部或周身怕冷，乏力，苔白，脉缓。

# 治慢性病要有方有守
## ——经方治愈抑郁失眠案

**关键点：**

"治慢性病要有方有守"；酸枣仁增至65g；中医不传之
秘在量！

周某，女，60岁。初诊日期：2018年12月27日。

**主诉：** 反复失眠1年余。

**现病史：** 患者1年前开始出现反复失眠，严重时彻夜难眠，平素是晚上约
10：00上床，12：00才能入睡，凌晨2：00~3：00醒，后不能再次入睡。
不失眠时夜间也只能睡眠3~4小时，经常性情绪低落，喜悲伤欲哭。

**既往史：** 既往体健。

**刻下症：** 反复失眠，每2~3天失眠1次，彻夜难眠，遇事脾气急，全身乏
力，情绪低落，喜悲伤欲哭，纳可，二便调。

**查体：** 舌暗红，苔根部薄黄，脉沉。

**方证辨证**

《金匮要略·血痹虚劳病脉证并治第六》说："虚劳虚烦不得眠，酸枣仁
汤主之。"笔者临床体会到酸枣仁汤的方证是失眠，生气后诱发或加重，易疲
劳，情绪不稳定，神经衰弱，乏力，舌有液线，脉弦细或细数。本案患者反复

失眠，每2~3天失眠1次，彻夜难眠，不失眠时夜间也只能睡眠3~4小时，遇事脾气急，全身乏力，符合酸枣仁汤的方证，故辨证为酸枣仁汤证。

《金匮要略·妇人杂病脉证并治第二十二》说："妇人脏躁，喜悲伤欲哭，象如神灵所作，数欠伸，甘麦大枣汤主之。"笔者临床体会到甘麦大枣汤的方证是脏躁（围绝经期），喜悲伤欲哭，容易紧张。本案患者情绪低落，喜悲伤欲哭，符合甘麦大枣汤的方证，故辨证为甘麦大枣汤证。

**诊断：** 失眠　酸枣仁汤证；脏躁　甘麦大枣汤

**治疗：** 方用酸枣仁汤合甘麦大枣汤。

> 川　芎 16g　　知　母 16g　　生甘草 20g　　酸枣仁（先煎）55g，
> 茯　苓 16g　　浮小麦 90g　　大　枣 30g

7剂，水煎服，日1剂，分2次，晚饭前、后半小时温服。

**二诊（2018年12月24日）：** 患者自述服药1周无寸效。笔者认为辨证准确，坚持守方，并加大酸枣仁剂量。

**治疗：** 方用酸枣仁汤合甘麦大枣汤。

> 川　芎 16g　　知　母 16g　　生甘草 20g　　酸枣仁（先煎）65g
> 茯　苓 16g　　浮小麦 90g　　大　枣 30g

14剂，日1剂，水煎服，分2次，晚饭前、后半小时温服。

**三诊（2019年1月7日）：** 患者自述服药2周，疗效甚好，现每天晚上约10：00上床休息，半小时就能入睡，每晚能夜眠6~7小时。

**按语：** 《金匮要略·血痹虚劳病脉证并治第六》说："虚劳虚烦不得眠，酸枣仁汤主之。酸枣仁汤方：酸枣仁二升，甘草一两，知母二两，茯苓二两，川芎二两。上五味，以水八升，煮酸枣仁，得六升，内诸药，煮取三升，分温三服。"原文用"虚劳虚烦不得眠"7个字概括了酸枣仁汤的方证。虚劳型的失眠并伴有心烦（情绪不稳定，脾气急）者，都可以使用此方。

这个医案初诊是服用了7剂药无效，笔者仍然认为辨证准确，方证符合，故依旧坚持守方，考虑到张仲景原方用酸枣仁224g，故加大酸枣仁用量，加到65g，第二次复诊时患者大喜并告知笔者，疗效甚好，现每天约10：00上床休息，半小时就能入睡，每晚能夜眠6~7小时。一方面证实了笔者的思路准确，另一方面又说明了仲景原方酸枣仁汤中的酸枣仁应该重用。

关于守方的问题，近代名医岳美中《岳美中全集·上编》说："至于慢性病的治疗，不但有方，还需要有守。朝寒暮热，忽攻又补，是治杂病所切忌。"但并不是说碰到复诊说服药后无效的都要坚持守方，当患者叙述无效的时候，首先要安抚好患者的情绪，然后再一次认真分析辨证，如果和之前辨证一样，那就坚持守方，但和患者沟通好，告知对方，可能是病程较久，服药时间不够，再服药一周以观后效。还有一种可能就是剂量问题，例如这个医案中酸枣仁加量后，患者明显感觉不同，毕竟当初张仲景是用到了224g的酸枣仁。临床需要的不仅是基本的知识技能，还要有全面周到的考虑和分析。

> 酸枣仁汤的方证是失眠，生气后诱发或加重，易疲劳，情绪不稳定，神经衰弱，乏力，舌有液线，脉弦细或细数。

# 瘙痒良方
## ——治愈反复全身瘙痒3年，加重1个月案

关键点：

桂枝类方；受风则痒；7剂而瘙痒痊愈

张某，女，72岁。初诊日期：2018年1月18日。

**主诉：** 反复全身瘙痒3年，加重1个月。

**现病史：** 患者3年前出现全身瘙痒，反复发作，皮色泛红，一受风则痒，抓挠则痒加重，其间涂抹外用止痒药（具体不详），未见明显效果。

1个月前患者症状加重，平均1周发作2~3次，患者颇为苦恼，就诊于我处。

**刻下症：** 全身瘙痒，受风加重，皮色泛红，无肿痛，不出汗，喜饮热水，纳可，眠一般，大便1日1次，成形，小便可。

**查体：** 体形中等，舌淡红，苔薄白略黄，脉浮。

**方证辨证**

《伤寒论·辨太阳病脉证并治上第五》说："太阳病，得之八九日，如疟状，发热恶寒，热多寒少，其人不呕，清便欲自可，一日二三度发。脉微缓者，为欲愈也；脉微而恶寒者，此阴阳俱虚，不可更发汗、更下、更吐也；

面色反有热色者，未欲解也，以其不能得小汗出，身必痒，宜桂枝麻黄各半汤。"笔者临床体会到桂枝麻黄各半汤的方证是全身或局部瘙痒，无汗，局部或面色红，受风则发作或加重，偏怕冷，脉弦细数。本案患者全身瘙痒，反复发作，皮色泛红，不出汗，一受风则痒，舌淡红，苔薄白略黄，脉浮，符合桂枝麻黄各半汤的方证，故方证辨证为桂枝麻黄各半汤证。

**诊断：** 瘾疹　桂枝麻黄各半汤证。

**治疗：** 方用桂枝麻黄各半汤。

桂　枝 24g　　生白芍 14g　　生　姜 14g　　生甘草 14g

大　枣 12g　　杏　仁 10g　　麻　黄（先煎半小时）10g

7剂，日1剂，分2次，早、晚饭后半小时温服。

**二诊**（2018年1月25日）：患者诉服药后出汗，全身即不再瘙痒，原来受风则痒，现在受风不再发作，诸症告愈。

随访2周未见复发。

**按语：**《伤寒论·辨太阳病脉证并治上第五》说："太阳病，得之八九日，如疟状，发热恶寒，热多寒少，其人不呕，清便欲自可，一日二三度发。脉微缓者，为欲愈也；脉微而恶寒者，此阴阳俱虚，不可更发汗、更下、更吐也；面色反有热色者，未欲解也，以其不能得小汗出，身必痒，宜桂枝麻黄各半汤。桂枝一两十六铢（去皮），芍药、生姜（切）、甘草（炙）、麻黄各一两（去节）大枣四枚（擘），杏仁二十四枚（汤浸，去皮尖及两仁者）。上七味，以水五升，先煮麻黄一二沸，去上沫，内诸药，煮取一升八合，去滓，温服六合。"此中身痒为肌表受邪，皮色则泛红，肺不得宣发肃降，汗液则不得出。

清·黄元御《伤寒说意·卷一·太阳经》说："若脉浮而紧，面热身痒，是阳为阴郁，欲发而未能也。仲景脉法：寸口脉浮而紧，浮则为风。紧则为寒，风则伤卫，寒则伤营，营卫俱伤，骨节烦疼，当发其汗。宜桂枝麻黄各半汤，双泻营卫也。"故此可解为阳为阴郁，阳气欲发而不能，郁于肌表，致身痒；风寒伤卫营，营卫俱伤故肌表蕴闭，致汗不出。《神农本草经·上品·木》说："桂枝，主上气咳逆，结气喉痹，吐吸，利关节，补中益气。"《神农本草经·中品·草》说："麻黄，主中风伤寒头痛温疟，发表，出汗，去邪热气，止咳逆上气，除寒热，破癥坚积聚。"桂枝麻黄各半汤中以桂枝补中益气，通达肌表，以麻黄驱散风邪发汗，两药相辅，得以补营固卫，全方共奏疏风散寒、温通发汗止痒之效。综观本案患者的四诊信息，即为营卫俱伤，符合桂枝麻黄各半汤的方证，故方证辨证为桂枝麻黄各半汤证。

> 桂枝麻黄各半汤的方证是全身或局部瘙痒，无汗，局部或面色红，受风则发作或加重，偏怕冷，脉弦细数。

# 经方叠用治愈快走或跑步时心前区胀痛1年案

**关键点：**

支架术后心前区胀痛；"水盛气者，则息促，主以茯苓杏仁甘草汤，以利其水"；"气盛水者，则痞塞，主以橘皮枳实生姜汤，以开其气"

孙某，女，56岁。初诊日期：2016年10月24日。

**主诉：** 快走或跑步时心前区胀痛1年。

**现病史：** 患者于2015年12月21日在北京某医院查冠脉CTA示前降支狭窄75%，遂行支架置入术，置入1个支架。患者诉支架术后，即觉快走或跑步时，心前区有疼痛，以胀为主，近1年来心前区胀痛反复发作，为求诊治，就诊于我处。

**刻下症：** 快走或跑步时，心前区胀痛，反复发作，每天均有，活动则加重，常伴咽部发紧，后背脊柱上段发胀，气短，喜长出气，纳少，睡眠佳，全身偏怕热，大便干，1日1次，小便调。

**查体：** 体形中等，舌有液线，苔薄黄，脉弦细。

**方证辨证**

《金匮要略·胸痹心痛短气病脉证并治第九》说："胸痹心中痞，留气结在胸，胸满，胁下逆抢心，枳实薤白桂枝汤主之，人参汤亦主之。"笔者临床体会到枳实薤白桂枝汤的方证是胸痛，胸中气塞痞满，胸胁胀满，或自觉有气从胁下向上窜至心胸或咽喉，生气后加重。本案患者快走或跑步时，心前区胀痛，反复发作，每天均有，活动则加重，咽部发紧，后背脊柱上段发胀，符合枳实薤白桂枝汤的方证，故辨为枳实薤白桂枝汤证。

《金匮要略·胸痹心痛短气病脉证治第九》言："胸痹，胸中气塞，短气，茯苓杏仁甘草汤主之，橘枳姜汤亦主之。"笔者临床体会到茯苓杏仁甘草汤的方证是胸闷，短气，胸中气塞，短气重于气塞，小便不利，舌苔白厚。本案中患者后背脊柱上段发胀，气短，喜长出气，符合茯苓杏仁甘草汤的方证，故方证辨证为茯苓杏仁甘草汤证。

**诊断：**胸痹　枳实薤白桂枝汤证　茯苓杏仁甘草汤证。

**治疗：**方用枳实薤白桂枝汤合茯苓杏仁甘草汤。

　　薤　白 40g　　厚　朴 16g　　瓜　蒌 15g　　桂　枝 5g
　　枳　壳 18g　　茯　苓 42g　　杏　仁 18g　　甘　草 14g

7剂，水煎服，日1剂，分3次，早、中、晚饭后半小时服用。

**二诊（2016年10月31日）：**患者已服用6剂药，自诉快走5~6分钟后，心前区胀痛好转20%~30%，大便偏干，成形，1日1次，舌暗红，苔薄黄，脉沉。

**治疗：**守原方继进7剂。

**三诊（2016年11月7日）：**患者自诉胸前区胀痛已愈，并且气短、喜长出气明显好转，原来有一走路即气短，喜长出气，现在无此情况。

随诊2周亦无不适。

**按语：**《金匮要略·胸痹心痛短气病脉证治第九》说："胸痹心中痞，留气结在胸，胸满，胁下逆抢心，枳实薤白桂枝汤主之。枳实薤白桂枝汤方：枳实四枚，厚朴四两，薤白半斤，桂枝一两，瓜蒌实一枚（捣）。上五味，以水五升，先煮枳实、厚朴，取二升，去滓，内诸药，煮数沸，分温三服。"

清·周扬俊《金匮玉函经二注·卷之九》中解此方说："不知证有久暂，病有虚实也。假如气果有滞，上焦痞满，下气亦上逆，不得不于通痹药中加降气消满、调和荣卫之药也。若夫病久而中气大虚，宗气不利，时时满，或从胁下抢心，不用甘温，必不足以益中州之气，不用辛散，且不足以破凝滞之阴。气足而清者自升，浊者自降，将结去而抢消矣，又何痹之有焉。"周氏认为枳实薤白桂枝汤是甘温与辛散同用的方剂，甘温之药使中气足，清升浊降，辛散之药能破凝化滞。

清·魏荔彤《金匮要略方论衍义·胸痹心痛短气病脉证治第九》说："胸痹自是阳微阴盛矣，心中痞气，气结在胸，正胸痹之病状也。再连胁下之气，俱逆而抢心，则痰饮水气俱乘阴寒之邪动而上逆，胸胃之阳气难支拒矣。前方以枳实、厚朴开郁温中，薤白、桂枝升阳益胃，微用瓜蒌实而不用根，以甘代苦，使作先驱，引阳入阴。犹必先后煮治，以融和其气味，俾缓缓荡除其结聚之邪也。又治胸痹之一法也。"此方中瓜蒌功擅宽胸散结，配伍薤白宣通胸阳，散寒化痰，枳实、厚朴下气除满破结，并佐以桂枝通阳散寒，降逆平冲。诸药相配，共奏宽胸理气、通阳化浊之功。笔者临床体会到枳实薤白桂枝汤的方证是胸痛，胸中气塞痞满，胸胁胀满，或自觉有气从胁下向上窜至心胸或咽喉，生气后加重。

《金匮要略·胸痹心痛短气病脉证治第九》说："胸痹，胸中气塞，短气，茯苓杏仁甘草汤主之，橘枳姜汤亦主之。茯苓杏仁甘草汤方：茯苓三两，杏仁五十个，甘草一两。上三味，以水一斗，煮取五升，温服一升，日三服。不差更服。"清·沈明宗《沈注金匮要略·卷九》中说："此痹胸中之气也，邪气阻塞胸膈，肺气不得往来流利，则胸中气塞短气。方用杏仁通调肺气，以茯苓渗导利湿下行，甘草和中，俾邪去则痹开而气不短矣。"此述即解此方用茯苓利湿下行，杏仁、甘草宣肺利气。一般认为，茯苓杏仁甘草汤所主乃胸痹轻者，短气重于气塞，橘枳姜汤所主乃胸痹重者，气塞重于短气。

清·吴谦《医宗金鉴·订正仲景全书·金匮要略》中即如此说："胸痹胸中急痛，胸痹之重者也；胸中气塞，胸痹之轻者……水盛气者，则息促，主以茯苓杏仁甘草汤，以利其水，水利则气顺矣。气盛水者，则痞塞，主以橘皮枳实生姜汤，以开其气，气开则痹通矣。"吴氏认为：茯苓杏仁甘草汤以水盛为主，治疗重在于利水；橘枳姜汤以气盛为主，治疗重在开气。笔者临床体会到茯苓杏仁甘草汤的方证是胸闷，短气，胸中气塞，短气重于气塞，小便不利，舌苔白厚。

> 枳实薤白桂枝汤的方证可以总结为胸痛，胸中气塞痞满，胸胁胀满，或自觉有气从胁下向上窜至心胸或咽喉，生气后加重。
> 茯苓杏仁甘草汤的方证是：胸痹之短气、气塞，短气重于气塞，小便不利，舌苔白厚。

# 妇人漏下验方

## ——经方治愈月经淋漓不尽2年案

**关键点：**

> 胞阻；出血不止；重度贫血

陈某，女，14岁。初诊日期：2017年1月24日。

**主诉：** 反复月经淋漓不尽3年。

**现病史：** 患者3年前自月经初潮后，出现月经经期延长、出血淋漓不尽，于外院查血红蛋白5.8g/L，现为求诊治，就诊于我处。

**刻下症：** 反复阴道出血，淋漓不尽，出血量较大，每天均有50ml以上出血，小腹部无疼痛，又怕冷，又怕热，无口干口苦，纳少，眠可，大便日1次，不成形。

**查体：** 体形肥胖，面色淡白，舌淡苔薄，脉沉细。

**方证辨证**

《金匮要略·妇人妊娠病脉证治第二十》说："师曰：妇人有漏下者，有半产后因续下血都不绝者，有妊娠下血者。假令妊娠腹中痛，为胞阻，胶艾汤主之。"笔者临床体会到胶艾汤的方证为妇人下血，月经淋漓不尽，小腹痛，偏怕冷，面色淡白或萎黄。本案患者每日均有阴道出血，淋漓不尽，小腹部无疼痛，又怕冷，又怕热，无口干口苦，舌淡苔薄，面色淡白，脉沉细，符合胶艾汤的方证，故辨为胶艾汤证。

**诊断：**漏下　胶艾汤证。

**治疗：**方用胶艾汤。

川　芎 30g　　生甘草 18g　　艾　叶 27g　　阿　胶（烊化）18g

当　归 9g　　白　芍 36g　　生地黄 27g

煎服法：14剂，日1剂，用水与20~30ml白酒同煎，分3次，早、中、晚饭后半小时温服。

**二诊（2017年2月11日）：**患者诉此次月经（1月26日—2月11日）淋漓不尽，有大血块，全身乏力。

**治疗：**守原方。

**三诊（2017年2月25日）：**患者诉其间有两个半天出血量减少，其余如常。全身怕冷，纳少，眠少，舌淡红，苔薄白，脉沉细。出血量有减少，效不更方。

**四诊（2017年3月12日）：**患者诉出血量减少约1/3，舌淡，苔薄白，有气短，喜长出气，头晕，全身怕冷。守原方。

**五诊（2017年3月29日）：**患者诉自3月15日开始不再出血，复查血红蛋白为73g/L。患者父母十分满意！

**按语：**《金匮要略·妇人妊娠病脉证治第二十》说："师曰：妇人有漏下者，有半产后因续下血都不绝者，有妊娠下血者。假令妊娠腹中痛，为胞阻，胶艾汤主之。芎归胶艾汤方：芎藭、阿胶、甘草各二两，艾叶、当归各三两，芍药四两，干地黄四两。上七味，以水五升，清酒三升，合煮，取三升，去滓，内胶，令消尽，温服一升，日三服，不差更作。"可见，此方为妇人下血，月经淋漓不尽而设。

清·黄元御《金匮悬解·卷二十·妇人》说："非经期而下血，如器漏水滴，谓之漏下。土弱木郁，不能养胎，则胎落而半产。半产后，肝脾遏陷，阳败而不能温升，因续下血不止。肝脾阳衰，胎成气滞，木郁血陷，故妊娠下血，如宿癥漏下之类。假令妊娠，腹中疼痛而下血，此为胞气阻碍，经血不得上行而下也。胞阻之病，因木郁风动，经脉寒涩而成。"月经，如月盈亏，如潮有信，凡非正常经期而下血不止者谓之漏下。凡漏下、小产后下血不止、妊娠出血，与胶艾汤者，其病机总属坤土失于堤防，肝脾阳衰，经脉寒凝，血停而瘀，瘀血停滞，阻塞脉道，迫血离经，遂成下血诸症。

清·黄元御在《长沙药解·卷二》中阐释胶艾汤方："胶、地、归、芍，养血而清风燥，甘草补中而缓迫急，芎疏木而达遏郁，艾叶暖血而回陷漏也。"关于阿胶，清·周岩《本草思辨录·卷四》说："阿胶为补血圣药，不论何经，悉其所任。味浓为阴，阿胶之味最浓，用必以补，不宜补者勿用。白头翁汤加阿胶，则曰下利虚极。内补当归汤，则曰去血过多加阿胶。仲圣、孙真人皆有明训。"方取阿胶止血之用，又下血日久，血虚生燥，阿胶为血肉有情之品，与生地、当归、白芍共用以养血润燥。艾叶温经散寒，暖补血海。川芎疏风木而解郁，甘草补坤土而固堤。笔者临床体会到胶艾汤的方证为：妇人下血，月经淋漓不尽，小腹痛，偏怕冷，面色淡白或萎黄。

> 胶艾汤的方证为妇人下血，月经淋漓不尽，小腹痛，偏怕冷，面色淡白或萎黄。

# 炙甘草汤治愈心悸半个月案

关键点：

阿胶与黄明胶；下血；阿胶或黄明胶可能会导致月经量少或闭经

孙某，女，44岁。初诊日期：2019年11月8日。

**主诉：**反复心悸半个月余。

**现病史：**患者半个月前出现心悸，心中堵闷感，每天均发作，多于上午8：00—9：00发作，每次心悸持续数秒，间断反复出现持续约1小时，活动及户外则无心慌。

**刻下症：**反复心悸，身上怕冷，疲乏易困，口干，眠安，大便偏稀，小便调。

**查体：**体形中等，舌淡，苔薄白，脉弦细。

**方证辨证**

《伤寒论·辨太阳病脉证并治下第七》说："伤寒脉结代，心动悸，炙甘草汤主之。"笔者临床体会到炙甘草汤的方证是心悸亢进，精神萎靡，体质虚弱（多偏瘦），口干，皮肤枯燥，大便干燥。本案患者心悸，疲乏易困，口干，符合炙甘草汤的方证，故辨证为炙甘草汤证。

**诊断：**心悸　炙甘草汤证。

**治疗：**方用炙甘草汤。

生甘草 16g　　生　地 64g　　麦　冬 32g　　火麻仁 5g

大　枣 35g　　党　参 8g　　桂　枝 12g　　阿胶珠 8g

7剂，日1剂，水煎服，煎药室代煎，1剂出3袋汤药，每袋汤药加10ml白酒一同重新煮沸，早、中、晚饭后半小时服药。

**二诊（12月16日）**：服药3天后心悸好转约80%，仅平卧时仍感轻微心悸，容易疲乏，患者诉月经量较前明显减少，至少减少约1/6，大便1日2次，大便成形，夜尿0次。

**治疗：**方用炙甘草汤。

生甘草 16g　　生　地 64g　　麦　冬 32g　　火麻仁 8g

大　枣 35g　　党　参 8g　　桂　枝 10g　　生　姜 16g

肉　桂 2g　　黄明胶 10g（自备）

14剂，煎药法同前。

患者述近2周未发作心慌。

随访2周未见复发。

**按语：**《伤寒论·辨太阳病脉证并治下第七》说："伤寒脉结代，心动悸，炙甘草汤主之。甘草四两（炙）生姜三两（切），人参二两，生地黄一斤，桂枝三两（去皮），阿胶二两。麦门冬半升（去心）麻仁半升，大枣三十枚（擘）。上九味，以清酒七升，水八升，先煮八味，取三升，去滓，内胶，烊消尽，温服一升，日三服。一名复脉汤。"

阿胶首载于《神农本草经·卷二》，别名傅致胶，其中描述"味甘，平。主心腹内崩，劳极洒洒如疟状，腰腹痛，四肢酸痛，女子下血。安胎。久服轻身益气。"古代制作阿胶，皆取动物生皮水浸洗刮干净，煮烂，过滤后熬制成胶，放置盆内待其凝固。凡皮类均能补脾，脾为后天之本，又主统血，故阿胶具有上补心血，下止崩堕，治疗虚劳羸瘦，少腹腰部疼痛不适，四肢酸痛，崩中漏下、胎漏、胎动不安等妇女下血，具有安胎、益气的作用。

宋·唐慎微《证类本草·第十六卷》中记载："陈藏器云：诸胶皆能疗风止泻补虚，而驴皮胶主风为最。又今时方家用黄明胶，多是牛皮，《本经》阿胶，亦用牛皮，是二皮亦通用。"宋代医家所使用阿胶多以牛皮制作的黄明胶为主，而在《神农本草经》所记载的阿胶亦以牛皮制作。黄明胶与驴皮胶功效相似，同有祛风止泻补虚的作用。但因驴肉本有止风狂的作用，以驴皮制胶其祛风作用更强，加上肝为风木之脏而藏血，因而驴皮胶以其风性偏入肝而调血。

明·李时珍《本草纲目·兽部·第五十卷》指出，阿胶原料以牸牛、水牛、驴皮者为上品，并以原材料区分，将其分为以驴皮熬制而成的阿胶和以牛皮熬制而成的黄明胶，分别论述其功能。其中记载阿胶具有"和血滋阴，除风润燥，化痰清肺利小便，调大便"的作用，通过其和血滋阴以养肝，行其藏血功能，以治疗吐血衄血，血淋尿血，崩中带下等出血症状。滋阴补血，使肝血充足，冲任脉盛，胞宫得以充盈，以治疗因血虚血枯所致的经水不调、无子、胎前产后等疾病。血脉充盛亦能濡养筋脉，滋阴息风，治疗因血虚生风所致的骨节疼痛、抽搐等。阿胶还具有化痰清肺之效，能治疗肺痿咳唾，咳嗽喘急。

而黄明胶则记载具有"活血止痛，润燥，利大小肠"的功效，在同样滋阴润燥的基础上，更兼有活血的作用，以祛瘀化浊，治疗阴血不足，内有瘀血，虚实夹杂的吐血衄血，或妇女胎动下血等。通则不痛，因其活血祛瘀，通利血脉，使其更有止痛的功效，善于治疗因风湿流注痹阻筋脉者，或因跌仆闪挫，损伤气血，瘀血内阻等。因黄明胶善于补虚祛瘀，与阿胶相比其托脓外出、消肿止痛、护膜生肌作用更胜一筹，因此在外科上多用于痈肿初发。

由此可见，阿胶与黄明胶同有滋阴补虚、祛风润燥功效，均能治疗各类血证及妇人下血。但在应用上两者有所差异：阿胶偏以和血滋阴，以治疗肝藏血失职，或血虚血亏等虚证为主；而黄明胶除了治疗阴血不足，还兼活血祛瘀，以治疗虚实夹杂的证候为主。

根据相关古籍记载及笔者临床验证，阿胶与黄明胶在临床上可以通用，例如炙甘草汤中既可以用阿胶（驴皮制作），也可以用黄明胶（牛皮制作），二者均有效！另外，服用阿胶或黄明胶后可能会导致患者月经量少或者女子闭经！本案患者服药后发现月经量明显减少，可能与服用阿胶有关。

> 笔者临床体会到炙甘草汤的方证是心悸亢进，精神萎靡，体质虚弱（多偏瘦），口干，皮肤枯燥，大便干燥。

# 瓜蒌薤白半夏汤治愈反复胸闷、
# 后背发紧发沉10年，加重6个月案

**关键点：**

瓜蒌薤白半夏汤；胸闷；"服药1/3剂后，即知（有效）"

何某，女，45岁。初诊日期：2016年12月19日。

**主诉：**胸闷、后背发紧发沉10年，加重6个月。

**现病史：**患者10年前出现胸闷、憋气症状，后背发紧发沉，每天均发作。1年前，患者因冠状动脉重度狭窄行介入治疗。

6个月前，患者后背发紧发沉症状加重，偶伴有疼痛，前胸憋闷加重，每天均发作，经常持续一整天。患者颇为苦恼，遂就诊于我处。

**刻下症：**胸闷、憋气反复发作，喜长出气，后背心疼痛，发紧发沉。左后背时有发热，全身既怕热又怕冷。晨起口干且口苦，纳少，眠差。大便成形，1日1次，夜尿1~2次。

**查体：**舌淡，苔薄黄，脉沉细。

**辅助检查：**CT检查示冠状动脉支架术后，前降支支架内壁欠光滑，考虑再狭窄可能。

**方证辨证**

《金匮要略·胸痹心痛短气病脉证治第九》说："胸痹不得卧，心痛彻背者，瓜蒌薤白半夏汤主之。"笔者临床体会到瓜蒌薤白半夏汤的方证是胸痹之胸闷，或胸部疼痛，左后背痛，苔腻。本案患者胸闷、憋气反复发作，后背心疼痛，发紧发沉，故符合瓜蒌薤白半夏汤的方证。

**中医诊断：** 胸痹　瓜蒌薤白半夏汤证。

**西医诊断：** 冠状动脉粥样硬化性心脏病　不稳定型心绞痛。

**治疗：** 方用瓜蒌薤白半夏汤。

　　　　瓜　蒌 20g　　薤　白 35g　　清半夏 12g

5剂，每次加白酒20~30ml与水同煎，日1剂，分3次，早、中、晚饭后半小时温服。

**二诊（2016年12月23日）：** 患者诉"药很神"，服药1/3剂后，后背心疼痛症状即愈。又诉前一日上半天班也没诱发胸闷和憋气的症状。全身怕冷现象也好转，现左肩仅有轻度发热。

继续服用3剂，胸闷、后背发紧发沉、怕冷等症状均告愈。

**按语：** 清·高学山《高注金匮要略·胸痹心痛短气病脉证治第九》说："浊气从胸之心后而贯痹，故痛如在心，又从痹之络脉而贯背，故知以盛凌衰，为胃中之邪过实也。"笔者理解到由于胃中浊气过实上侵，阻于胸中而痹，故胸闷。胸闷时久，经由痹之络脉而引背痛。故出现本案患者胸闷，后背发紧发沉的症状。清·尤在泾《金匮要略心典·卷中》说："胸痹不得卧，是肺气上而不下也，心痛彻背，是心气塞而不和也，其痹为尤甚矣。所以然者，有痰饮以为之援也，故于胸痹药中，加半夏以逐痰饮。"笔者对于此解释更为赞同，相比胃中浊气上逆，肺气上而不下的解释更为合理，因为此类患者往往有短气的症状。然而两位医家对于心痛彻背的解释，邪走络脉而引起背部疼痛的观点，笔者认为更为合理。正如临床中也常遇此类患者背部发紧发沉，均可解释为邪走络脉贯背引起。

日·森立之重辑的《神农本草经·卷中》说"栝蒌，一名地楼，味苦寒，生川谷，治消渴，身热烦满，大热，补虚安中，续绝伤""半夏，一名地文，一名水玉，味辛平，生川谷，治伤寒寒热心下坚，下气，喉咽肿痛，头眩胸胀，咳逆肠鸣，止汗"。由此可以看出瓜蒌一药补虚安中的效果。针对此类素体本虚的胸痹患者，疗效更显著。半夏一药，有下气散结之功。唐·苏敬《新修本草·菜部·卷第十八》说："薤有赤、白二种，白者补而美，赤者主金创及风。"笔者认为瓜蒌薤白半夏汤中用薤白一药，而不用其赤色种类，正是运用其补虚之功效与瓜蒌交相呼应。故瓜蒌薤白半夏汤中，瓜蒌与薤白行补虚安中之效，半夏行下气散结之效，全方攻防兼备，功效显著。

笔者临床体会到瓜蒌薤白半夏汤的主要方证是胸痹之胸闷，或胸部疼痛，左后背痛，苔腻。

# 小柴胡汤合活络效灵丹治愈双脸颊反复发红，
# 后背固定点疼痛2年案

**关键点：**

经方与时方接轨；乳香、没药乃止痛良药！

张某，女，41岁。**初诊日期：**2017年2月3日。

**主诉：**双脸颊反复发红，后背固定点疼痛2年。

**现病史：**患者诉每天上午10：00—12：00双脸颊发红，症状2年间反复出现，与劳累有关；后背有一固定疼痛点，隐隐作痛持续2~3年，患者甚苦于此，遂来我处就诊。

**刻下症：**双脸颊发红，后背有固定疼痛点，右胁下隐隐作痛，大便1日1次，不干不稀，腰酸腰冷，又怕冷，又怕热，多梦，夜尿1次。

**查体：**面色红，舌暗红，有裂纹，苔薄黄，脉弦。

**方证辨证**

《伤寒论·辨太阳病脉证并治中第六》说："伤寒五六日中风，往来寒热，胸胁苦满、嘿嘿不欲饮食、心烦喜呕，或胸中烦而不呕，或渴，或腹中痛，或胁下痞硬，或心下悸，小便不利，或不渴，身有微热，或咳者，小柴胡汤主之。"笔者临床体会到小柴胡汤的方证是口苦，咽干，目眩，往来寒热，胸胁苦满，嘿嘿不欲饮食，心烦喜呕，脉弦。

本案患者右胁下隐隐作痛，又怕冷，又怕热，脉弦，符合小柴胡汤的方证。《医学衷中参西录·医方（二十八）·治气血郁滞肢体疼痛方》说："治气血凝滞，疬癖癥瘕，心腹疼痛，腿疼臂疼，内外疮疡，一切脏腑积聚，经络湮淤。"笔者临床体会到活络效灵丹的方证是疼痛点固定不移，舌暗、舌有瘀斑或舌下络脉纤曲。本案患者后背有一固定疼痛点，舌暗红，有裂纹，苔薄黄，符合活络效灵丹的方证，故方证辨为小柴胡汤证合活络效灵丹证。

**诊断：**痹证　小柴胡汤证合活络效灵丹证。

**治疗：**方用小柴胡汤合活络效灵丹。

| 柴　胡 24g | 清半夏 9g | 党　参 9g | 炙甘草 9g |
| 黄　芩 9g | 生　姜 9g | 大　枣 9g | 当　归 15g |
| 丹　参 15g | 乳　香 9g | 没　药 9g | |

7剂，水煎服，日1剂，早、中、晚饭后半小时温服。

**二诊（2017年2月10日）：**患者诉服药2剂后，后背固定疼痛即愈，原来双肩发紧，2剂即愈，腰酸、腰冷2剂即愈，近4~5天两脸颊无红，右胁下隐隐作痛较之前好转，大便1日1次，不干不稀，舌淡红，苔薄黄。

**治疗：**原方改乳香为10g，没药为10g。

| 柴　胡 24g | 清半夏 9g | 党　参 9g | 炙甘草 9g |
| 黄　芩 9g | 生　姜 9g | 大　枣 9g | 当　归 15g |
| 丹　参 15g | 乳　香 10g | 没　药 10g | |

7剂，水煎服，日1剂，早、中、晚饭后半小时温服。

服药7剂后，患者诉近1周已无疼痛感，诸症痊愈。

随访1周，病情无复发。

**按语：**《伤寒论·辨太阳病脉证并治中第六》说："伤寒五六日中风，往来寒热，胸胁苦满，嘿嘿不欲饮食，心烦喜呕，或胸中烦而不呕，或渴，或腹中痛，或胁下痞硬，或心下悸，小便不利，或不渴，身有微热，或咳者，小柴胡汤主之。方四十八。柴胡半斤，黄芩三两，人参三两，半夏半升（洗），甘草（炙）、生姜各三两（切），大枣十二枚（擘）。上七味，以水一斗二升，煮取六升，去滓，再煎取三升，温服一升，日三服。"清·尤在泾《伤寒贯珠集》说："而少阳之病，但见有往来寒热，胸胁苦满之证，便当以小柴胡和解表里为主。所谓伤寒中风，有柴胡证，但见一证便是，不必悉具是也。"尤氏认为，小柴胡汤的主要方证是往来寒热，胸胁苦满。故只要具有主要方证就应该使用小柴胡汤和解表里。

清·陈修园《伤寒论浅注·卷一·辨太阳病脉证篇》说："五脏之气由胸而出，亦司于太阳。今太阳之气逆于胸而不能外出，虽不干动在内有形之脏真，而亦干动在外无形之脏气，现出各脏之症。非得少阳枢转之力，不能使干犯之邪向外而解，必与以小柴胡汤助枢以主之。"陈氏认为病邪首犯太阳，太阳之气不能正常运行，虽然对五脏本身没有任何影响，却影响了五脏的气机，所以会出现各个脏器所主的症状，少阳为枢纽，必须依靠少阳对气机的转枢才可以驱邪外出，所以运用小柴胡汤以增强枢纽的力量帮助气机的运行，从而向外解邪。

清·熊寿试《伤寒论集注·卷三·少阳经》说："寒热往来、胸胁苦满，是无形之表；心烦喜呕、默默不欲饮食，是无形之里。其或胸中烦而不呕，或渴，或腹中痛，或胁下痞硬，或心下悸、小便不利，或咳者，此七证皆偏于里，惟微热为在表，亦属无形，只胁下痞硬为有形。皆风寒通证，总是气分为病，非有实热可据，故皆从半表半里之治法。"熊氏认为，依据症状的不同可以区分病位，其中或然证中的七种都偏于里病，只有微热是表病；七种都是无形，只有胁下痞硬是有形实邪。共同点是邪在气分，无明显里热，所以应该从半表半里治疗。

《医学衷中参西录·医方（二十八）·治气血郁滞肢体疼痛方》说："治气血凝滞，疲癖癥瘕，心腹疼痛，腿疼臂疼，内外疮疡，一切脏腑积聚，经络湮淤。当归五钱，丹参五钱，生明乳香五钱，生明没药五钱。上药四味作汤服。若为散，一剂分作四次服，温酒送下。"明·李时珍《本草纲目·卷四·百病主治药下》说："当归治客血内塞，丹参治冷热劳，风邪留热，乳香补肾活血，定诸经之痛，没药逐经络滞血，定痛。"李氏认为当归通血中闭塞，丹参清热，乳香活血定痛，没药活血逐瘀定痛。

综上所述，本案患者右胁下隐隐作痛，又怕冷，又怕热，脉弦，符合小柴胡汤的方证，投之以和解少阳之剂。本案患者后背有一固定疼痛点，舌暗红，有裂纹，苔薄黄，符合活络效灵丹的方证，用之以行气活血，逐瘀定痛。

> 小柴胡汤的方证是口苦，咽干，目眩，往来寒热，胸胁苦满，嘿嘿不欲饮食，心烦喜呕，脉弦。
>
> 活络效灵丹的方证是疼痛点固定不移，舌暗、舌有瘀斑或舌下络脉迂曲。

# "交关变化神明不测之妙，全在一鸡子黄"
## ——经方治愈彻夜不眠半个月案

**关键点：**

3剂即愈；失眠经方治验

杨某，男，62岁。初诊日期：2017年1月7日。

**主诉：**反复心烦、失眠半个月。

**现病史：**患者半个月前因感冒和财务问题，出现入睡困难，自觉压力大、心里烦，每晚约10：00上床，几乎无法入睡，彻夜不眠。偶尔能睡眠1~2小时，夜间梦连连。

**刻下症：**心烦、入睡困难、多梦，几乎彻夜不眠。偏怕热，无口干口苦，白天精神萎靡，大便1日1次，有时偏干，夜尿1次。

**查体：**双颊泛红，体形偏胖，舌暗红，苔黄厚腻，脉沉细。

### 方证辨证

《伤寒论·辨少阴病脉证并治第十一》说："少阴病，得之二三日以上，心中烦，不得卧，黄连阿胶汤主之。"笔者临床体会到黄连阿胶汤的方证为失眠，精神萎靡，心中烦，舌红少苔，脉细数。本案患者因财务压力心烦，难眠，几乎无法入睡，多梦，白天精神萎靡，怕热，舌暗红苔黄厚腻，脉沉细，符合黄连阿胶汤方证，辨为黄连阿胶汤证。

**诊断**：失眠　黄连阿胶汤证。

**治疗**：方用黄连阿胶汤。

黄　连 20g　　阿胶珠 15g　　黄　芩 10g　　白　芍 10g

3剂，水煎服，上四味煎汤成去滓，放温后，入生鸡蛋黄2枚搅匀，晚饭前半小时、晚饭后1小时温服。

患者诉服药2~3天后心中烦已愈，彻夜不眠已基本痊愈。入睡困难已明显好转，每晚约10：00上床，12：00入睡，能睡约5小时，仍多梦，舌暗红，苔中根部黄厚腻，脉沉细。患者诉汤药不苦、不难喝。

嘱患者继服黄连阿胶汤14剂，煎法同前，以巩固疗效。

**按语**：《伤寒论·辨少阴病脉证并治第十一》说："少阴病，得之二三日以上，心中烦，不得卧，黄连阿胶汤主之。黄连四两，黄芩二两，芍药二两，鸡子黄二枚，阿胶三两。上五味，以水六升，先煮三物，取二升，去滓，内胶烊尽，小冷，内鸡子黄，搅令相得，温服七合，日三服。"少阴证为真元耗伤，可伤真阳，亦可伤真阴。若真阴受损，阴伤阳亢，则心中烦而少寐。清·陈修园《伤寒论浅注·辨少阴病脉证篇》说："下焦水阴之气，不能上交于君火，故心中烦，上焦君火之气，不能下入于水阴，故不得卧，宜壮水之主以制阳光，以黄连阿胶汤主之。"少阴肾为一身阴阳根本，病邪入里化热，煎熬真阴，肾水为亏，不能上济于心火，则心中烦；阳入于阴则寐，今心火亢盛不能下潜于肾，水火不能既济，阴阳不得交泰，则夜不能寐，治当清解上焦君火，下滋少阴肾水，使阴阳调和则愈。

清·徐大椿《医略六书·伤寒约编·六经病解》说："芩连以直折心火，佐芍药亦收敛神明，非得气血之属交合心肾，苦寒之味，安能使水升火降，阴火终不归则少阴之热不除。"清火可赖芩、连，滋水可赖芍、胶，若要交通心肾，非鸡子黄滋补肺肾，安定中焦，沟通上下不可。清·吴鞠通《温病条辨·卷三·下焦篇》说："其交关变化神明不测之妙，全在一鸡子黄……盖鸡子黄……其气焦臭，故上补心；其味甘咸，故下补肾……镇定中焦，通彻上下……然不知人身阴阳相抱之义，未必能识仲景用鸡子黄之妙。"鸡子黄能够起到沟通心肾阴阳的作用。不寐的症结在于心肾阴阳不能互纳，若不用鸡子黄，心火虽清，肾水虽滋，但阴阳不得沟通，失眠的病症仍不能缓解。笔者临床实践发现，以黄连阿胶汤治疗心烦不寐之证，按仲景原意，小冷后加生鸡子黄二枚搅令相得，则不出3剂即能好转或痊愈；若未加鸡子黄，则毫无效用，若仅加一枚，则效果常锐减。

本案中患者症见心烦，难眠，几乎无法入睡，多梦，白天精神萎靡，怕热，舌红苔黄厚腻，脉沉细，符合黄连阿胶汤的方证，辨为黄连阿胶汤证，故方用黄连阿胶汤以上清君火，下滋肾水，交通心肾。

> 笔者临床体会到黄连阿胶汤的方证为失眠，精神萎靡，心中烦，舌红少苔，脉细数。

# 红蓝花酒治愈阵发性全身不定处刺痛1年，
## 加重半年案

**关键点：**

> 冷僻经方；"红蓝花，即红花也"

杜某，女，55岁。**初诊日期：**2016年12月26日。

**主诉：**阵发性全身烘热刺痛1年，加重半年。

**现病史：**患者1年前出现阵发性全身不定处刺痛，伴烘热，每日发作十几次，每次持续数秒钟。半年前症状加重，为求诊治，就诊于我处。

**刻下症：**阵发性全身刺痛，伴烘热，以头部两侧及腹部为甚。晨起口苦，咽中发紧，咽痛，无痰。入睡困难，纳可，大便日1行，夜尿3~4次。

**查体：**舌淡红，苔中间薄黄，有裂纹，脉沉细。

**方证辨证**

《金匮要略·妇人杂病脉证并治第二十二》说："妇人六十二种风，及腹中血气刺痛，红蓝花酒主之。"笔者临床体会到红蓝花酒的方证为妇人月经后或产后腹痛，或全身不定处刺痛。本案患者全身无定处刺痛，以头部两侧及腹部为甚，舌淡红，苔中间薄黄，脉沉细，符合红蓝花酒方证，故辨证为红蓝花酒证。

**诊断：**身痛 红蓝花酒证。

**治疗：**方用红蓝花酒。

红 花 30g 白 酒 30ml

10剂，日1剂，水煎服，分早、晚2次饭后半小时温服。

患者服用10剂后，全身刺痛好转约40%，每日发作次数减少，上方红花每剂加至50g，煎煮方法同前。

继服14剂，患者刺痛痊愈。

患者诉药味不苦略酸，有淡淡酒味。

**按语：**《金匮要略·妇人杂病脉证并治第二十二》说："妇人六十二种风，及腹中血气刺痛，红蓝花酒主之。红蓝花酒方：红蓝花一两。上一味，以酒一大升，煎减半，顿服一半。未止再服。"风气侵袭，与血相搏，则为血气刺痛。红蓝花辛温，擅行瘀血，白酒甘辛大热，能行药势，以方测证，二者辛温行血，能解刺痛。妇人有经产之虞，腹中气血虚弱，最易受邪，得刺痛之证，以此方能解，倘若邪在他处，此方亦能解。

清·周扬俊补注的《金匮玉函经二注·卷之二十二·妇人杂病脉证并治第二十二》说："若风邪与血凝搏，或不输血海，以阻其月事，或不流转经络，以闭其荣卫，或内触脏腑，以违其和。因随取止，遂有不一之病，所以治之，唯有破血通经，用红花酒，则血开气行，而风亦散矣。"风邪与血搏结，可阻于血海，可阻于经络，可阻于脏腑，此为血气刺痛，人身处处可有，以行血之药即止痛，不须祛风，是为血行风自灭。明·李时珍《本草纲目·草部·第十五卷·草之四》说："红蓝花即红花也……辛温无毒……活血润燥，止痛散肿，通经。"陶弘景《名医别录》说："酒，味苦，甘辛，大热，有毒。主行药势，杀邪恶气。"二者是辛温、辛热之品，红花能行血散结，白酒载之通行人体各处，能散寒邪、通血气、祛风邪，刺痛即除。笔者临床常用高度白酒（如二锅头之类），每剂用20~30ml与红花同煮，煎煮中乙醇成分已挥发，起到行药势的作用，患者诉仅有淡淡酒味，平素不能饮酒的人服用此方亦无大碍。

笔者临床体会到红蓝花酒的方证为妇人月经后或产后腹痛，或全身不定处刺痛。本案中患者症见阵发性全身刺痛，伴烘热，以头部两侧及腹部为甚，舌淡红，苔中间薄黄，有裂纹，脉沉细，符合红蓝花酒的方证，辨为红蓝花酒证，故方用红蓝花酒以活血温经止痛。

笔者临床体会到红蓝花酒的方证为妇人月经后或产后腹痛，或全身不定处刺痛。

# 桂枝茯苓丸治愈双足踝部以下红紫肿，伴随双下肢皮肤干1年案

**关键点：**

桂枝茯苓丸方证（皮屑多）；全身皮肤白屑量多，胜似袋中面粉，击之则粉尘漫天

马某，女，70岁。初诊日期：2017年1月6日。

**主诉：**双足踝部以下红紫肿，伴随双下肢皮肤干1年。

**现病史：**患者1年前出现双足踝部以下红紫，稍肿，伴随双下肢皮肤干，患处有向上蔓延之势，兼见足跟部皮厚异常。近1年来此病反复发作，未见丝毫好转迹象，反有加重之势，患者苦于此，遂诊于我处。

**刻下症：**双足踝部以下皮肤红紫肿，双下肢皮肤干，足跟部皮厚异常，又怕冷，又怕热，无口干，无口苦，双眼视物模糊，右耳全聋，左耳有约1/2听力，大便1日1次，成形，夜尿0次。

**查体：**舌暗红，苔薄黄，脉沉细。

**方证辨证**

《伤寒论·辨太阳病脉证并治中第六》说："伤寒五六日中风，往来寒热，胸胁苦满，嘿嘿不欲饮食，心烦喜呕，或胸中烦而不呕，或渴，或腹中痛，或胁下痞硬，或心下悸，小便不利，或不渴，身有微热，或咳者，小柴胡

汤主之。"笔者临床体会到小柴胡汤的方证是口苦，咽干，目眩，往来寒热，胸胁苦满，嘿嘿不欲饮食，心烦喜呕，脉弦。本案患者症见又怕冷，又怕热，双眼视物模糊，右耳全聋，左耳有1/2听力，符合小柴胡汤的方证，笔者考虑患者为少阳病在前，可先从少阳入手，以探路一二，故方证辨证为小柴胡汤证。

**诊断：**少阳病　小柴胡汤证。

**治疗：**方用小柴胡汤。

柴　胡 24g　　黄　芩 9g　　清半夏 9g　　党　参 9g
炙甘草 9g　　生　姜 9g　　大　枣 9g

7剂，水煎服，日1剂，去滓再煎，分2次，早、晚饭后半小时温服。

**二诊：**患者诉诸症未见明显改善，脚以上偏怕冷，笔者细查患处，见双下肢皮屑多，详问患者，其言全身皮肤白屑量多，胜似袋中面粉，击之则粉尘漫天，自身衣物须单独泡洗，所睡之床亦附着厚厚白屑。

**方证辨证**

《金匮要略·妇人妊娠病脉证并治第二十》中说："妇人宿有癥病，经断未及三月，而得漏下不止，胎动在脐上者，为癥痼害。妊娠六月动者，前三月经水利时，胎也。下血者，后断三月衃也。所以血不止者，其癥不去故也，当下其癥，桂枝茯苓丸主之。"笔者临床体会到桂枝茯苓丸的方证为：妇人癥病，或见舌暗、有瘀斑而患有冠状动脉重度狭窄的冠状动脉粥样硬化性心脏病或心力衰竭，或皮肤病兼见瘀血而皮屑多、皮肤干。本案患者双足踝部以下皮肤红紫肿，双下肢皮肤干，足跟部皮厚异常，身上皮屑多，大便1日1次，正常，夜尿0次，舌暗红，苔薄黄，脉沉细。笔者思索再三，想到患处红紫，身上皮屑多，尤其伴有静脉瓣功能不全，认为尤合桂枝茯苓丸的方证，故方证辨证为桂枝茯苓丸证。

**辅助检查：** 双下肢静脉瓣功能不全。

**诊断：** 少阳病 小柴胡汤证；脉痹 桂枝茯苓丸证。

**治疗：** 方用小柴胡汤合桂枝茯苓丸。

| 柴　胡 24g | 黄　芩 9g | 清半夏 9g | 党　参 9g |
| 炙甘草 9g | 生　姜 9g | 大　枣 9g | 桂　枝 15g |
| 茯　苓 15g | 白　芍 15g | 丹　皮 15g | 桃　仁 15g |

7剂，水煎服，日1剂，分2次，早、晚温服。

**三诊：** 患者诉服药后皮屑减少，诸症改善，续进14剂。

**四诊：** 患者诉服用第2个7剂开始症状明显改善，双足踝部皮肤已红润，皮屑基本正常，足根部皮肤已变薄。

**按语：** 《伤寒论·辨太阳病脉证并治中第六》中说："伤寒五六日中风，往来寒热，胸胁苦满，嘿嘿不欲饮食，心烦喜呕，或胸中烦而不呕，或渴，或腹中痛，或胁下痞硬，或心下悸，小便不利，或不渴，身有微热，或咳者，小柴胡汤主之。柴胡半斤，黄芩三两，人参三两，半夏（洗）半升，甘草（炙）、生姜（切）各三两，大枣（擘）十二枚。上七味，以水一斗二升，煮取六升，去滓，再煎取三升，温服一升，日三服。若胸中烦而不呕者，去半夏、人参，加栝蒌实一枚；若渴，去半夏，加人参，合前成四两半，栝蒌根四两；若腹中痛者，去黄芩，加芍药三两；若胁下痞硬，去大枣，加牡蛎四两；若心下悸，小便不利者，去黄芩，加茯苓四两；若不渴，外有微热者，去人参，加桂枝三两，温覆微汗愈；若咳者，去人参、大枣、生姜，加五味子半升，干姜二两。

清·费伯雄《医方论·卷二·和解之剂》说："盖和者，和其里也；解者，解其表也……用人参以固本，又用甘草、姜、枣以助脾胃，又用黄芩以清

桂枝茯苓丸治愈双足踝部以下红紫肿，伴随双下肢皮肤干1年案

里热……而又用柴胡以专散少阳之邪，用半夏消痰行气以化逆……"费氏认为小柴胡汤和解表里，参、草、姜、枣固本补中，黄芩、柴胡、半夏解表里之邪。

北宋·沈括《苏沈良方·卷第三·小柴胡汤》说："一者，身热，心中逆，或呕吐者可服……二者，寒者，寒热往来者可服；三者，发潮热可服；四者，心烦，胁下满，或渴，或不渴，皆可服；五者，伤寒已瘥后，更发热者可服。此五证，但有一证，更勿疑，便可服，服之必瘥。若有三两证以上，更得当也。"可见，往来寒热诸症为小柴胡汤之方证。笔者临床体会到小柴胡汤的方证是口苦，咽干，目眩，往来寒热，胸胁苦满，嘿嘿不欲饮食，心烦喜呕，脉弦。综观本案中患者的四诊信息，符合小柴胡汤的方证，故初投之以和解少阳。

《金匮要略·妇人妊娠病脉证并治第二十》说："妇人宿有癥病，经断未及三月，而得漏下不止，胎动在脐上者，为癥痼害。妊娠六月动者，前三月经水利时，胎也。下血者，后断三月衃也。所以血不止者，其癥不去故也，当下其癥，桂枝茯苓丸主之。桂枝茯苓丸方：桂枝、茯苓、牡丹（去心）、桃仁（去皮尖，熬）、芍药各等分。上五味，末之，炼蜜和丸，如兔屎大，每日食前服一丸，不知，加至三丸。"

清·吴仪洛《成方切用·卷十下·胎产门》说："桂枝芍药，一阳一阴，茯苓丹皮，一气一血，调其寒温，扶其正气。桃仁以之破恶血，消癥癖……桂能化气而消本寒……苓渗湿气，丹清血热。芍药敛肝血而扶脾，使能统血，则养正即所以去邪耳。然消癥方甚多，一举而两得，莫有若此方之巧矣。每服甚少而频，更巧。要知癥不碍胎，其结原微，故以渐磨之。"吴氏阐述了桂枝茯苓丸诸药精妙组合，其服法、剂型皆有深意。

清·陈修园《女科要旨·卷二·胎前》说："有胎而仍漏下者，以旧血未去，则新血不能入胞养胎，而下走不止。此方先下其癥，即是安胎法。"陈氏言桂枝茯苓丸为祛瘀安胎之方。日·汤本求真《皇汉医学·阳明病篇》说："本方当治男女瘀血而腹拘挛，上冲，心下悸者，为定义。"可知桂枝茯苓丸之主治心腹疾病兼有瘀血者。笔者临床体会到桂枝茯苓丸的方证为妇人癥病，或见舌暗、有瘀斑而患有冠状动脉重度狭窄的冠状动脉粥样硬化性心脏病或心力衰竭，亦或诸皮肤病兼见瘀血而皮屑多、皮肤干的患者。综观本案患者的四诊信息，符合桂枝茯苓丸的方证，故用之以活血通脉逐瘀。

> 小柴胡汤的方证是口苦，咽干，目眩，往来寒热，胸胁苦满，嘿嘿不欲饮食，心烦喜呕，脉弦。
>
> 桂枝茯苓丸的方证是妇人癥病，或见舌暗、有瘀斑而患有冠状动脉重度狭窄的冠状动脉粥样硬化性心脏病或心力衰竭，或皮肤病兼见瘀血而皮屑多、皮肤干的患者。

# 瓜蒌薤白半夏汤治愈反复胸闷，心前区刺痛，后背心发紧8个月案

**关键点：**

饮片粉碎后，药味更浓，效果更佳；煮散法

刘某，女，66岁。**初诊日期**：2017年2月3日。

**主诉**：反复胸闷，心前区刺痛，伴后背心发紧8个月。

**现病史**：患者8个月前出现胸闷，心前区刺痛，每天均有。此后反复发作，每次快走约10分钟即诱发胸闷，后背发紧，向里牵拉疼痛，须张口呼吸，伴随左手臂发酸发沉。患者苦于此，遂诊于我处。

**刻下症**：胸闷，心前区刺痛，后背发紧且怕冷，喜饮热水，眠差，纳少，食后水谷难以下行，大便1日1次，一般偏干，夜尿2次，无尿急。

**查体**：舌淡红，苔薄黄，脉沉细。

**辅助检查**：冠状动脉CTA提示3支冠状动脉均可见钙化灶，积分35分。冠状动脉右优势型；右冠状动脉开口变异，起自升主动脉根部前壁；前降支与中段局限性轻-中度狭窄；回旋支起始段中-重度狭窄。主动脉粥样硬化性改变。右肺下叶前基底段小淡片状磨玻璃影。

**方证辨证**

《金匮要略·胸痹心痛短气病脉证治第九》说："胸痹不得卧，心痛彻背

者，瓜蒌薤白半夏汤主之。"笔者临床体会瓜蒌薤白半夏汤的方证是胸痹之胸闷，或胸部疼痛，左后背痛，苔腻。本案患者症见胸闷，心前区刺痛，后背发紧且怕冷，喜饮热水，眠差，大便1日1次，一般偏干，舌淡红，苔薄黄，脉沉细，符合瓜蒌薤白半夏汤的方证，故辨证为瓜蒌薤白半夏汤证。

**中医诊断：**胸痹　瓜蒌薤白半夏汤证。

**西医诊断：**冠状动脉粥样硬化性心脏病　不稳定型心绞痛　心功能2级。

**治疗：**方用瓜蒌薤白半夏汤。

瓜　蒌 25g　薤　白 48g　清半夏 15g

4剂，嘱患者用水泡药半小时，加水没过药物5~10cm，加白酒20~30ml，同药物煎煮，煮沸后，小火再煮20~30分钟，日1剂，每1剂煎煮1次，分2次，早、晚饭后半小时服用。

**二诊（2017年2月6日）：**患者诉服用1剂汤药心前区刺痛即愈，服用2剂诸症改善，现胸闷好转约30%，睡眠改善，大便1日1次，偏干，夜尿2~3次，舌淡红，苔薄黄。

**治疗：**守原方，续进7剂，瓜蒌增至28g，余同前。

**三诊（2017年2月13日）：**患者诉近来胸闷基本未作，前胸、后背不适之症皆除，但行走快时仍可诱发胸闷，无明显怕冷，凉热饮均能喝，大便1日1次，偏干，脉沉细。

**治疗：**守原方，续进7剂，薤白增至50g，为求充分发挥药力，笔者自备粉碎机无偿为患者粉碎此次饮片，余同前。

**四诊（2017年2月20日）：**患者诉胸闷、心前区刺痛、后背发紧诸症基本痊愈，既往快走10分钟即诱发，上周四快走30分钟才开始诱发程度很轻的胸闷。此外，患者诉饮片粉碎后，药味更浓，效果更佳。

按语：《金匮要略·胸痹心痛短气病脉证治第九》说："胸痹不得卧，心痛彻背者，瓜蒌薤白半夏汤主之。瓜蒌实一枚（捣），薤白三两，半夏半升，白酒一斗。上四味，同煮，取四升，温服一升，日三服。"

《金匮悬解·卷十六·内伤杂病·胸痹心痛短气（九章）·胸痹心痛四》说："胸痹不得眠卧，心痛彻背者，是阴邪上填，冲逼心宫，而胸膈痹塞，气无前降之路，膈上莫容，是以后冲于脊背也。瓜蒌薤白半夏汤，瓜蒌涤瘀而清烦，薤白、白酒、半夏破壅而降逆也。"黄氏认为阴邪上乘，逼迫心宫，故不得卧，后冲脊背，则心痛彻背，诸药相合，消痰瘀而降壅逆。

清·吴仪洛《成方切用·卷一上·治气门·栝楼薤白白酒汤》引徐忠可之言："胸痹而加以不得卧，此支饮之兼证。又心痛彻背，支饮原不痛，饮由胸痹而痛应背，故即前方加半夏以去饮下逆（此条若无心痛彻背，竟是支饮矣）。"徐氏瓜蒌薤白半夏汤唯在瓜蒌薤白白酒汤证上兼有支饮，故入半夏以消饮降逆。笔者临床体会瓜蒌薤白半夏汤的方证是胸痹之胸闷，或胸部疼痛，左后背痛，苔腻。综观本案患者四诊信息，符合瓜蒌薤白半夏汤的方证，故用之以消痰瘀、振胸阳。

*煮散法*：煮散法在宋朝时期大为盛行，《太平惠民和剂局方》采用煮散的方剂达237个。其主要优势是可有效提高药效及节约资源，本案例便是明证。同时，近代很多研究亦证实煮散法可使药材有效成分充分析出。所以在今后临床中可适当运用此法来提高临床疗效。

> 瓜蒌薤白半夏汤的方证是胸痹之胸闷，或胸部疼痛，左后背痛，苔腻。

# 经方二味药治愈头晕10余年案

**关键点：**

> 泽泻与白术的比例；不能囿于西医诊断，亦不能囿于
> 经验

杜某，女，39岁。初诊日期：2017年1月7日。

**主诉：** 头晕10余年。

**现病史：** 患者10余年前出现头晕头脑不清，查血压为80~90/50~60mmHg，未予系统诊疗，近期头晕加重，为求中医诊疗，就诊于我处。

**刻下症：** 头晕，整日头晕，中午较甚，须卧床休息，头晕与体位变换无关，头脑不清，全身偏怕冷，喜温饮，纳少，眠差易醒，一晚醒3~4次，4~5分钟后可再次入睡，二便可。

**查体：** 舌暗红，苔薄黄，脉沉细，血压90/60mmHg。

**方证辨证**

《金匮要略·痰饮咳嗽病脉证并治第十二》说："心下有支饮，其人苦冒眩，泽泻汤主之。"笔者临床体会到泽泻汤的方证是：舌体肥大异常，头晕或头重，头晕与体位无关，大便素溏，苔水滑或白腻，脉弦沉。本案中患者头晕，整日头晕，中午较甚，须卧床休息，头晕与体位变换无关，头脑不清，符合泽泻汤的方证，故方证辨证为泽泻汤证。

**中医诊断：**眩晕　泽泻汤证。

**西医诊断：**低血压。

**治疗：**方用泽泻汤。

泽　泻55g　白　术22g

14剂，水煎服，日1剂，分3次，早、中、晚饭后半小时服用。

患者诉服药2剂即明显起效，感觉突然头脑清楚了，5剂药后头晕、头脑不清明显好转，14剂后基本已愈，中午无须卧床休息。

随访2周，血压维持在110/70mmHg左右，头晕未有反复。

**按语：**《金匮要略·痰饮咳嗽病脉证并治第十二》说："心下有支饮，其人苦冒眩，泽泻汤主之。泽泻汤方：泽泻五两，白术二两。上二味，以水二升，煮取一升，分温再服。"

清·徐彬《金匮要略论注·痰饮咳嗽病脉证治第十二》言："饮气相触，阴气盛而清阳阻抑，又适与气道相干，故冒眩。"徐氏认为，泽泻汤眩晕之病机在于水饮内停，阴邪盛，阳气受阻，清阳不升，发为冒眩，重点在于正虚；而清·尤在泾则在《金匮要略心典·卷中》中解之："水饮之邪，上乘清阳之位，则为冒眩。"　尤氏指出此处之眩为水饮邪气所致，重点则偏于邪实；清·吴谦《医宗金鉴·订正仲景全书·金匮要略注》言："水在膈下则惟苦眩晕以泽泻汤之平和小剂主之。"认为泽泻汤乃治疗眩晕之平和小剂药方。后世医家多以饮邪上犯，清阳不升为其病机。

关于其症状，唐·王焘《外台秘要·卷第八·支饮方九首》引深师方"疗心下有支饮，其人喜眩"，与本条相类似；日·尾台榕堂在《类聚方广义·泽泻汤》中形容此眩晕为"昏昏摇摇，如居暗室，如居舟中，如步雾里，如升空中，居屋床褥，如回转而走，虽瞑目敛神，亦复然"，也较为形象。另外，尾台榕堂言本方"治苦冒眩，小便不利者"。其小便不利之状，是否可取？从其病因"支饮"推之，饮停心下，不走膀胱，小便不利亦或有之，从其组成来看，《神农本草经》言泽泻"主风寒湿痹，乳难，消水"，而白术"主风寒湿痹，肌肉麻木，痉急强直"。作为泽泻汤君药，泽泻在方中有五两之多，倍白术而有余，消水之力，可利小便，亦可取矣。由是推之，或有小便不利之症。无论此症存否，眩晕必为主症。笔者临床体会到泽泻汤的方证是舌体肥大异常，头晕或头重，头晕与体位无关，大便素溏，苔水滑或白腻，脉弦沉。本案中患者头晕，整日头晕，中午较甚，须卧床休息，头晕与体位变换无关，头脑不清，投泽泻汤以利水止眩。

另外，泽泻汤应用之关键在于两药药量，原文言"泽泻五两，白术二两"，笔者临床用之，亦发现泽泻与白术药量之比为5：2较为合适。而白术、泽泻在《神农本草经》中均为上品，皆宜久服，故知其用量谨守原量可也，笔者常用55g泽泻，22g白术，收效颇慰。

另外，审病问疾不能囿于西医诊断，亦不能囿于经验之谈。本案中患者西医诊断为"低血压"，或有言中医不治低血压，而改投西医，此为谬误；亦有见低血压者，便投以升麻、附子之辈，不加审病问疾，此亦为谬误。中医人必须审明病因，还原古法，如此才可获效。

　　　　泽泻汤的方证是舌体肥大异常，头晕或头重，头晕与体位无关，大便素溏，苔水滑或白腻，脉弦沉。

# 经方治愈流涎1年案

**关键点：**

经方原方；"长沙之诊法方意，入微入妙，大率如斯"；
流涎；头眩；3剂而愈！

高某，女，60岁。**初诊日期：** 2016年7月15日。

**主诉：** 习惯性流涎1年。

**现病史：** 患者1年前出现流涎，吃饭、喝水、说话时均流口水，严重时坐着或睡觉也流涎，曾经小柴胡汤、栀子厚朴汤治疗无效。

**刻下症：** 流涎，严重时坐着或睡觉流口水，头晕、头沉，心中烦，坐立不安，既畏寒，又怕热，大便1日1次，小便调。

**查体：** 舌暗红，苔薄黄，脉沉细。

**方证辨证**

《金匮要略·痰饮咳嗽病脉证并治第十二》说："假令瘦人，脐下有悸，吐涎沫而癫眩，此水也，五苓散主之。五苓散方：泽泻一两一分，猪苓三分（去皮），茯苓三分，白术三分，桂二分（去皮）。上五味，为末，白饮服方寸匕，日三服，多饮暖水，汗出愈。"笔者临床体会到五苓散的方证是：吐涎沫，头眩，脐下动悸，小便不利，水肿，口干欲饮水，水样便，苔白，脉浮。本案中患者流涎，严重时坐着或睡觉流口水，头晕沉，符合五苓散的方证，故方证辨证为五苓散证。

**诊断：** 流涎　五苓散证。

**治疗：** 方用五苓散。

  猪　苓 24g 泽　泻 40g 炒白术 24g 茯　苓 24g
  桂　枝 16g

14剂，免煎颗粒，日1剂，分2次，早、晚饭后沸水冲服。

**二诊（2016年8月5日）：** 患者复诊，流涎好转约40%，其余症状同前。

**治疗：** 守原方。

  猪　苓 18g 泽　泻 30g 茯　苓 18g 生白术 18g
  桂　枝 12g

7剂，煎药室代煎，分3次，早、中、晚饭后服用。

**三诊（2016年8月12日）：** 患者诉服用3剂，已不流涎，头晕好转。

随诊1周，未见反复。

**按语：**《金匮要略·痰饮咳嗽病脉证并治第十二》说："假令瘦人，脐下有悸，吐涎沫而癫眩，此水也，五苓散主之。五苓散方：泽泻一两一分，猪苓三分（去皮）茯苓三分，白术三分，桂二分（去皮）。上五味，为末，白饮服方寸匕，日三服，多饮暖水，汗出愈。"

清·尤在泾《金匮要略心典·卷中》说："瘦人不应有水，而脐下悸，则水动于下矣，吐涎沫则水逆于中矣。甚而颠眩，则水且犯于上矣。形体虽瘦，而病实为水，乃病机之变也。颠眩即头眩。苓、术、猪、泽，甘淡渗泄，使肠间之水，从小便出；用桂者，下焦水气，非阳不化也。曰多服暖水汗出者，盖欲使表里分消其水，非挟有表邪而欲两解之谓。"尤氏认为形体瘦弱之人，出现脐下动悸、吐涎沫、头眩的症状，乃因水邪犯上，用五苓散和服用温水从表里分消水邪。

清·高学山《高注金匮要略·痰饮咳嗽病脉证并治第十二》说："盖去水固其本治，至去水必泻膀胱，而少腹不得以有余者上乘胸膈，其治脐之悸者，一也；水去而无饮气上射，则涎沫下摄者，二也；水去而浮鼓之气下伏，则巅眩可除也，三也；且苓、术、桂枝，又能填在天之清气，以御脐下之上乘，四也；多服暖水以取汗，既恐肠间之水，溢于经络，复恐浮鼓之气，未得尽平，而以微汗散之者，五也。长沙之诊法方意，入微入妙，大率如斯。" 高氏对五苓散的五点认识，可谓入木三分，值得学习！

清·周扬俊在《金匮玉函经二注·痰饮咳嗽病脉证治第十二》里补充元末明初·赵以德的观点说："人瘦有禀形，有因病瘦者。金、木、水形之人肥，火、木形之人瘦。今云瘦人者，必非病瘦，乃禀形也。朱丹溪云：肥人多虚，瘦人多热。盖肥人由气不充于形，故虚多；瘦人由气实，故热多。肥人不耐热者，为热复伤气；瘦人不耐寒者，为寒复伤形。各损其不足故也。《巢氏病源》谓：邪入阴则癫。瘦人火、木之盛，为水邪抑郁在阴，不得升发，鼓于脐下作悸；及至郁发，转入于阳，与正气相击，在头为眩；在筋脉为癫，为神昏；肾液上逆，为涎沫吐出。故用五苓散治之。"周氏、赵氏均认为形体消瘦之人，火木之气偏旺，其被水邪抑郁于下不发，则在脐下为动悸，当其上逆郁发，则头晕，神昏，肾液也随之上逆，表现为吐涎沫，用五苓散利水邪，解火木之郁。综上所述，结合临床体会，笔者认为五苓散的方证是吐涎沫，头眩，脐下动悸，小便不利，水肿，口干欲饮水，水样便，苔白，脉浮。综观本案患者四诊信息，符合五苓散的方证，故用之利水止涎。

另外，笔者考证发现五苓散的药物剂量在《伤寒论》《金匮要略》中实际上是相同的。

五苓散的方证是吐涎沫，头眩，脐下动悸，小便不利，水肿，口干欲饮水，水样便，苔白，脉浮。

# 单捷小方原方治愈右下腹部疼痛1个月案

**关键点：**

用仲景医圣原方剂型（散剂）；与粥同服，无粥则难以下咽！

张某，女，67岁。**初诊日期：** 2017年2月17日。

**主诉：** 反复右下腹部疼痛1个月。

**现病史：** 1个月前，右下腹部无明显诱因出现疼痛，每天均发作，抽搐样疼痛，未予重视，现疼痛加重，遂前来我处就诊。

**刻下症：** 右下腹疼痛，抽搐样疼痛，每天下午下腹部胀满，纳少，口干，全身偏怕热，大便1日1次，不干不稀，夜尿2~3次。

**查体：** 体形正常，面色稍黄，舌暗红，有裂纹，根部薄黄，脉沉细。

**方证辨证**

《金匮要略·妇人产后病脉证治第二十一》说："产后腹痛，烦满不得卧，枳实芍药散主之。"笔者临床体会到枳实芍药散的方证是下腹部疼痛，胀满。本案中患者右下腹疼痛，抽搐样疼痛，舌暗红，有裂纹，根部薄黄，脉沉细，符合枳实芍药散的方证，故方证辨证为枳实芍药散证。

**诊断：** 腹痛　枳实芍药散证。

**治疗：** 方用枳实芍药散。

枳　壳 50g　白　芍 50g

7剂，打成粉，每天早上两勺，晚上两勺，与粥同服。

**二诊（2017年2月24日）**：药味非常苦，无粥难以下咽，下腹部原来在下午就胀，现在不胀，疼痛次数及程度均减轻，原来一走路则疼痛，现在仅轻微疼痛2~3次，纳少，大便1日1次，不干，原来干。小便1日2~3次，舌淡暗，苔薄黄，有裂纹，耳朵痒，不想睁眼，口干，喜热饮。

**治疗**：方用枳实芍药散。

枳　壳 50g　　白　芍 50g

7剂，打成粉，每天早上两勺，晚上两勺，与粥同服。

患者诉近1周无右下腹部疼痛、胀满。

随访3周，未见复发。

**按语**：《金匮要略·妇人产后病脉证治第二十一》说："产后腹痛，烦满不得卧，枳实芍药散主之。枳实（烧令黑，勿太过）、芍药等分。上二味，杵为散，服方寸匕，日三服。并主痈脓，以麦粥下之。"

元末明初·赵以德《金匮方论衍义·妇人产后病脉证治第二十一》说："盖五气之邪，莫如厥阴肝木之性急暴，一有不平，则曲直作痛；又，肝为藏血之海，瘀积则海不清，则肝木与之塞矣……由此三者而言，芍药所治，皆肝木也。虽曰治之而补之，木之味酸，芍药亦酸，故云补也。枳实炒黑，入血破瘀；麦粥补血脉也。"赵氏认为肝木不平则会疼痛，若有瘀血积聚则会导致肝木闭塞。芍药味酸可补肝，《本草》说芍药主邪气腹痛，能宣腹中气血积聚，酸收能缓腹中疼痛。枳实炒炭入血分可以破血逐瘀，大麦粥补益脾气，以充血脉。笔者不同意赵以德的"麦粥补血脉也"的观点，实际上是患者所说的"药味非常苦，无粥难以下咽"。

清·程林《金匮要略直解·妇人产后病脉证治第二十一》说："枳实除烦

满，芍药止腹痛，痛止满除，自能卧也。又枳实长肌肉，芍药消痈肿，大麦壮血脉，故并主痈肿。"《本草》枳实除热寒结，芍药主邪气腹痛，除血痹，破坚积寒热，止痛，疼痛与烦满消失后，睡眠就得以解决。枳实长肌肉，芍药治疝瘕，大麦粥补脾充血脉，所以也能治痈肿。

清·高学山《高注金匮要略·妇人产后病脉证治第二十一》说："此腹中之血暴虚，而客气挽留血分之症治也。腹为阴，腹中之血分，为阴中之阴，乘其虚而客气留于空处，故痛满也。痛则阳气不能内伏，满则息道艰于下阴，故不得卧也。"高氏认为，腹中血突然地虚少合并邪气积聚于血分，导致本病。腹中血为阴中之阴，邪气乘虚而留于血分，所以疼痛烦满。疼痛致使阳气不能藏于阴而聚于腹中，满就导致气机不畅，停滞于血分，所以睡眠不好。

综上所述，结合笔者临床体会，认为枳实芍药散的方证是下腹部疼痛，胀满。综观本案中患者四诊信息，符合枳实芍药散的方证，故方证辨证为枳实芍药散证。

枳实芍药散的方证是下腹部疼痛，胀满。

# 经方1剂而愈的疗效：
## 治愈一日间腹泻20~30次案

**关键点：**

腹中雷鸣；重剂生姜；生姜与干姜同用

宋某，男，43岁，某部委领导。**初诊日期：** 2016年3月6日。

**主诉：** 腹泻2天，每日20~30次。

**现病史：** 患者昨日下午开始无明显诱因腹泻20~30次，前往北京某医院急诊，诊断为腹泻，采取输液治疗后无明显改善，今日上午仍腹泻5~6次，遂前来我处就诊。

**刻下症：** 腹泻，肠鸣频频，肚脐以上发胀，无颈部僵硬，晨起口苦，口干，不欲饮食，周身怕冷，夜尿2次。

**查体：** 体形偏瘦，面部萎黄，体温37℃，舌淡红，苔黄厚腻，脉沉细。

**方证辨证**

《伤寒论·辨太阳病脉证并治下第七》说："伤寒，汗出解之后，胃中不和，心下痞硬，干噫食臭，胁下有水气，腹中雷鸣下利者，生姜泻心汤主之。方二十。"笔者临床体会到生姜泻心汤的方证是腹泻不止，肠鸣频频，胃脘部痞满，嗳气而带有食物的酸腐气味，呕吐，苔黄腻。本案患者无明显诱因腹泻20~30次，肠鸣频频，无颈部僵硬，面色萎黄，舌淡红，苔黄厚腻，脉沉细，符合生姜泻心汤的方证，故方证辨证为生姜泻心汤证。

**诊断：** 腹泻　生姜泻心汤证。

**治疗：** 方用生姜泻心汤。

生　姜 40g　干　姜 10g　蜜甘草 30g　黄　连 10g
党　参 30g　清半夏 15g　黄　芩 30g　大　枣 30g

4剂，水煎服，分3次，早、中、晚饭后半小时服用。

**二诊（2016年3月7日）：** 患者打电话表示感谢。患者3月6日下午3点服用1次，下午大便2次，不成形，第2天上午服用1次，大便1日1次，成形。

随访1周未复发。

**按语：**《伤寒论·辨太阳病脉证并治下第七》说："伤寒，汗出解之后，胃中不和，心下痞硬，干噫食臭，胁下有水气，腹中雷鸣下利者，生姜泻心汤主之。方二十。生姜（四两，切）、甘草（三两，炙）、人参（三两）、干姜（一两）、黄芩（三两）、半夏（半升，洗）、黄连（一两）、大枣（十二枚，擘）。右八味，以水一斗，煮六升，去滓，再煎，取三升，温服一升，日三服。"

金·成无己《注解伤寒论·辨太阳病脉证并治下第七》说："胃为津液之主，阳气之根。大汗出后，外亡津液，胃中空虚，客气上逆，心下痞硬。《金匮要略》曰：中焦气未和，不能消谷，故令噫。干噫食臭者，胃虚而不杀谷也。胁下有水气，腹中雷鸣，土弱不能胜水也。与泻心汤以攻痞，加生姜以益胃。"成氏认为胃主津液，大汗出后，津液缺失导致胃气空虚，胃气虚则不能消化水谷，浊气上逆则干噫食臭，心下痞硬。胃气虚则阳气无根，阳不能化水，水气停于胁下，腹中肠鸣。用泻心汤消痞止逆，大剂量生姜和胃温脾止利。

清·黄元御《伤寒悬解·太阳坏病痞证》说："伤寒，汗出解后，胃中不和，心下痞硬。水谷不消，陈宿停留，浊气冲胸，而干噫食臭。胆邪客土，土虚不能制水,水郁胆部,而积于胁下。土败木贼,阴气激宕,腹中雷鸣,而病下利。"黄氏认为伤寒汗出后,损伤胃气,导致心下痞硬。胃气弱则水谷不消,水谷不消,宿食停胃而生浊,浊气上冲胸膈,气机上逆则干噫食臭。胆木克脾土,脾虚不能制水,郁积在胆,故水居胁下。肝旺脾虚,浊阴充斥太阴,导致腹中雷鸣,下利不止。

清·柯琴《伤寒来苏集·泻心汤证》说:"胃中不和,是太阳之余邪与阴寒之水气杂处其中故也。阳邪居胃之上口,故心下痞硬,干呕而食臭。水邪居胃之下口,故腹中雷鸣而下利也。火用不宣则痞硬,水用不宣则干呕,邪热不杀谷则食臭。胁下即腹中也,土虚不能制水,故肠鸣。此太阳寒水之邪,侵于形躯之表者已罢,而入于形躯之里者未散。故病虽在胃而不属阳明,仍属太阳寒水之变耳。"柯氏认为本病病位在胃,病机是因太阳余邪引动太阴寒水相互错杂。太阳余邪在胃上口,所以心下痞硬,干呕食臭;太阴寒水在胃下口,所以腹中雷鸣,下利。

综上所述,结合临床体会,笔者认为生姜泻心汤的方证是腹泻不止,肠鸣频频,胃脘部痞满,嗳气而带有食物的酸腐气味,呕吐,苔黄腻。本案患者无明显原因出现一日间腹泻20~30次,肠鸣频频,无颈部僵硬,面色萎黄,舌淡红,苔黄厚腻,脉沉细,符合生姜泻心汤的方证,故投之以消痞,利水,止利。

> 生姜泻心汤的方证是腹泻不止,肠鸣频频,胃脘部痞满,嗳气而带有食物的酸腐气味,呕吐,苔黄腻。

# 经方叠用治愈全身乏力3年案

**关键点：**

经方之圆机活法在于叠用；重剂浮小麦

王某，女，63岁。**初诊日期：** 2017年3月3日。

**主诉：** 全身乏力3年。

**现病史：** 患者3年前因家庭变故，导致情绪异常，后出现全身乏力，不能干活。近两个月全身乏力加重，甚至双眼不想睁开。现为求诊治，就诊于我处。

**刻下症：** 全身乏力，不能干活，如家务活，甚至双眼不想睁开，走在路上就想闭眼，委屈想哭，气短，喜长出气，纳少，眠一般，大便1日1~2次，便质偏干，夜尿2次。

**查体：** 舌淡红，苔薄黄，脉沉细。

**方证辨证**

《金匮要略·妇人杂病脉证并治第二十二》说："妇人脏躁，喜悲伤欲哭，象如神灵所作，数欠伸，甘麦大枣汤主之。"笔者临床体会到甘麦大枣汤的方证为脏躁（围绝经期），喜悲伤欲哭，容易紧张。本案患者3年前因家庭变故，导致情绪异常，出现全身乏力，不能干活，刻下觉委屈想哭，气短，喜长出气，符合甘麦大枣汤的方证，辨为甘麦大枣汤方证。

**诊断：** 乏力　甘麦大枣汤方证。

**治疗：** 方用甘麦大枣汤方。

生甘草 42g　　浮小麦 90g　　大　枣 20g

4剂，日1剂，水煎服，分3次，早、中、晚饭后温服。

**二诊（2017年3月6日）：** 患者诉服药2剂后，委屈想哭感好转，全身乏力症状好转不明显，全身既怕冷又怕热，两胁胀满。

**方证辨证**

《伤寒论·辨太阳病脉证并治中第六》说："伤寒五六日中风，往来寒热，胸胁苦满，嘿嘿不欲饮食，心烦喜呕，或胸中烦而不呕，或渴，或腹中痛，或胁下痞硬，或心下悸，小便不利，或不渴，身有微热，或咳者，小柴胡汤主之。"笔者临床体会到小柴胡汤的方证为口苦，咽干，目眩，往来寒热，胸胁苦满，嘿嘿不欲饮食，心烦喜呕，脉弦。本案患者除甘麦大枣汤证外，又有全身既怕冷又怕热、两胁胀满的症状，符合小柴胡汤的方证，故予甘麦大枣汤、小柴胡汤叠用。

**诊断：** 乏力　甘麦大枣汤合小柴胡汤方证。

**治疗：** 方用甘麦大枣汤合小柴胡汤方。

柴　胡 24g　　黄　芩 9g　　清半夏 9g　　生甘草 42g
浮小麦 100g　大　枣 29g　　生　姜 9g　　党　参 9g

7剂，日1剂，水煎服，分3次，早、中、晚饭后温服。

**三诊（2017年3月13日）：** 患者诉服药4剂后，心中即无委屈想哭感，全身乏力明显好转，胸胁胀满不适感消失，自述全身舒服，心情舒畅，可以干活。

按语：《金匮要略·妇人杂病脉证并治第二十二》说："妇人脏躁，喜悲伤欲哭，象如神灵所作，数欠伸，甘麦大枣汤主之。甘麦大枣汤方：甘草三两，小麦一升，大枣十枚。上三味，以水六升，煮取三升，温分三服。亦补脾气。"妇人脏燥，常觉悲伤欲哭，就像神灵附体，不能自控，呵欠不止。

清·黄元御《金匮悬解·卷二十二·杂病十二（脏燥悲伤二十八）》中说："以厥阴风木之气，善耗津血，风动而耗肺津，肺金枯燥，故悲伤欲哭。"肝主疏泄，猝然情志大伤，肝木疏泄不及，引动厥阴风木之气，耗伤肺津；肺在志为悲，肺金枯燥，故悲伤欲哭，不能自控。

清·尤在泾《金匮要略心典·卷下·妇人杂病脉证并治第二十二》说："肾为欠、为嚏，又肾病者，善伸、数欠、颜黑。盖五志生火，动必关心，脏阴既伤，穷必及肾也。小麦为肝之谷，而善养心气，甘草、大枣甘润生阴，所以滋脏气而止其燥也。"五志过极，扰动心神，心生内火，耗伤脏阴。肾藏元阴，诸脏阴伤，累及肾阴，病为欠伸不止。方中以小麦养心肝之气，甘草、大枣味甘，缓气之苦急，润脏之枯燥，使诸脏安而悲哭可愈。

《伤寒论·辨太阳病脉证并治中第六》说："伤寒五六日中风，往来寒热，胸胁苦满，嘿嘿不欲饮食，心烦喜呕，或胸中烦而不呕，或渴，或腹中痛，或胁下痞硬，或心下悸，小便不利，或不渴，身有微热，或咳者，小柴胡汤主之。小柴胡汤方：柴胡半斤，黄芩、人参、甘草（炙）、生姜各三两（切），大枣十二枚（擘）半夏半升（洗）。上七味，以水一斗二升，煮取六升，去滓，再煎取三升，温服一升，日三服。"伤寒中风多日，症见往来寒热，胸胁满闷，不思饮食，心烦或有呕吐等少阳之症，知邪已传入半表半里，当以小柴胡汤和解之。

清·尤在泾《伤寒贯珠集·卷五·少阳正治法·小柴胡汤证九条》说："往来寒热者，少阳居表里之间，进而就阴则寒，退而从阳则热也。胸胁苦满者，少阳之脉，其直者，从缺盆下腋循胸过季胁故也。默默不欲饮食，心烦喜呕者，木火相通，而胆喜犯胃也。"正邪相争于少阳，气有进退之机，故可见寒热往来。其经脉循胸过季胁，邪犯少阳，可见胸胁满闷。胆火犯胃，胃气不降，是以心烦喜呕，不欲饮食。

清·吕震名《伤寒寻源·下集·小柴胡汤》中说："柴胡感一阳之气而生，少阳之邪，非此不解，合之甘草以两和表里，此为小柴胡汤中不可移掇之药。生姜兼散太阳之寒，使半表之邪，得从外宣。黄芩兼清阳明之热，使半里之邪，得从内彻。半夏有逐饮之能，取以降逆而止呕，大枣擅和中之用，取以安土而戢木。用人参者，非取其补正，以邪在半表半里之界，预行托住里气，使邪不内入也。"仲景以某药命名某方，即此药在此证中是不可或缺的，少阳之症，必用柴胡。甘草为百药之"国老"，其性平和，与柴胡相配，和解表里，为小柴胡汤中不可缺少的部分。辅生姜外散其邪，黄芩内彻其热，半夏降逆止呕，大枣和中，人参托里，防邪内陷。诸药合用，表里兼顾，是少阳证和解大法。笔者临床体会到甘麦大枣汤方的方证为委屈想哭，紧张；小柴胡汤方的方证为往来寒热，胸胁苦满，嘿嘿不欲饮食，心烦喜呕，口苦，咽干，目眩，脉弦。综观本案患者四诊信息，符合甘麦大枣汤方合小柴胡汤方的方证，辨为甘麦大枣汤方合小柴胡汤方证。

甘麦大枣汤的方证为脏躁（围绝经期），喜悲伤欲哭，容易紧张。

小柴胡汤方的方证为往来寒热，胸胁苦满，嘿嘿不欲饮食，心烦喜呕，口苦，咽干，目眩，脉弦。

# 《外台秘要》也属经方一族
## ——治愈食后胃脘部胀满3个月案

关键点：

《外台》茯苓饮；胃脘胀，食欲不振；3剂即愈

薛某，男，44岁。初诊日期：2017年2月10日。

**主诉：** 无食欲、胃脘部胀满3个月。

**现病史：** 患者3个月前出现食欲减退，不思饮食，食后胃脘部胀满。为求诊治，就诊于我处。

**刻下症：** 胃脘部胀满，食欲不振，食后胃脘胀满加重。胸骨中上段憋气，喜长出气，全身偏怕热，无口干口苦，大便1日1次，不成形，夜尿2次，无尿急。

**查体：** 舌淡红，苔薄黄，局部腻，脉沉细。

**方证辨证**

《金匮要略·痰饮咳嗽病脉证并治第十二》说："《外台》茯苓饮治心胸中有停痰宿水，自吐出水后，心胸间虚，气满，不能食，消痰气，令能食。"笔者临床体会到《外台》茯苓饮的方证为胃脘部胀满，不欲饮食。本案患者近3个月来食欲减退，食后胃脘胀满，舌淡红，苔薄黄，局部腻，脉沉细，符合《外台》茯苓饮方证，辨为《外台》茯苓饮证。

**诊断：**痞满　《外台》茯苓饮证。

**治疗：**方用《外台》茯苓饮。

茯　苓 15g　党　参 15g　炒白术 15g　枳　壳 10g

陈　皮 12g　生　姜 20g

7剂，水煎服，日1剂，分3次，早、中、晚饭后半小时温服。

患者服药3剂后，胃脘部胀满已愈，食欲恢复，大便成形。仍偶有胸中憋气，喜长出气。上方合用茯苓杏仁甘草汤（守原方：茯苓改为42g，加杏仁14g、生甘草14g）。

继服7剂，诸症痊愈。

**按语：**《金匮要略·痰饮咳嗽病脉证并治第十二》说："《外台》茯苓饮治心胸中有停痰宿水，自吐出水后，心胸间虚，气满，不能食，消痰气，令能食。茯苓、人参、白术各三两，枳实二两，橘皮二两半，生姜四两。上六味，水六升，煮取一升八合，分温三服，如人行八九里进之。"《外台秘要·卷第八·痰饮食不消及呕逆不下食方九首》说："延年茯苓饮治心胸中有停痰宿水，自吐出水后，心胸间虚气满，不能食，消痰气，令能食方。"《外台》茯苓饮用于脾胃气虚兼有水饮的痞满，能够消痰气、令能食，按仲景原文精确描述，其方证为"（心胸间）气满，不能食"。

清·沈明宗《张仲景金匮要略·卷十二·痰饮》说："脾虚不与胃行津液，水蓄为饮，贮于胸膈之间，满而上溢，故自吐出水后，邪去正虚，虚气上逆，满而不能食也。所以参、术大健脾气，使新饮不聚；姜、橘、枳实以驱胃家未尽之饮，曰消痰气，令能食耳。"水饮留蓄本因脾胃气虚，不能行津液而起，水邪未能排尽，而气机郁滞不降，是为虚实夹杂，因胃气郁滞不降而有胃脘部胀满，因水饮留蓄胃中而不思饮食。《外台》茯苓饮组成为四君子汤去甘草加橘枳姜汤，散去痰饮滞气，扶助中焦正气，即能恢复食欲。

清·唐容川《金匮要略浅注补正·痰饮咳嗽病脉证治第十二·〈外台〉茯苓饮》说："方中人参补脾气，白术健胃气，生姜温中散寒气，茯苓降水气，橘皮、枳实化痰，运参、术徐徐斡旋于中，以成其补虚、消食、散满之妙用。"笔者临床体会到《外台》茯苓饮的方证为胃脘部胀气，不欲饮食。若患者仅有痞满，而饮食如故，则不是《外台》茯苓饮证。综观本案患者四诊信息，符合《外台》茯苓饮的方证，故用《外台》茯苓饮以补虚、消食、散满。

> 　　笔者临床体会到《外台》茯苓饮的方证为胃脘部胀满，不欲饮食。

# 经方三味药治愈快走时心前区疼痛，憋气3个月案

**关键点：**

与酒同煎；"服药后半小时心即自觉打开了"

温某，女。**初诊日期：** 2017年2月20日。

**主诉：** 快走时心前区疼痛，憋气反复3个月。

**现病史：** 患者2009年查冠状动脉CTA，示冠状动脉狭窄50%，当时无明显症状。3个月前，患者快走15分钟后突然出现心前区疼痛，憋气，胸闷及胃脘部胀气等症状，其间未进行系统治疗，患者觉得极大程度影响了生活质量，遂前来我处就诊。

**刻下症：** 快走则心前区疼痛，憋气，胸闷，胃脘部胀气，后背心疼痛，全身怕冷，汗少，纳一般，食后腹胀，大便1日1次，成形，无夜尿。

**查体：** 舌淡，苔白腻，脉沉细。

**方证辨证**

《金匮要略·胸痹心痛短气病脉证治第九》说："胸痹不得卧，心痛彻背者，瓜蒌薤白半夏汤主之。"笔者临床体会到瓜蒌薤白半夏汤的方证是胸痹之胸闷，或胸部疼痛，左后背痛，苔腻。本案患者快走则心前区疼痛，憋气，胸闷，后背心疼痛，全身怕冷，舌淡，苔白腻，脉沉细，符合瓜蒌薤白半夏汤的方证，故方证辨证为瓜蒌薤白半夏汤。

**诊断：** 胸痹 瓜蒌薤白半夏汤证。

**治疗：** 方用瓜蒌薤白半夏汤。

瓜 蒌 25g  薤 白 45g  清半夏 15g

5剂，与20~30ml高度白酒同煎，分3次，早、中、晚饭后半小时温服。

**二诊（2017年2月24日）：** 患者诉心前区疼痛，憋气、胸闷好转约40%，后背心疼痛，左手肩臂下疼痛，睡眠明显好转，服药后半小时心即自觉打开了。

**治疗：** 守原方，调整剂量。

瓜 蒌 28g  薤 白 48g  清半夏 15g

21剂，煎服同前。

**三诊（2017年3月17日）：** 患者说汤药管用，原来平时或快走时心前区疼痛，憋气，现在上述症状均无。

随访1个月未复发。

**按语：** 《金匮要略·胸痹心痛短气病脉证治第九》说："胸痹不得卧，心痛彻背者，瓜蒌薤白半夏汤主之。瓜蒌实一枚（捣），薤白三两，半夏半斤，白酒一斗。上四味，同煮，取四升，温服一升。日三服。"

清·高学山《高注金匮要略·胸痹心痛短气病脉证治第九》说："胸中之虚未甚，却以胃家之浊邪方实，以盛凌衰而贯注之，浊气上浮而不下伏，故不得卧……于前汤中，减辛温填气之薤白过半，故知胸中之虚未甚；君平胃降气之半夏而用至半升，故知以盛凌衰，为胃中之邪过实也。"高氏认为，瓜蒌薤白半夏汤证胸中阳虚症状较轻，而以胃中浊邪过盛为主，子病及母，从下而上冲心，阴阳失和所以不得卧。因症与前方相同，故继用瓜蒌薤白白酒汤，胸阳之虚较轻，故减薤白之量，以半夏为君药，重用至半斤，降胃中之气逆，化胃中之浊邪。

清·周扬俊《金匮玉函经二注·胸痹心痛短气病脉证治第九》说："胸痹，痹在气，气在上焦，故即不言脉，而与上条无异，即证亦不甚相异也。所异者，止不得卧耳。经云：昼行于阳则寤，夜行于阴则寐。然则不得卧，以气之行于阳而不行于阴故也。经以小半夏汤，覆杯即卧，非半夏为得寐药也，特以草生于夏，夏半为一阴初生，由阳入阴，使气归于肝，而血亦入焉。故于本汤增此一味，而能事毕矣。可不谓神乎？"周氏认为本条文重点在于"不得卧"。《黄帝内经》说白天阳气为主导所以醒，夜间阴气为主导所以卧，不得卧的原因就是阳气一直为主导而不入于阴。《黄帝内经》中用半夏秫米汤，是因为半夏生于夏至日前后，夏季中间的时候阳盛化阴，故半夏可以引阳入阴，降浮越之阳气归于肝血，阴气主导则可卧。

清·唐容川《金匮要略浅注补正·胸痹心痛短气病脉证治第九》说："胸有大膈膜，发于背脊，连于肝系，由肝系背脊之间，循肋骨尽处……此膈上之白膜，循腔子内上至肺系，以入心包，由后至于背脊之上，是为上焦，胸与背道路之相通者，皆在此膈膜内也。此膜连肺心，故心肺之阳不宣即为胸痹。其用瓜蒌实者，因瓜蒌多瓣，膈象膈膜，色赤味苦入心，故入上焦也。用薤白者散肺之阳；用酒与半夏则是降胃气，发胃阳，以胃与胸膈相连故也。至其心痛能彻背，即是由胸前之膈，而循腔字以走向背后也。"唐氏认为胸中有一个膈膜，后连背脊，下连肝系，与肋骨每处都相连，上焦是从膈到肺系，通向心包，这就是上焦，胸背相通的经络就在上焦之中。心肺之阳（即胸阳）不宣就称为胸痹，用瓜蒌实是因为瓜蒌外表多瓣，特别像膈膜交错，并且色赤，味苦皆入于心经。薤白味辛温，入肺经，通阳散结，白酒与半夏可以降胃气，胃主降，故可以助胃阳。

综上所述，结合临床体会，笔者认为瓜蒌薤白半夏汤的方证是胸痹之胸闷，或胸部疼痛，左后背痛，苔腻。综观本案患者四诊信息，符合瓜蒌薤白半夏汤的方证，故投之以通胸阳，散阴结。

> ❝
> 瓜蒌薤白半夏汤的方证是胸痹之胸闷，或胸部疼痛，左后背痛，苔腻。
> ❞

# 经方不传之秘在于量

## ——治愈腹胀2年，加重半个月案

关键点：

厚朴：人参=8：1；2年之疾，二诊而愈！"胀"与"痞"

李某，女，55岁。**初诊日期：** 2017年2月11日。

**主诉：** 反复腹胀2年，加重半个月。

**现病史：** 患者2年前出现腹部胀满症状，食后加重，反复发作。半个月前，患者腹胀症状加重，偶伴有疼痛现象。现为求诊治，就诊于我处。

**刻下症：** 反复食后腹胀，偶伴有疼痛症状，纳差，无恶心或呕吐，心情不佳，入睡困难。大便1日1次，成形，夜尿1次。

**查体：** 舌淡暗，苔中根部黄厚腻，脉沉细。

**方证辨证**

《伤寒论·辨太阳病脉证并治中第六》说："发汗后，腹胀满者，厚朴生姜半夏甘草人参汤主之。"笔者临床体会到厚朴生姜半夏甘草人参汤的主要方证是腹胀满，腹部局部或周身怕冷，乏力，苔白，脉缓。本案患者腹胀，食后加重，纳差，偶伴有疼痛，符合厚朴生姜半夏甘草人参汤的方证，辨证为厚朴生姜半夏甘草人参汤证。

**诊断：** 腹胀　厚朴生姜半夏甘草人参汤证。

**治疗：** 方用厚朴生姜半夏甘草人参汤。

厚　朴 40g　　生　姜 40g　　清半夏 12g　　炙甘草 10g

党　参 5g

14剂，水煎服，日1剂，分2次，早、晚饭后半小时服用。

**二诊（2017年2月25日）：** 患者自诉服药后比原来舒服很多，腹部胀满症状感觉好转约70%，舌淡红，苔薄黄少苔，布满裂纹，脉沉细。

继续服用7剂，告愈。

**按语：** 《伤寒论·辨太阳病脉证并治中第六》说："发汗后，腹胀满者，厚朴生姜半夏甘草人参汤主之。厚朴半斤（炙，去皮），生姜半斤（切），半夏半升（洗），甘草二两，人参一两。上五味，以水一斗，煮取三升，去滓，温服一升，日三服。"厚朴生姜半夏甘草人参汤证与半夏泻心汤证相比较。厚朴生姜半夏甘草人参证属于腹胀，胀者，有形也，患者常自己说腹部像有一个大缸子似的。半夏泻心汤证属于痞，痞是但满而不痛，痞者，满也。满，无形也，仅患者自己感觉胃脘部满。

曹颖甫《伤寒发微·太阳篇》说："水湿下去，中气和而血液生，汗之后腹胀自愈矣。"清·柯琴《伤寒来苏集·卷二·麻黄汤证下》说："此条汗后反见有余症，邪气盛则实，故用厚朴姜夏，散邪以除腹满，正气虚，故用人参甘草补中而益元气。"由此可知：脾气虚而易生湿，故以方中厚朴燥湿除满；表邪恐有未解，故以生姜解表温中散寒；脾中气虚湿盛，或可生痰，故予半夏化痰散结；中气或有不足，故以人参补益中气；诸药尚需调和，故以甘草调和诸药。全方共奏消胀除满、燥湿和中之功。

另外，厚朴生姜半夏甘草人参汤的取效关键是厚朴：人参为8：1，也就是人参（党参）的剂量千万不能大，否则患者腹胀满会加重！因为仲景医圣原方厚朴是半斤，人参是一两。

> 厚朴生姜半夏甘草人参汤的主要方证是腹胀满，腹部局部或周身怕冷，乏力，苔白，脉缓。

# 桂枝新加汤治愈腰痛、两肩痛4年案

关键点：

多处治疗罔效；桂枝类方；4剂即愈

田某，女，31岁。**初诊日期：** 2017年1月24日。

**主诉：** 反复腰痛、两肩疼痛4年。

**现病史：** 患者在4年前的腊月，气候寒冷，产后，在家中喂养孩子，随后出现腰痛及两肩疼痛。4年间，疼痛反复，曾接受推拿、西医等多处治疗罔效。现为求诊治，就诊于我处。

**刻下症：** 患者反复腰痛及两肩疼痛，全身易乏力，月经前易出现头晕，汗可，偏怕冷，怕风，纳一般，大便2日1次，偏干，无夜尿。

**查体：** 舌淡红，苔薄黄，脉沉迟。

**方证辨证**

《伤寒论·辨太阳病脉证并治中第六》说："发汗后，身疼痛，脉沉迟者，桂枝加芍药生姜各一两人参三两新加汤主之。"笔者临床体会到桂枝新加汤的方证为身疼痛，恶寒，恶风，汗出，脉沉迟。本案患者腰痛、两肩疼痛，偏怕冷，怕风，符合桂枝新加汤的方证，故辨证为桂枝新加汤证。

**诊断：** 腰痛　肩痛　桂枝新加汤证。

**治疗：** 方用桂枝新加汤。

桂　枝 15g　　白　芍 20g　　生　姜 20g　　大　枣 15g

　　炙甘草 10g　　党　参 15g

14剂，水煎服，日1剂，分2次，早、晚饭后半小时服用。

**二诊（2017年2月7日）：**患者诉服药后，4剂即愈，腰痛及两肩疼痛均已愈，全身易乏力的症状明显好转，已无月经前出现头晕的情况。晨起无口苦，咽干。大便1日1次，偏干，无夜尿。舌淡红，苔薄黄，脉沉。

继续服用7剂，诸症告愈。

**按语：**《伤寒论·辨太阳病脉证并治中第六》说："发汗后，身疼痛，脉沉迟者，桂枝加芍药生姜各一两人参三两新加汤主之。桂枝三两（去皮），芍药四两，甘草二两（炙），人参三两，大枣十二枚（擘），生姜四两。上六味，以水一斗二升，煮取三升，去滓，温服一升。"笔者认为，此桂枝新加汤证所主治的疼痛部位在肌里，因其脉多为沉脉，脉沉则病邪多在里，故予桂枝新加汤解其肌里之痛。

近代大医刘渡舟《伤寒挈要·辨太阳病脉证并治》说："身疼痛是汗后气虚血少不能充养肢体所致。"可知此类病患多为津液不畅而肌体失濡养，气血运行不通，瘀滞于肌里，不通则痛，故而出现身疼痛；而此案患者也伴有月经前头晕的症状，与气虚血少关系密切，当经血更聚于下焦时，血随气行，气血相伴，上焦气血则难以充盈，不足以上承，由此可知易致头晕。

清·黄元御《伤寒悬解·卷四·太阳经中篇》说："新加汤，甘草补其脾精，桂枝达其肝气，芍药清风木之燥，生姜行经络之瘀，人参补肝脾之阳，以温营血而充经脉也。"笔者理解到肝主筋，主藏血，此类患者身疼痛，多为气血不行而瘀或筋失濡养，此证治要点不可忽视对肝的辨治。故桂枝新加汤中芍药养血调肝，因该类患者多起因于风寒外感，临床多由治疗发汗太过或体虚出汗过多，进而引起津液耗散，气虚血少。临床多见患者仍有偏怕冷的症状，其外感风寒邪气或未除尽，与气虚津亏本病交织。故桂枝新加汤作为桂枝类方，方中桂枝作为主药以温通经脉，散寒驱邪，佐用生姜加强温通之性，人参补益中气，甘草与大枣补中益气，调和诸药。全方共奏调和营卫、益气温通之功效。

> 桂枝新加汤的主要方证为身疼痛，恶寒，恶风，汗出，脉沉迟。

# 古法加减——三首经方叠用治愈心慌1个月，加重1周，咳嗽、咳痰6个月案

**关键点：**

小柴胡汤证的古法加减；动则心慌；"久久吐脓如米粥者"（咳痰，块状稠痰）

刘某，女，60岁。**初诊日期：** 2017年2月13日。

**主诉：** 反复心慌1个月，加重1周。

**现病史：** 1个月前，患者出现走路快则心慌，反反复复1个月，最近1周加重，每天均发作，伴有汗出，其间未进行系统治疗，遂前来我处就诊。

**刻下症：** 心慌伴有汗出，容易紧张，全身又怕冷，又怕热，有烘热，胸前区憋气，气短，喜长出气，大便1日1次，夜尿1次，无尿急。

**查体：** 舌暗，苔薄黄，有小裂纹，脉弦滑。

**方证辨证**

《伤寒论·辨太阳病脉证并治中第六》说："伤寒五六日中风，往来寒热，胸胁苦满、嘿嘿不欲饮食、心烦喜呕，或胸中烦而不呕，或渴，或腹中痛，或胁下痞硬，或心下悸、小便不利，或不渴、身有微热，或咳者，小柴胡汤主之。"笔者临床体会到小柴胡汤的方证是口苦，咽干，目眩，往来寒热，胸胁苦满，嘿嘿不欲饮食，心烦喜呕，脉弦。

《伤寒论·辨太阳病脉证并治中第六》说："伤寒若吐、若下后，心下逆满，气上冲胸，起则头眩，脉沉紧，发汗则动经，身为振振摇者，茯苓桂枝白术甘草汤主之。"笔者临床体会到苓桂术甘汤的方证是动则心悸，动则头晕，小便不利，舌淡，苔薄白，脉滑。

本案患者快走时心慌，全身又怕冷，又怕热，舌暗，苔薄黄，有小裂纹，脉弦滑，符合小柴胡汤合苓桂术甘汤的方证，故方证辨证为小柴胡汤证合苓桂术甘汤证。

**诊断：** 心悸　小柴胡汤证合苓桂术甘汤证。

**治疗：** 方用小柴胡汤去黄芩加茯苓四两合苓桂术甘汤。

| | | | |
|---|---|---|---|
| 柴　胡 24g | 党　参 9g | 清半夏 9g | 炙甘草 20g |
| 生　姜 9g | 大　枣 9g | 茯　苓 40g | 桂　枝 20g |
| 生白术 20g | 肉　桂 10g | | |

7剂，去滓再煎，分3次，早、中、晚饭后半小时温服。

**二诊（2017年2月20日）：** 心慌好转，患者诉出现咳嗽、咳痰，黄稠痰，呈块状，舌暗红，苔黄厚腻，大便1日1次，不干不稀，全身又怕冷，又怕热，气短，喜长出气，脉沉细。

**方证辨证**

《金匮要略·肺痿肺痈咳嗽上气病脉证治第七》说："治咳而胸满，振寒脉数，咽干不渴，时出浊唾腥臭。久久吐脓如米粥者，为肺痈。"笔者临床体会到桔梗白散的方证是咳痰，块状稠痰。本案患者咳嗽、咳痰，黄稠痰，呈块状，舌暗红，苔黄厚腻，符合桔梗白散证，故方证辨证为桔梗白散证。

**诊断：** 心悸　咳嗽　小柴胡汤证　苓桂术甘汤证　桔梗白散证。

**治疗：** 守原方合桔梗白散。

| 柴　胡 24g | 党　参 9g | 清半夏 9g | 炙甘草 20g |
| 生　姜 9g | 大　枣 9g | 茯　苓 40g | 桂　枝 20g |
| 生白术 20g | 肉　桂 10g | 桔　梗 18g | 浙贝母 18g |

7剂，去滓再煎，分3次，早、中、晚饭后半小时温服。

**三诊（2017年2月27日）**：患者诉心慌好转40%~50%，烘热汗出明显好转，胸前区憋气，咳嗽明显好转，咳痰明显减少，纳一般，眠可，舌暗红，苔薄黄，脉弦细。

**治疗**：守原方，稍改剂量。

| 柴　胡 24g | 党　参 9g | 清半夏 9g | 炙甘草 28g |
| 生　姜 9g | 大　枣 9g | 茯　苓 40g | 桂　枝 9g |
| 炒白术 28g | 肉　桂 21g | 桔　梗 18g | 浙贝母 18g |

7剂，去滓再煎，分3次，早、中、晚饭后半小时温服。

患者诉此诊自服第1剂后心慌、咳嗽、咳痰均未再发作。

随访2周，未再出现心慌、咳嗽、咳痰。

**按语**：《伤寒论·辨太阳病脉证并治中第六》说："伤寒五六日中风，往来寒热，胸胁苦满、嘿嘿不欲饮食、心烦喜呕，或胸中烦而不呕，或渴，或腹中痛，或胁下痞硬，或心下悸、小便不利，或不渴、身有微热，或咳者，小柴胡汤主之。柴胡半斤，黄芩三两，人参三两，半夏半升（洗），甘草（炙）、生姜各三两（切），大枣十二枚（擘）。上七味，以水一斗二升，煮取六升，去滓，再煎取三升，温服一升，日三服。若胸中烦而不呕者，去半夏、人参，加栝楼实一枚；若渴，去半夏，加人参合前成四两半、栝楼根四两；若腹中痛者，去黄芩，加芍药三两；若胁下痞硬，去大枣，加牡蛎四两；若心下悸、小便不利者，去黄芩，加茯苓四两；若不渴，外有微热者，去人参，加桂枝三两，温覆微汗愈；若欬者，去人参、大枣、生姜，加五味子半升、干姜二两。"

清·戈颂平《伤寒指归·丁·伤寒杂病论太阳篇指归卷之一》说："阴得阳则阖……阳得阴则开……心下，脾土也。或阳不内阖，脾土阳虚。曰：或心下悸。小便，半里也。阳不内阖，半里之阴不能从左上利半表。曰：小便不利。"戈氏认为膈上为阳，膈下为阴，上阳得阴则收，下阴得阳则散。心下悸的原因有两点：一是阳不能内收，阳气散发；二是脾阳不足，阴水上冲。小便不利的原因是下阴不能敛上阳，阳气外散，气化无力。

曹颖甫《伤寒发微·太阳篇》说："柴胡以散表寒，黄芩以清里热；湿盛生痰，则胸胁满，故用生姜、生半夏以除之；中气虚则不欲饮食，故用人参、炙甘草、大枣以和之，此小柴胡汤之大旨也……心下悸，小便不利，是为水气凌心，故去黄芩，加茯苓以泄之。"曹氏认为往来寒热用柴胡配伍黄芩，柴胡散表寒，黄芩清里热；汗液不出，湿气盛则生痰，聚于胸胁，故满痛，用生姜、半夏化痰和胃；脾胃气弱，运化无力，用人参、炙甘草、大枣三药补脾益气；如果出现心悸，小便不利的表现，是因为水饮从胸胁上冲于心，所以去苦寒黄芩，加茯苓以宁心健脾利水。本案患者除了符合小柴胡汤的方证外，还有反复心慌，故在小柴胡汤的基础上应用古法加减"若心下悸、小便不利者，去黄芩，加茯苓四两"。

《伤寒论·辨太阳病脉证并治中第六》说："伤寒若吐、若下后，心下逆满，气上冲胸，起则头眩，脉沉紧，发汗则动经，身为振振摇者，茯苓桂枝白术甘草汤主之。茯苓四两，桂枝三两（去皮），白术、甘草各二两（炙）。上四味，以水六升，煮取三升，去滓，分温三服。"

清·秦之桢《伤寒大白·头眩》说："言若吐，若下后，久病胃虚，不能运化，虚邪搏饮上冲，故头眩，脉沉紧，非汗脉，强发汗则振振身动，故用苓桂术甘汤，助中州化水饮。"秦氏认为吐下后，胃中津液亏虚，运化失职，水饮乘虚上冲，占据清窍，故头眩，脉沉紧，不是表证，不能发汗。如果发汗更伤津液，则阴虚风动，出现振振身动的表现，用苓桂术甘汤健脾利水，化饮降浊。

清·尤在泾《伤寒贯珠集·发汗吐下解后病脉证治三条》说："所谓病痰饮者，当以温药和之也。"尤氏认为，凡是痰饮之病，应当温补阳气，建中化水饮。

《金匮要略·肺痿肺痈咳嗽上气病脉证治第七》说："治咳而胸满，振寒脉数，咽干不渴，时出浊唾腥臭。久久吐脓如米粥者，为肺痈。桔梗、贝母各三分，巴豆一分（去皮，熬，研如脂）。上三味，为散，强人饮服半钱匕，羸者减之。病在膈上者吐脓血，膈下者泻出，若下多不止，饮冷水一杯则定。"

清·柯琴《伤寒来苏集·卷四》说："三物白散，贝母主疗心胸郁结，桔梗能开提血气，利膈宽胸，然非巴豆之辛热斩关而入，何以胜硝、黄之苦寒，使阴气流行而成阳也？白饮和服者，甘以缓之，取其留恋于胸，不使速下耳。散者，散其结塞，比汤以荡之更精。"柯氏认为因误用寒凉之药，如硝、黄等，导致阴寒内盛，须用浙贝母化痰开胸结，桔梗开提肺气，化痰宽胸，利膈，但是以巴豆辛热最为重要，散体中寒凝，振奋阳气。白饮为米汤送服，取其甘缓峻猛之力，在胸中久聚。散剂，取散结之意。

综上所述，结合临床体会，笔者认为小柴胡汤的方证是口苦，咽干，目眩，往来寒热，胸胁苦满，嘿嘿不欲饮食，心烦喜呕，脉弦。苓桂术甘汤的方证是动则心悸，动则头晕，小便不利，舌淡，苔薄白，脉滑。桔梗白散的方证是咳痰，块状稠痰。综观本案患者四诊信息，符合小柴胡汤的方证、茯苓桂枝白术甘草证、桔梗白散证，故投之以和解少阳，健脾利水，温肺化饮。

> 小柴胡汤的方证是：口苦，咽干，目眩，往来寒热，胸胁苦满，嘿嘿不欲饮食，心烦喜呕，脉弦。
>
> 茯苓桂枝白术甘草汤的方证是：动则心悸，动则头晕，小便不利，舌淡，苔薄白，脉滑。
>
> 桔梗白散的方证是：咳痰，块状稠痰。

# 炙甘草汤无效，细辨方证
## ——经方与时方接轨治愈反复心慌10余年

关键点：

炙甘草汤与天王补心丹区别；抓主证（主证不一定是主诉）；汤药不对证，7剂罔效，汤药对证，1剂而愈！问诊查体须详尽

赵某，女，65岁。**初诊日期：** 2016年8月19日。

**主诉：** 反复心慌10余年，加重2年。

**现病史：** 患者10余年前出现心慌，活动后则胸骨下段不适，未予重视。

2年前患者出现心慌加重，发作频繁，就诊于当地医院，心电图示窦性心动过速，24小时动态心电图未见明显异常，予对症处理（具体不详），心慌有所减轻，但仍有发作，患者苦于此，遂就诊于我处。

**刻下症：** 心慌频繁发作，每天均有发作，呈阵发性，心悸亢进，活动则胸骨下段不适，无气短。眠差（10余年，近一周较重），入睡困难，全身乏力，怕冷，纳少，大便干，1日1次，夜尿3次，无尿频、尿急。

**查体：** 体形微胖，舌淡暗，少苔，有裂纹，脉沉细。

**方证辨证**

《伤寒论·辨太阳病脉证并治下第七》说："伤寒脉结代，心动悸炙甘草

汤主之。"笔者临床体会到炙甘草汤的方证为心悸亢进，精神萎靡，体质虚弱（多偏瘦），口干，皮肤枯燥，大便干燥。本案中患者心慌频繁发作，每天均有发作，呈阵发性，心悸亢进，活动则胸骨下段不适，全身乏力，符合炙甘草汤的方证，故方证辨证为炙甘草汤证。

**诊断：**心悸 炙甘草汤证。

**治疗：**方用炙甘草汤。

> 炙甘草20g 党 参10g 桂 枝15g 生 姜15g
> 麦 冬12g 生 地60g 火麻仁6g 大 枣15g
> 阿胶珠10g

10剂，日1剂，水煎服，加白酒20~30ml，与药同煮，分2次，早、晚温服。

**二诊（2016年8月29日）：**患者自诉7剂药后出现全身酸软乏力，心慌无变化，入睡困难无变化，即自行停药。

现患者心慌同前，眠差同前，笔者反思，并且详细询问患者四诊信息：患者诉每天下午发作全身冷、乏力、自觉心跳加速，平素嗳气频作，胃脘部发硬（半年），舌淡红，少苔。前方无效，细忖之，患者有胃脘部不适以及失眠，虽未主诉，但或为主证，遂改方。

**方证辨证**

《伤寒论·辨太阳病脉证并治下第七》说："伤寒发汗，若吐若下，解后心下痞硬，噫气不除者，旋覆代赭汤主之。"笔者临床体会到旋覆代赭汤的方证是胃脘部胀满，按之不痛，噫气频作，呕吐痰涎或泛吐清水或头晕作眩，或纳差，大便干，苔白，脉弦。本案中患者平素嗳气频作，胃脘部发硬（半年），舌淡红，少苔，符合旋覆代赭汤方证，故辨证为旋覆代赭汤证。

《校注妇人良方》云："天王补心丹宁心保神，益血固精，壮力强志，令人不忘，清三海，化痰涎，祛烦热，除惊悸，疗咽干，育养心神。"笔者临床体会到天王补心丹的方证是心悸、失眠，烦热健忘，咽干，舌红少苔，脉细数。最主要的方证是心悸、失眠。本案中患者心慌，活动后则胸骨下段不适，眠差（10余年），入睡困难，少苔，符合天王补心丹的方证，故辨证为天王补心丹证。

**诊断：** 心慌　失眠　旋覆代赭汤证　天王补心丹证。

**治疗：** 方用旋覆代赭汤合天王补心丹。

| | | | |
|---|---|---|---|
| 代赭石 5g | 党　参 10g | 清半夏 10g | 旋覆花（包煎）15g |
| 生　姜 25g | 炙甘草 15g | 大　枣 12g | 柏子仁 10g |
| 酸枣仁 60g | 麦　冬 10g | 生　地 10g | 当　归 10g |
| 丹　参 10g | 玄　参 10g | 桔　梗 10g | 磁　石 10g |
| 五味子 10g | 远　志 10g | 茯　苓 10g | |

7剂，日1剂，水煎服，晚饭前半小时、晚饭后一小时各温服1次。

**三诊（2016年9月5日）：** 患者述1剂药后即诸症缓解，自觉"回到年轻时的状态"。心慌基本已愈，服药期间仅发作过1次心慌。夜寐好转，胃脘部发硬已愈，嗳气减少。

随诊1个月，心慌及失眠均痊愈。

**按语：** 《伤寒论·辨太阳病脉证并治下第七》说："伤寒发汗，若吐若下，解后心下痞硬，噫气不除者，旋覆代赭汤主之。旋覆代赭汤方：旋覆花三两，人参二两，生姜五两，代赭一两，甘草三两（炙），半夏半升（洗），大枣十二枚（擘）。上七味，以水一斗，煮取六升，去滓，再煎取三升。温服一升，日三服。"

成无己在《注解伤寒论·卷第四》中说："大邪虽解，以曾发汗吐下，胃气弱而未和，虚气上逆，故心下痞硬，噫气不除。"成氏认为此为胃虚之证。尤在泾在《伤寒贯珠集·卷二》中则说："伤寒发汗，若吐若下，邪气则解，而心下痞硬，噫气不除者，胃气弱而未和，痰气动而上逆也。"尤氏认为，此为胃虚挟痰之虚实错杂之证。

《伤寒论》第157条中："伤寒，汗出解之后，胃中不和，心下痞硬，干噫食臭，胁下有水气，腹中雷鸣下利者，生姜泻心汤主之。"与本条雷同，皆为伤寒解后，所发噫气，只是多下利一症。楼全善在《医学纲目·卷之三十二·伤寒部·合病并病汗下吐后等病·痞》中直指："病解后，心下痞硬，噫气，若不下利者，此条旋覆代赭汤也；若下利者，前条生姜泻心汤也。"其认为二者病机相同。日·森立之在《伤寒论考注·卷二》中引汪琥言："此噫气比前生姜泻心汤之干噫不同，是虽噫而不至食臭，故知其为中风虚也。"其认为旋覆代赭汤之证偏虚，生姜泻心汤之证则多食积之实，由是观之，本条还是以虚为主。诸多医家对于本方的观点也多为虚证或虚中夹实两种观点。观二方组成，皆以半夏、人参、枣、姜、草为基本组成，补虚降逆之意现矣。生姜泻心汤多黄芩、黄连二药，旋覆代赭汤则多旋覆花、代赭石二药，可见，前者在补虚降逆的基础上又加清火之药，是有内热之象，后者则加了降逆之药，应是气逆更重。笔者临床体会到旋覆代赭汤的方证是胃脘部胀满，按之不痛，噫气频作，呕吐痰涎或泛吐清水或头晕作眩，或纳差，大便干，苔白，脉弦。综观本案患者四诊信息，当属脾胃虚弱，胃气上逆，故投以旋覆代赭汤以降逆补虚。

《校注妇人良方·卷六·妇人热劳方论第一》云："天王补心丹宁心保神，益血固精，壮力强志，令人不忘，清三海，化痰涎，祛烦热，除惊悸，疗咽干，育养心神。" 人参（去芦）、茯苓、玄参、丹参、桔梗、远志各五钱，当归（酒浸）、五味、麦门冬（去心）、天门冬、柏子仁、酸枣仁（炒）各一两、生地黄四两。右为末，炼蜜丸，桐子大，用朱砂为衣，每服二三十丸，临卧，竹叶煎汤送下。"

吴昆在《医方考·卷三·虚损劳瘵门第十八》中云："过劳其心，忽忽喜忘，大便难，或是溏利，口内生疮者，此方主之。"清·何炫在《何氏虚劳心传·虚劳选方》中谓此方治"忧愁思虑伤心，心血不足，神志不宁，健忘怔忡，心跳善惊，虚烦无寐，大便不利，小便短赤，咽干口渴，口舌生疮等症"。二者所述，皆为心阴不足、心火亢盛之证，诸多医家亦以为然，即天王补心丹病机表现在两个方面，一为心血不足，二为虚热内扰。

张秉成在《成方便读·卷之一·补养之剂》中说："夫心为离火，中含真水，凡诵读吟咏，思虑过度，伤其离中之阴者，则必以真水相济。"罗美在《古今名医方论·卷四·天王补心丹》中说："补心丹用生地黄为君者，取其下足少阴以滋水主，水盛可以伏火，此非补心之阳，补心之神耳。"多数医家认为，此方之意不仅在于降心火，亦要滋肾水，而生地主要为此用。笔者临床体会到天王补心丹的方证是心悸、失眠，烦热健忘，咽干，舌红少苔，脉细数。最主要的方证是心悸、失眠。本案中患者心慌，活动则胸骨下段不适，眠差（10余年），入睡困难，舌淡红，少苔，符合天王补心丹的方证，故用天王补心丹以补心安神。

天王补心丹与炙甘草汤均为补心之剂，均可用于心悸。仲景云炙甘草汤用于"脉结代，心动悸"者，与天王补心丹不同之处在于"脉结代"。何为"脉结代"？成无己在《注解伤寒论·辨太阳病脉证并治下第七》中说："结代之脉，动而中止，能自还者，名曰结；不能自还者，名曰代。由气血虚衰，不能相续也。"其言此为气血俱不足之象，由是观之，炙甘草汤用于气血双亏者。而天王补心丹所治之证多有阴虚火热之象，如柯琴所言："心者主火，而所以主者，神也。肾衰则火为患，故补心者，必清其火而神始安。"此述多强调的是心阴不足。再者，两者均为"心"病，医家每提及炙甘草汤，多以《素问·痿论篇》中"心主身之血脉"论及，是心与血脉的关系。心脉受损，心气鼓动出了问题，则"脉结代，心动悸"。而天王补心丹者，则多言《素问·灵兰秘典论篇》所说"心者，君主之官，神明出焉"，是心与神的关系。心阴受损者心神不宁，则心悸失眠。

从二者组方来看，炙甘草汤君药为甘草，《名医别录·上品·卷第一》中言其"通经脉，利血气"，为补气利气之要药，丹波元简在《伤寒论辑义·卷三·辨太阳病脉证并治下》直接指出："心悸脉结代，专主甘草，乃是取乎通经脉利血气"。方中药量较大，炙甘草为四两，而生地用了一斤，大枣也用到书中最大量——30枚，加火麻仁、阿胶、麦冬等滋阴养血之药，和人参、桂枝等益气养阳之药，滋阴养阳并举，皆为复脉。关于天王补心丹，医者多认为生地为其君药。《医方考·卷三·虚损劳瘵门第十八》谓生地"解心热"，主要为清热，汪昂在《医方集解·卷一·补养之剂》中说："生地、元参，北方之药，补水所以制火"。方中玄参、天麦冬、当归、丹参滋阴清热，朱砂、远志、酸枣仁、柏子仁、五味子收敛安神，佐以少量人参、茯苓益气以养阴安神，重在滋阴清热安神，方中生地量较大，为四两，剩下皆为常量，重在慢补。

本案中患者主诉为心慌，亦有心动过速，心脉不稳之象，故投以炙甘草汤，意在于气血双补以复脉，而忽略了胃脘胀满，脾胃虚弱之象（首次未提及），投以大剂量生地，而至其不能耐受，诸症未减却出现怕冷、乏力等症。

二诊时用养心安神之药兼顾脾胃，药量不大，反取效甚速，可见，诊病时抓主证之重要。但需要注意的是，主证并不一定是主诉。另外，问诊查体须详尽，并兼顾患者体质，才能把握住病机，药到病除。

> 旋覆代赭汤的方证是胃脘部胀满，按之不痛，噫气频作，呕吐痰涎或泛吐清水或头晕作眩，或纳差，大便干，苔白，脉弦。
>
> 天王补心丹的方证是心悸、失眠，烦热健忘，咽干，舌红少苔，脉细数。

# 此法试之颇验，不可以其平易而忽之
## ——经方治愈全身不定处抽搐3年案

**关键点：**

7剂药后3年抽搐痊愈；咳黑块痰；"此汤为纯阴之剂"

许某，男，68岁。**初诊日期：**2017年3月29日。

**主诉：**全身不定处抽搐3年。

**现病史：**患者3年前出现全身不定处抽搐，每天均发作，现为求诊治，就诊于我处。

**刻下症：**全身抽筋，以两胁下为主，每天均发作，每次持续4~5秒，常常夜间一翻身就抽筋，每天晚上发作2~3次，咳痰，每天咳痰几十次，多为黑块痰，二便调。

**查体：**舌淡暗，苔薄黄，脉沉细。

**方证辨证**

《伤寒论·辨发汗后病脉证治第十七》说："伤寒脉浮，自汗出，小便数，心烦，微恶寒，脚挛急，反与桂枝欲攻其表，此误也。得之便厥，咽中干，烦躁吐逆者，作甘草干姜汤与之，以复其阳；若厥愈足温者，更作芍药甘草汤与之，其脚即伸。"笔者临床体会到芍药甘草汤的方证为脚挛急，或肌肉抽搐，屈伸不利，内脏阵发性、痉挛性疼痛，无明显怕冷，舌红少苔。本案患者全身抽筋，以两胁下为主，每天均发作，每次持续4~5秒，夜间一翻身就抽筋，每天晚上发作2~3次，符合芍药甘草汤的方证，故辨为芍药甘草汤证。

《金匮要略·肺痿肺痈咳嗽上气病脉证治第七》说："治咳而胸满，振寒脉数，咽干不渴，时出浊唾腥臭。久久吐脓如米粥者，为肺痈。"笔者临床体会到桔梗白散的方证是咳痰，块状稠痰。本案患者每天咳痰几十次，黑块痰，故符合桔梗白散方证。

**诊断：** 瘈疭  芍药甘草汤证。

**治疗：** 方用芍药甘草汤合桔梗白散。

生白芍 60g　　炙甘草 60g　　桔　梗 18g　　浙贝母 18g

14剂，水煎服，日1剂，分3次，早、中、晚饭后半小时温服。

**二诊：** 患者诉服药7剂后，抽搐痊愈，咳痰转为清稀痰，容易咳出。

**按语：** 《伤寒论·辨发汗后病脉证治第十七》说："伤寒脉浮，自汗出，小便数，心烦，微恶寒，脚挛急，反与桂枝欲攻其表，此误也。得之便厥，咽中干，烦躁吐逆者，作甘草干姜汤与之，以复其阳；若厥愈足温者，更作芍药甘草汤与之，其脚即伸。芍药甘草汤方。白芍药四两，甘草四两（炙）。上二味，以水三升，煮取一升五合，去滓，分温再服。"

又《伤寒论·辨阳明病脉证治第八》中载："阳明病，脉迟，汗出多，微恶寒者，表未解也，可发汗，宜桂枝汤。"伤寒脉浮兼有自汗，若是无里证，可用桂枝汤。然此证中又见心烦、小便数之里证，误用桂枝之后出现咽干、烦躁吐逆，为阴虚阳逆之象。

清·尤在泾《伤寒贯珠集·卷一·太阳斡旋法第三》中说："夫既阴虚于下，而又阳逆于上，则必先复阳气而后复阴气，故作甘草干姜汤甘辛复阳之剂，阳复则厥愈而足温矣，更作芍药甘草汤甘酸复阴之剂，阴生则两脚自伸矣。"治当以回虚阳之逆为先，然此证较四逆汤证轻，故不用附子，以甘草干姜汤即可。阳复，但有小腿部肌肉挛急，可予芍药甘草汤解痉。芍药甘草汤临床应用时应当抓住"肌肉痉挛抽搐"这六个字，广泛运用其治疗有肌肉痉挛抽搐性疾病。

清·柯琴在《伤寒附翼·卷下·阳明方总论》中说："盖脾主四肢，胃主津液，阳盛阴虚，脾不能为胃行津液以灌四旁，故足挛急。用甘草以生阳明之津，芍药以和太阴之液，其脚即伸，此亦用阴和阳法也。"肌肉挛急，是筋脉不荣。《素问·厥论篇》载："酒入于胃，则络脉满而经脉虚，脾主为胃行其津液者也，阴气虚则阳气入，阳气入则胃不和，胃不和则精气竭，精气竭则不营其四肢也。"阳盛阴虚，脾为胃行津液职能受限，脾主肉，故可见全身筋脉濡养不足而出现挛急。

清·徐大椿在《伤寒类方·杂法方类十二》中说："此汤为纯阴之剂，以复其阴也，阴阳两和而脚伸矣。"方用芍药甘草复其阴，使阴阳和，津液布，而挛急可舒。

笔者临床体会到芍药甘草汤的方证为脚挛急，或肌肉抽搐，屈伸不利，内脏阵发性、痉挛性疼痛，无明显怕冷，舌红少苔。综观本案患者四诊信息符合芍药甘草汤的方证，故辨为芍药甘草汤证。本案患者服用7剂药而3年之抽搐痉愈，正如清·吕震名于《伤寒寻源·下集》中所说："此法试之颇验，不可以其平易而忽之。"

> ❝
> 　　芍药甘草汤的方证为脚挛急，或肌肉抽搐，屈伸不利，内脏阵发性、痉挛性疼痛，无明显怕冷，舌红少苔。
> ❞

# 皮肤瘙痒妙方

## ——经方治愈皮肤瘙痒、红疹9个月案

> **关键点：**
>
> 一首无止痒药物的经方；"以其不能得小汗出，身必痒"

陈某，女，45岁。**初诊日期：** 2017年3月24日。

**主诉：** 反复皮肤瘙痒，红疹9个月。

**现病史：** 2016年6月傍晚洗澡后在院中散步，受风后出现全身瘙痒，皮肤泛红，每天均发作，夜间加重，抓挠皮肤后痒加剧，出现高出皮肤表面的红疹，影响睡眠，甚则彻夜不眠。先后服用抗过敏药，如西替利嗪、氯雷他定等，当天有效，第二天则复发，患者苦于反复瘙痒，遂前来我处就诊。

**刻下症：** 全身瘙痒，晚上加重，抓挠后瘙痒加剧，出现高出皮肤表面的红疹，每于受风受寒后诱发或加重，身上无汗，胸闷，后背发紧，食后腹胀，无恶心呕吐，全身怕冷，大便1日1次，成形，夜尿1~2次。

**查体：** 头发有少量白发，舌淡红，苔薄黄，略腻，脉细。

**方证辨证**

《伤寒论·辨太阳病脉证并治上第五》说："太阳病，得之八九日，如疟状，发热恶寒，热多寒少，其人不呕，清便欲自可，一日二三度发。脉微缓者，为欲愈也；脉微而恶寒者，此阴阳俱虚，不可更发汗、更下、更吐也；

面色反有热色者，未欲解也，以其不能得小汗出，身必痒，宜桂枝麻黄各半汤。"笔者临床体会到桂枝麻黄各半汤的方证是全身或局部瘙痒，无汗，局部或面色红，受风则发作或加重，偏怕冷，脉弦细数。本案患者洗澡后在院中散步，受风后出现全身瘙痒，皮肤泛红，每天均发作，夜间加重，抓挠皮肤后瘙痒加剧，全身怕冷，舌淡红，苔薄黄，略腻，符合桂枝麻黄各半汤的方证，故方证辨证为桂枝麻黄各半汤证。

**诊断：**荨麻疹　桂枝麻黄各半汤证。

**治疗：**方用桂枝麻黄各半汤。

桂　枝 18g　　白　芍 12g　　生　姜 12g　　炙甘草 12g

生麻黄 12g　　大　枣 12g　　杏　仁 12g

14剂，水煎服，分3次，早、中、晚饭后半小时温服。

**二诊（2017年4月8日）：**服用4剂即不痒，不起红疹，舌淡，苔薄黄，全身怕冷已愈，胸闷，后背发紧已愈，原来心率40~45次/min，现在57次/min左右。

随访10天未复发。

**按语：**《伤寒论·辨太阳病脉证并治上第五》说："太阳病，得之八九日，如疟状，发热恶寒，热多寒少，其人不呕，清便欲自可，一日二三度发。脉微缓者，为欲愈也；脉微而恶寒者，此阴阳俱虚，不可更发汗、更下、更吐也；面色反有热色者，未欲解也，以其不能得小汗出，身必痒，宜桂枝麻黄各半汤。方十。桂枝一两十六铢（去皮），芍药、生姜（切）、甘草（炙）、麻黄各一两（去节），大枣四枚（擘），杏仁二十四枚（汤浸，去皮尖及两仁者）。上七味，以水五升，先煮麻黄一二沸，去上沫，内诸药，煮取一升八合，去滓，温服六合。本云，桂枝汤三合，麻黄汤三合，并为六合，顿服。将息如上法。"

曹颖甫《伤寒发微·太阳上篇》说："若面有热色微烦，如郁冒状，则营热欲泄为汗，而皮毛不达也。且营热内张，毛孔外塞，则其身必痒，故宜桂枝麻黄各半汤，以期肌表双解，则一汗而愈矣。"曹氏认为，面色有热色者是营分有热，而皮毛闭阻，不能发汗，热势从营外至皮毛，所以身必痒，用桂枝麻黄各半汤发汗开腠理，解肌泻营热。

清·尤在泾《伤寒贯珠集·太阳权变法第二》说："若面色反有热色者，邪气欲从表出，而不得小汗，则邪无从出，如面色缘缘正赤，阳气怫郁在表，当解之、熏之之类也。身痒者，邪盛而攻走经筋则痛，邪微而游行皮肤则痒也。夫既不得汗出，则非桂枝所能解，而邪气又微，亦非麻黄所可发，故合两方为一方，变大制为小制，桂枝所以为汗液之地，麻黄所以为发散之用，且不使药过病，以伤其正也。"尤氏认为，面色反有热色者为阳气浮于表，身痒是因为轻邪在皮肤中走窜。桂枝汤功擅调和营卫，麻黄汤功擅发汗，故二方合用，减其剂量，桂枝汤既可帮助发汗，又可敛汗，麻黄汤解表发汗，散微邪而不伤阴。

清·钱潢《伤寒溯源集》说："此以风寒两伤营卫，故以桂枝麻黄之半，合而为各半汤以病解之。然邪虽浮浅，恐芍药之酸收，敛营分之寒邪，故止留其三分之一。又欲其汗小，已有桂枝可发微汗，故麻黄杏仁亦止留其三分之一。尚恐其太泄，又以芍药微敛之，而能适中病情也。且所煮不过一升八合，所服六合而已，为剂小而所服者少，自无过发之弊，恰可以解散其邪已耳。无太过不及，此所以为时中之剂欤。"钱氏认为，本病为风寒侵犯营卫，邪气轻微，恐芍药敛营分邪气，故取桂枝汤三分之一，不希望发汗过多，所以取麻黄汤三分之一。且有芍药缓和，汤药量少，可以防止过治，正好可以散解邪气。

综上所述，结合临床，笔者体会到桂枝麻黄各半汤的方证是：全身或局部瘙痒，无汗，局部或面色红，受风则发作或加重，偏怕冷，脉弦细数。**本案患者洗澡后在院中散步，受风后出现全身瘙痒，皮肤泛红，每天均发作，夜间加重，抓挠皮肤后瘙痒加剧，全身怕冷，舌淡红，苔薄黄，略腻，符合桂枝麻黄各半汤的方证，故投之以发小汗，止身痒。**

> "
>
> 笔者临床体会到桂枝麻黄各半汤的方证是全身或局部瘙痒，无汗，局部或面色红，受风则发作或加重，偏怕冷，脉弦细数。
>
> "

# 经方治愈反复双膝盖以下发凉20年，加重7年案

关键点：

经方原方；20年痼疾，2剂即愈

苑某，女，57岁。**初诊日期：** 2017年4月10日。

**主诉：** 反复双膝盖以下发凉20年，加重7年。

**现病史：** 患者20年前自觉怕风，双膝盖以下出现发凉症状，感觉经常性冷风往里灌，夜里加重。

7年前，患者出现双膝盖以下发凉症状加重，昼夜均感觉明显，持续不减。患者颇为苦恼，遂就诊于我处。

**刻下症：** 反复双膝盖以下发凉，有冷风往里灌的感觉，夜间加重。无腰冷，无下肢无力，纳少，眠差，大便1日2~3次，成形，夜尿2次，有尿急。

**查体：** 舌淡红，有瘀点，苔薄黄，脉沉细。

**方证辨证**

《伤寒论·辨厥阴病脉证并治第十二》说："手足厥寒，脉细欲绝者，当归四逆汤主之。"《伤寒论·辨不可下病脉证并治第二十》说："下利脉大者，虚也，以强下之故也。设脉浮革，因尔肠鸣者，属当归四逆汤。"笔者临床体会到当归四逆汤的方证是手足发凉（膝关节、肘关节以下发凉），舌淡，脉细或沉细。本案患者双膝盖以下发凉，怕风，舌淡红，脉沉细，符合当归四

逆汤的方证，辨证为当归四逆汤证。

**诊断：** 痹证　当归四逆汤证。

**治疗：** 方用当归四逆汤。

当　归18g　桂　枝18g　白　芍18g　细　辛（先煎半小时）6g

炙甘草12g　通　草12g　大　枣18g

5剂，水煎服，日1剂，分3次，早、中、晚饭后半小时服用。

**二诊（2017年4月14日）：** 患者诉服药1剂后腹胀，腿胀，腰以下发胀。服药2剂后双膝盖以下发凉即愈，无冷风灌的感觉。服药第3剂后大便稀，不成形，便后无不适，已无尿急症状。

继续服用7剂，诸症告愈。

随访1周，双膝盖以下发凉症状未复发，不再感觉有冷风往里灌，二便调。

**按语：** 《伤寒论·辨厥阴病脉证并治第十二》说："手足厥寒，脉细欲绝者，当归四逆汤主之。当归三两，桂枝三两（去皮），芍药三两，细辛三两，甘草二两（炙），通草二两，大枣二十五枚（擘，一法十二枚）。上七味，以水八升，煮取三升，去滓，温服一升，日三服。"笔者认为，其中"手足厥寒"非四肢逆冷，因其厥逆的范围未过肘膝。而对于"脉细欲绝"，清·莫枚士在《研经言·卷三》中说："此症比诸四逆略轻。所以改用当归者，在一'细'字上勘出。诸四逆皆脉微，无言细者。微、细虽皆亡阳脉，而微为无气，细为无血，其指不同。"故此为血虚的表现，血虚感寒，寒凝经脉，气血运行不畅，故"手足厥逆"。《伤寒论·辨不可下病脉证并治第二十》说："下利脉大者，虚也，以强下之故也。设脉浮革，因尔肠鸣者，属当归四逆汤。"此中症状是中阳不足的表现，与血虚寒凝证并无违背，中阳不足而易受寒邪侵袭。

本案患者长年怕风，双膝盖以下发凉，感觉冷风往里灌，服当归四逆汤1剂后出现腹胀，腿胀，腰以下发胀，服用2剂后双膝盖以下发凉即愈，无冷风灌的症状。服药第3剂后大便稀，不成形，便后无不适，已无尿急症状。笔者认为，此为阴阳得调的表现，经脉气行，气行则血行，血虚得以改善，寒凝得以温通，故双膝盖以下发凉的症状2剂即愈。服药第1剂后出现腹胀，腿胀，腰以下发胀的症状，笔者认为此为气血运行祛除经脉凝寒的表现。服药第3剂后出现大便稀，不成形，但便后无不适，无尿急的症状。

明·方有执《伤寒论条辨·卷之五·辨厥阴病脉证并治第八》中说："久寒，谓宿昔素常脏腑有沉寒也。"笔者认为，此为素体中阳不足，久寒蕴于脏腑得以祛除的好转现象。清·王子接在《绛雪园古方选注·伤寒科·和剂》中说："当归四逆汤……用酸甘以缓中，则营气得至太阴而脉生，辛甘以温表，则卫气得行而四末温。"故笔者认为，当归四逆汤中以桂枝汤为基础，用当归与大枣增强其养血补血之力，用细辛及木通加大其温经散寒之功，而去生姜是以除其散表之性，全方共奏温经散寒、养血通脉之效。综观本案患者四诊信息，符合当归四逆汤的方证，辨证为当归四逆汤证。

> 笔者临床体会到当归四逆汤的方证是手足发凉（膝关节、肘关节以下发凉），舌淡，脉细或沉细。

# 方子愈小，药量与煎服法之重要性愈为凸显
## ——经方治愈小便困难案

关键点：

重剂茯苓；煎服法；戒盐

李某，男，59岁。初诊日期：2017年4月22日。

**主诉：** 小便困难半个月。

**现病史：** 患者半个月前出现小便困难，甚为之苦，为求中医诊疗，就诊于我处。

**刻下症：** 小便困难，排小便需等待2~3分钟才能排出，排尿中间还需停顿几秒钟才可，小便少，无尿急、尿痛，无腰酸腰痛，无明显怕冷怕热，纳、眠可，大便正常。

**查体：** 体形中等，舌淡红，苔黄腻，脉沉细。

**方证辨证**

《金匮要略·消渴小便不利淋病脉证并治第十三》言："小便不利，蒲灰散主之，滑石白鱼散、茯苓戎盐汤并主之。"笔者临床体会到茯苓戎盐汤的方证为小便不利，尿不尽或尿等待，小便量少。本案中患者小便困难，排小便需等待2~3分钟才能排出，排尿中间还需停顿几秒钟才可，小便量

少，舌淡红，苔黄腻，脉沉细，符合茯苓戎盐汤的方证，故辨证为茯苓戎盐汤证。

**诊断：** 小便不利　茯苓戎盐汤证。

**治疗：** 方用茯苓戎盐汤。

茯　苓 110g　　生白术 28g

7剂，水煎服，上两味武火煮沸后，再加盐1勺及适量凉白开水，重新煮沸，日1剂，分2次，早、晚饭后半小时温服。

服药4剂后，小便困难、小便少痊愈。

随访1周，未有反复。

**按语：** 《金匮要略·消渴小便不利淋病脉证并治第十三》言："小便不利，蒲灰散主之，滑石白鱼散、茯苓戎盐汤并主之。茯苓戎盐汤方：茯苓半斤，白术二两，戎盐（弹丸大）一枚。上三味，先将茯苓、白术煎成，入戎盐，再煎，分温三服。"仲景以一个"小便不利"引出三方而未列其异同，其用意确实耐人寻味，此或许为后世注家用此三方不多的一个原因。

关于小便不利一症，《伤寒论》《金匮要略》述方众多，如太阳病的桂枝去桂加茯苓白术汤，阳明病的猪苓汤，再如虚劳之肾气丸，水气之瓜蒌瞿麦丸等，几乎皆有明确的用方指征，唯独此三方仅以小便不利为唯一症状。近代名医陈伯坛在《读过金匮卷十九》中言："种种不利小便之证在上下文，立方当然非专为利小便而设，亦无从禁制其小便之理。本条则着眼在脏无他病之小便，不利惟有利之愈而已。"解释此三方乃专为利小便而设，可用于无其他症状之小便不利。

清·陈修园亦认为"其证不杂，其方亦不必求深"，但陈氏提出"审系湿热，蒲灰散主之。若系血，即用滑石白鱼散。若欲驱除阴分之水湿，茯苓戎盐汤并主之"(《金匮要略浅注》)。陈氏指出三方虽不必求深,但仍有所偏重。且观三方组成,皆为简单小方。蒲灰散由蒲灰、滑石组成,蒲灰一物虽各家认识不同,但以蒲黄者较多。在《备急千金要方》中有以蒲黄、滑石成方者,主"小便不利,茎中急痛,少腹急痛",与陈氏所言"湿热"有几分类似。滑石白鱼散则由滑石、白鱼、乱发组成。"发为血之余",《神农本草经》中言它"主五癃,关格不通,利小便水道。"明·李中梓在《雷公炮制药性解》中讲其"入心经";白鱼,《本草纲目》谓之鱼衣,汉·陶弘景在《名医别录》中言之"主治淋,堕胎"。此二药皆与血相关,言之"系血"有理矣。茯苓戎盐汤,戎盐按《本草纲目》为青盐,日·吉益东洞在《皇汉医学》中言本方用于"心下悸,而小便不利者",且"小便淋漓难通,或小便闭者,渴而好盐味者,此方为妙",大概肾为水脏,肾虚水泛,甚则上扰心神者较宜。由是观之,陈氏之见颇有几分道理。

笔者临床体会到茯苓戎盐汤的方证为小便不利,尿不尽或尿等待,小便少。本案中患者小便困难,排小便需等待2~3分钟才能排出,排尿中间还需停顿几秒钟才可,小便少,无尿急、尿痛,无腰酸腰痛,无明显怕冷怕热,舌淡红,苔黄腻,脉沉细,为小便不利,且为陈伯坛所言"脏无他病之小便不利",故用茯苓戎盐汤以通利小便。

另外,本方取效的另一秘诀在于药量与煎服法。原方中茯苓为半斤,白术为二两,笔者体会到非重剂茯苓无以取效。戎盐,即青盐,难以觅得,与现在的食盐性味较为类似,故以食盐代之,使用本方时应注意需在两药煎成后入盐,再沸。方子愈小,药量与煎服法之重要性愈为凸显,此用者不可不思矣。

笔者临床体会到茯苓戎盐汤的方证为小便不利，尿不尽或尿等待，小便少。

# 3年之痼疾经方叠用5剂而愈案

关键点：

气短效方；气塞良方

李某，女，57岁。初诊日期：2016年9月23日。

**主诉：** 反复发作气短3年。

**现病史：** 患者3年前反复出现气短，喜长出气，严重时气息不能相接，甚为苦恼，遂就诊于我处。

**刻下症：** 气短，上气不接下气，喜长出气，胸中气塞，双下肢发沉，眠差，后脑勺处胀痛，偏怕冷，无口苦，大便1日1次，不成形，夜尿1次。

**查体：** 舌淡暗，苔黄腻，脉弦滑。

**方证辨证**

《金匮要略·胸痹心痛短气病脉证治第九》："胸痹，胸中气塞，短气，茯苓杏仁甘草汤主之，橘枳姜汤亦主之"。笔者临床体会到茯苓杏仁甘草汤的方证为胸痹之短气、气塞，短气重于气塞，小便不利，舌苔白厚。茯苓杏仁甘草汤为气短第一方。橘枳姜汤的方证为：胸痹之气塞、短气，而气塞重于短气，心前区闷痛或胀痛，咽喉发紧，情志不畅时诸症加重。橘枳姜汤为气塞第一方。本案中患者症见气短，上气不接下气，喜长出气，胸中气塞，怕冷，符合茯苓杏仁甘草汤的方证，亦符合橘枳姜汤的方证，故辨证为茯苓杏仁甘草汤证，橘枳姜汤证。

**诊断：**胸痹　茯苓杏仁甘草汤证　橘枳姜汤证。

**治疗：**方用茯苓杏仁甘草汤合橘枳姜汤。

> 茯　苓 30g　　杏　仁 18g　　生甘草 10g　　陈　皮 50g
>
> 枳　壳 15g　　生　姜 25g

7剂，水煎服，日1剂，分3次，早、中、晚饭后服用。

**二诊（2016年9月30日）：**患者诉服用5剂药后，气短，喜长出气、胸中气塞均已愈，双下肢发沉基本已愈，余症同前。

再继续随访1周，未见反复。

**按语：**《金匮要略·胸痹心痛短气病脉证治第九》："胸痹，胸中气塞，短气，茯苓杏仁甘草汤主之，橘枳姜汤亦主之。茯苓杏仁甘草汤方：茯苓三两，杏仁五十个，甘草一两。上三味，以水一斗，煮取五升，温服一升，日三服。不差更服。橘枳姜汤方：橘皮一斤，枳实三两，生姜半斤。上三味，以水五升，煮取二升，分温再服。《肘后》《千金》云：治胸痹愊愊如满，噎塞习习如痒，喉中涩燥，唾燥沫。"

清·沈明宗《张仲景金匮要略·卷九·短气》说："此痹胸中之气也。邪气阻塞胸膈，肺气不得往来流利，则胸中气塞短气。方用杏仁通调肺气，以茯苓渗导引湿下行，甘草和中，俾邪去则痹开而气不短矣。然胸痹乃胸中气塞，土湿寒浊阴气，以挟外邪上逆所致，故橘、枳、生姜善于散邪下浊，所以亦主之。"沈氏认为邪气阻滞上焦，导致肺气宣发肃降不利，出现气短、气塞症状，可用杏仁调畅肺气，茯苓引湿下行，甘草和中，则邪去正复，也可用善于散邪下浊的橘、枳、生姜祛除导致胸中气短、气塞的寒浊邪气。

清·黄元御《金匮要略悬解·卷十六》说："胸痹，胸中气塞，短气，是土湿胃逆，浊气痞塞，肺无降路，是以短气。肺气湮塞，则津液凝瘀，而化痰涎。茯苓杏仁甘草汤，杏仁利气而破壅。苓、甘，补土而泻湿也。橘枳生姜汤，橘皮破凝而开郁，枳、姜，泻满而降浊也。"二方（茯苓杏仁甘草汤、橘枳姜汤）合用可以利气破凝而开郁泻满。

笔者临床体会到茯苓杏仁甘草汤的方证为胸痹之短气、气塞，短气重于气塞，小便不利，舌苔白厚。橘枳姜汤的方证为胸痹之气塞、短气，而气塞重于短气，心前区闷痛或胀痛，咽喉发紧，情志不畅时诸症加重。以笔者临床经验，二者所主相同，所治相差不大，临床上常常叠用之，但水饮之象显著者茯苓剂效果更好，气滞之象显著者，橘枳剂疗效更佳。综观本案中患者的四诊信息，符合茯苓杏仁甘草汤的方证，亦符合橘枳姜汤证，故两方合用，宣肺利气化饮，降浊散邪，邪气正复，气机流通，则见患者气短、喜长出气、胸中气塞、双下肢发沉痊愈。

> 笔者临床体会到茯苓杏仁甘草汤的方证为胸痹之短气、气塞，短气重于气塞，小便不利，舌苔白厚。
>
> 橘枳姜汤的方证为胸痹之气塞、短气，而气塞重于短气，心前区闷痛或胀痛，咽喉发紧，情志不畅时诸症加重。

# 经方叠用治愈整个项背部僵硬1个月案

**关键点：**

瓜蒌根/天花粉；方证鉴别；葛根汤/瓜蒌桂枝汤/桂枝加葛根汤

王某，女，41岁。初诊日期：2020年12月7日。

**主诉：**反复项背部僵硬1个月，加重1周。

**现病史：**患者1个月前出现整个后背及项背部僵硬，反复发作。近1周上述症状加重，因为后背僵硬而不能平卧，严重影响睡眠，遂来我处就诊。

**刻下症：**整个项背部（从后头部至腰骶部）僵硬、酸紧，不能平卧，眠差，身上有汗，怕风怕冷，口干，手脚冰凉，大便1日1次，不干不稀，夜尿无，纳可。

**查体：**体形偏瘦，面色黄，两颊有斑，舌淡红，苔薄白中间黄，脉沉。

**方证辨证**

《金匮要略·痉湿暍病脉证第二》说："太阳病，其证备，身体强，几几然，脉反沉迟，此为痉，瓜蒌桂枝汤主之。"笔者临床体会到瓜蒌桂枝汤的方证是全身肌肉酸痛僵硬，恶风恶寒，口干口渴，脉沉迟。本案患者整个后背部（从后头部至腰部）僵硬、酸紧，身上有汗，怕风怕冷，口干，符合瓜蒌桂枝汤的方证，故辨证为瓜蒌桂枝汤证。

《伤寒论·辨太阳病脉证并治上第五》说："太阳病，项背强几几，反汗出恶风者，桂枝加葛根汤主之。"笔者临床体会到桂枝加葛根汤的方证是项背僵硬发紧，恶风恶寒，局部汗出，或触诊局部发凉。本案患者颈部僵硬，局部有汗，怕风怕冷，符合桂枝加葛根汤的方证，故辨证为桂枝加葛根汤证。

**诊断：** 痉病　瓜蒌桂枝汤证　桂枝加葛根汤证。

**治疗：** 方用瓜蒌桂枝汤合桂枝加葛根汤。

天花粉 10g　桂　枝 15g　生白芍 15g　大　枣 15g

生甘草 10g　生　姜 15g　葛　根（先煎）60g

11剂，水煎服，日1剂，分2次，早、晚饭后半小时温服。

**二诊（2020年12月18日）：** 患者述服药1~2剂即见效，自觉肠胃通气。

5剂后，整个后背松开了，颈部僵硬感大减，仅两肩轻度发沉。

**按语：**《金匮要略·痉湿暍病脉证第二》："太阳病，其证备，身体强，几几然，脉反沉迟，此为痉，瓜蒌桂枝汤主之。瓜蒌桂枝汤方：瓜蒌根二两，桂枝三两，芍药三两，甘草二两，生姜三两，大枣十二枚。上六味，以水九升，煮取三升，分温三服，取微汗。汗不出，食顷，啜热粥发之。"

《伤寒论》开方为桂枝汤，《金匮要略》则始于瓜蒌桂枝汤，本方实为桂枝汤加瓜蒌根二两而成。《本草纲目·第一卷·序例上》载："天花粉即瓜楼根""主大热烦渴"，可知瓜蒌根即现代常用之天花粉。

纵观本证："太阳病其证备"，即见头痛、发热、汗出、恶风一派太阳中风之象；"身体强，几几然"，即全身肌肉僵硬、筋脉拘挛之象。而太阳中风脉当浮缓，今反沉迟，可知津液受损严重，急需生津润燥，柔润筋脉。《金匮要略·痉湿暍病脉证第二》言，"太阳病，发汗太多，因致痉"，又言"太阳病，发热汗出而不恶寒，名曰柔痉"。由此可知，该证为汗出津伤，筋脉失于濡养所致的柔痉，而较葛根汤及桂枝加葛根汤之"项背强几几"范围更广，程度更深，故仅仅用起阴气之葛根解肌尚且不足也，应于源头处着手，予资津液之"瓜蒌根二两"，生津润燥，阴津充足则筋脉得舒，诸证自除。

《神农本草经·卷中》载瓜蒌根"味苦，寒。主消渴身热，烦满大热"，张锡纯《医学衷中参西录·第四期·第三卷·天花粉解》言其"性凉而润，清火生津……又善通行经络"。瓜蒌根凉润生津，柔养筋脉，兼疏通经络，使阴津输布于全身，故为本方要药。诚如清·邹谢在《本经疏证·卷六·栝蒌根》中言："阴不承阳，则必取生阴之速者，以益上中之液，使得与阳交。生阴之速，益上中之液者，舍栝蒌根其谁取耶？"又言："太阳证备，还治以治太阳之法。"故总以桂枝汤为底方调和营卫，疏散在表之邪，加生阴之"栝蒌根二两"，则阴津得化，筋脉得舒，着实妙哉。

瓜蒌桂枝汤、葛根汤、桂枝加葛根汤三方总以筋脉失养为主，主要表现略有不同。其鉴别要点（表6）有二，一为汗出与否，二为僵硬的部位及范围。

表6　瓜蒌桂枝汤、葛根汤、桂枝加葛根汤的鉴别要点

| 方名<br>鉴别要点 | 瓜蒌桂枝汤 | 葛根汤 | 桂枝加葛根汤 |
|---|---|---|---|
| 有汗与否 | 有汗 | 无汗 | 有汗 |
| 僵硬的范围及程度 | 范围广，可涉及整个身体 | 项背部 | |
| 其他 | 口干 | 可见颈型高血压 | |

笔者临床体会到瓜蒌桂枝汤的方证是全身肌肉酸痛僵硬，恶风恶寒，口干口渴，脉沉迟。

笔者临床体会到桂枝加葛根汤的方证是项背僵硬发紧，恶风恶寒，局部汗出，或触诊局部发凉。

# 经方原方三味药治愈不能干活10年，加重2个月案

**关键点：**

重剂浮小麦；委屈想哭；"滋藏气而止其燥"

张某，女，66岁。**初诊日期：**2017年4月22日。

**主诉：**反复感觉委屈想哭，不能干活10年，加重2个月。

**现病史：**患者10年前，经常出现夜里2：00觉得委屈而哭泣的症状，后发展到不能干活，若干活，则经常性发作头晕，不能说话，有欲死的感觉。

2个月前，患者委屈想哭症状加重，不能干活，不能上街，颇为苦恼，遂就诊于我处。

**既往史：**曾在某中医院住院（具体不详）治疗10天及门诊治疗40余天，罔效。

**刻下症：**情绪不稳定，委屈想哭反复发作，夜间加重。乏力，不能干活，甚至简单家务活也不能干，汗可，纳可，眠差易醒，晨起口干，无明显怕热，无明显怕冷，大便1日1次，成形，无夜尿。

**查体：**舌红有液线，苔黄厚腻，脉弦数。

**方证辨证**

《金匮要略·妇人杂病脉证并治第二十二》说："妇人脏躁，喜悲伤欲哭，象如神灵所作，数欠伸，甘麦大枣汤主之。笔者临床体会到甘麦大枣汤的

方证是脏躁（围绝经期），喜悲伤欲哭，容易紧张。本案中患者反复感觉委屈想哭，乏力不能干活，符合甘麦大枣汤方证，故方证辨证为甘麦大枣汤证。

**诊断：** 郁证　甘麦大枣汤证。

**治疗：** 方用甘麦大枣汤。

　　　　生甘草 42g　　浮小麦 90g　　大　枣 30g

14剂，水煎服，日1剂，分2次，早、晚饭后半小时服用。

**二诊（2017年5月6日）：** 患者诉服药3剂后大效，继续服用11剂后，已无委屈，无想哭感觉。原来不能上街，不能干活，现在能上街，能干活，如扫地、做饭、洗衣服等。

**按语：**《金匮要略·妇人杂病脉证并治第二十二》说："妇人脏躁，喜悲伤欲哭，象如神灵所作，数欠伸，甘麦大枣汤主之。甘草三两，小麦一升，大枣十枚。上三味，以水六升，煮取三升，温分三服。亦补脾气。"笔者认为，其中"脏躁"即病因，"喜悲伤欲哭"和"数欠伸"可以看出此病与心、肝两脏有关，肝气郁滞则"喜悲伤欲哭"，心阴受损则"数欠伸"。

元末明初·赵以德《金匮玉函经二注·卷之二十二》说："生化之火被抑，扰乱于下，故发为脏躁，变为悲哭，所藏之魂，不得并神出入，遂致妄乱，象如神凭。"由此可以得知"脏躁"的原因，即为内火伤阴耗津，肝气郁滞，肝阴亏虚，则肝失疏泄，肝不藏魂，神魂不定，"象如神灵所作"。

清·尤在泾《金匮要略心典·卷下·妇人杂病脉证并治第二十二》说："小麦为肝之谷，而善养心气，甘草、大枣，甘润生阴，所以滋藏气而止其燥也。"故尤氏认为，甘麦大枣汤的主要病位在肝、心。甘麦大枣汤功在滋藏气、止脏躁。

笔者临床体会出运用甘麦大枣汤时，用浮小麦代替小麦，效果更佳。甘麦大枣汤中以浮小麦益气敛阴，以甘草缓急生阴，以大枣补气安中，全方共奏养阴润燥、益气调神之功。综观本案患者四诊信息，符合甘麦大枣汤的方证，故用之以益气缓急安神止躁。

> 笔者临床体会到甘麦大枣汤的方证是脏躁（围绝经期），喜悲伤欲哭，容易紧张。

# 仲景群方之冠
## ——经方1剂治愈流鼻涕案

**关键点：**

太阳病；营卫不和；解肌发汗之总方

黄某，女，44岁。初诊日期：2020年11月19日。

**主诉：** 流鼻涕6天。

**现病史：** 患者6天前开始出现流清鼻涕，颈部僵硬，有汗，怕风怕冷，就诊于我处。

**刻下症：** 流清鼻涕，颈部僵硬，有汗，怕风怕冷，比别人多穿一些，大便偏稀，1天1次。

**查体：** 舌淡，苔白腻，边有齿痕，脉浮紧。

**方证辨证**

《伤寒论·辨太阳病脉证并治上第五》说："太阳中风，阳浮而阴弱。阳浮者，热自发，阴弱者，汗自出。啬啬恶寒，淅淅恶风，翕翕发热，鼻鸣干呕者，桂枝汤主之。"又说："太阳病，头痛，发热，汗出，恶风，桂枝汤主之。"笔者临床体会到桂枝汤的方证是发热，恶风寒，汗出，脉浮缓。本案患者流清鼻涕，颈部僵硬，有汗，脉浮紧，符合桂枝汤的方证，故辨证为桂枝汤证。

**诊断：**感冒 桂枝汤证。

**治疗：**方用桂枝汤。

桂　枝 15g　　炒白芍 15g　　生甘草 10g　　生　姜 15g

大　枣 15g

2剂，日1剂，水煎服，分2次，早、晚饭后半小时服用。

**二诊**（2020年12月17日）：患者诉1剂药后流鼻涕症状消失，4剂药后颈部僵硬症状消失。患者称疗效好。

**按语：**《伤寒论·辨太阳病脉证并治上第五》说："太阳中风，阳浮而阴弱。阳浮者，热自发，阴弱者，汗自出。啬啬恶寒，淅淅恶风，翕翕发热，鼻鸣干呕者，桂枝汤主之。桂枝三两（去皮），芍药三两，甘草二两（炙），生姜三两（切），大枣十二枚（擘）。上五味，㕮咀三味，以水七升，微火煮取三升，去滓，适寒温，服一升，服已。须臾啜热稀粥一升余。以助药力，温覆令一时许，遍身漐漐，微似有汗者益佳。不可令如水流漓，病必不除，若一服汗出病差，停后服，不必尽剂，若不汗，更服依前法，又不汗，后服小促其间，半日许，令三服尽。若病重者，一日一夜服，周时观之。服一剂尽，病证犹在者，更作服。若汗不出，乃服至二三剂。禁生冷、黏滑、肉面、五辛、酒酪、臭恶等物。"

《伤寒论·辨太阳病脉证并治上第五》说："太阳病，头痛，发热，汗出，恶风，桂枝汤主之。"笔者临床体会到桂枝汤的方证是发热，恶风寒，汗出，脉浮缓。本案患者流清涕，项部僵硬，有汗，怕风怕冷，脉浮紧，符合桂枝汤的方证，所以服用一剂即效果明显。

《伤寒论·辨太阳病脉证并治上第五》说："太阳之为病，脉浮，头项强痛而恶寒。"此为太阳病的总纲条文，说明了太阳病会出现头痛、项部僵硬疼痛、恶寒、脉浮等症状。足太阳膀胱经在《灵枢·经脉》中描述为"其直者，从巅入络脑，还出别下项"，经络循行于后项背部，经脉所过，病之所取，故可治疗项部僵硬的症状。

肺在体为皮毛，司呼吸，主一身之气，当风寒之邪侵袭人体，卫气与邪抗争而浮盛于外"卫强"，致营阴不能内守而外泄"营弱"，则出现汗出。邪气郁闭，肺气不利，而《灵枢·脉度》指出："肺气通于鼻，肺和则鼻能知香臭矣。"《素问·金匮真言论篇》言肺"开窍于鼻，藏精于肺"。肺主呼吸，故鼻为呼吸出入的门户，由此可知，若肺气功能减弱，则可出现鼻塞、流鼻涕等症状。邪气郁滞，胃失和降，可出现干呕症状。本方发汗解肌，调和营卫，祛邪与扶正兼顾。桂枝为君，味辛、甘，性温，散寒以调卫，用治"卫强"。《神农本草经·卷三·中品》言芍药："主邪气腹痛，除血痹，破坚积，治寒热疝瘕，止痛，利小便，益气"。白芍味苦、酸，性微寒。君臣相配，一则邪正兼顾，调和营卫，二则散中有收，汗中寓补，相制相成。生姜辛温，既助桂枝发汗解表，又可温胃止呕；大枣甘平，既能益气补中，又助白芍益阴和营以助汗源。姜、枣为补脾和胃、调和营卫的常用药对，共为佐药。炙甘草益气和中，调和诸药，且甘草与桂枝相合能辛甘化阳以实卫，与白芍相合能酸甘化阴以和营，功兼佐使之用。清·柯琴《伤寒来苏集·卷一》称本方"为仲景群方之冠，乃滋阴和阳，调和营卫，解肌发汗之总方也"。

本方证由营卫不和导致。《灵枢·营卫生会》载："人受气于谷，谷入于胃，以传与肺，五脏六腑，皆以受气，其清者为营，浊者为卫。营行脉中，卫生脉外。""营卫相将，偕行出入，外内相贯，如环无端"，二者一内守一固外，互相依存，互相为用以维持生命活动。卫气温分肉、充皮肤、肥腠理、司开阖，风寒侵袭皮毛，必先伤卫。若只阖不开，则无汗发热；若只开不阖，肤表松弛，营阴不能内守而外泄，则汗自出。汗出毛孔打开，不胜风寒，不能温分肉，则恶风寒；脉络扩张，营阴外泄，则见脉象浮而无力。营卫不和，除外邪所致外，复有营卫自病及脏病使然者。《伤寒论·辨太阳病脉证并治上第五》载："病常自汗出者""病人脏无他病，时发热自汗出者"皆属营卫自病，以卫气不共荣气谐和，故用桂枝汤调和之。《本草秘录·卷四微集》："（桂枝）能治上焦头目舌疾，行手臂；调荣和血，和解肌囊，止烦出汗，疏邪散风，入足太阳之府乃治伤寒之要药。"由此可知，药后汗出、汗止皆为调和营卫之果。营卫和、腠理密，诸症自解。服药后，需服用热稀粥、覆棉被，以促汗出。其中食粥一项不容忽视，系桂枝汤发汗之关键，热粥既可资益汗源，又可助药力使外邪一鼓而散。

《曹颖甫医案·上卷》载：余尝于某年夏，治一同乡杨兆彭病。先，其人畏热，启窗而卧，周身热汗淋漓，风来适体，乃即睡去。夜半，觉冷，覆被再睡，其冷不减，反加甚。次日，诊之，病者头有汗，手足心有汗，背汗不多，周身汗亦不多。当予桂枝汤原方：桂枝三钱，白芍三钱，甘草一钱，生姜三片，大枣三枚。又次日，未请复诊。后以他病来乞治，曰：前次服药后，汗出不少，病遂告瘥。药力何其峻也？然安知此方乃吾之轻剂乎？

笔者按：曹氏所治之患者，感受风寒而得，故当恶风寒，加之患者有汗，符合桂枝汤的方证，故用之。

> 笔者临床体会到桂枝汤的方证是发热，恶风寒，汗出，脉浮缓。

# 颈椎病的专方
## ——经方治愈反复颈部僵硬5年、头晕2年案

**关键点：**

> 葛根、麻黄先煎；去白沫

卢某，女，53岁。**初诊日期**：2017年4月8日。

**主诉**：反复颈部僵硬5年，反复头晕2年。

**现病史**：患者5年前出现颈部僵硬症状，几乎每天反复发作，严重时颈部疼痛。

2年前，颈部疼痛时出现头晕症状，同时伴有右手麻木，阴雨天头晕加重。

**刻下症**：反复颈部僵硬，偶伴有疼痛，头晕，右手偶有麻木，无恶心呕吐，无视物不清，颈部怕风，全身偏怕冷，汗少，纳可，眠一般，大便1日1次，成形，夜尿1~2次。

**查体**：体形中等，舌淡红，苔黄厚腻，脉弦细。

**方证辨证**

《金匮要略·痉湿暍病脉证治第二》说："太阳病，无汗而小便反少，气上冲胸，口噤不得语，欲作刚痉，葛根汤主之。"《伤寒论·辨太阳病脉证并治中第六》说："太阳病，项背强几几，无汗恶风，葛根汤主之。"笔者临床

体会到葛根汤的方证是颈项僵硬，恶风恶寒，无汗或汗少，口噤不语或气上冲胸，脉弦或紧，或风寒感冒。本案中患者反复颈部僵硬，颈部怕风，全身偏怕冷，汗少，符合葛根汤的方证，故方证辨证为葛根汤证。

**诊断：**痉病　葛根汤证。

**治疗：**方用葛根汤。

| 桂　枝 6g | 生白芍 6g | 生　姜 6g | 葛　根（先煎）60g |
| 炙甘草 6g | 大　枣 15g | 生麻黄（先煎）9g | |

14剂，水煎服，麻黄与葛根先煎，去白沫。日1剂，分2次，早、晚饭后半小时服用。

**二诊（2017年4月22日）：**患者诉服药1剂即有效，14剂后颈部疼痛痉愈，右手不再麻木，颈部僵硬好转约60%，头晕好转约30%，颈部仍有怕风症状，全身偏怕冷，汗少，纳可，眠可，大便1日1次，成形，夜尿1次。舌淡红，苔薄黄，略腻。

**治疗：**守原方，生麻黄改为12g。

14剂，水煎服，麻黄与葛根先煎，去白沫。日1剂，分2次，早、晚饭后半小时服用。

**三诊（2017年5月6日）：**患者诉服药第3剂时，颈部僵硬及头晕症状均已痉愈。

继续服用完14剂，诸症告愈。

随访2周，无复发。

**按语：**《金匮要略·痉湿暍病脉证治第二》说："太阳病，无汗而小便反少，气上冲胸，口噤不得语，欲作刚痉，葛根汤主之。上七味，㕮咀，以水七升，先煮麻黄、葛根，减二升，去沫，内诸药，煮取三升，去滓，温服一升，覆取微似汗，不须啜粥，余如桂枝汤法将息及禁忌。"《伤寒论·辨太阳病脉证并治中第六》说："太阳病，项背强几几，无汗恶风，葛根汤主之。"又说："太阳与阳明合病者，必自下利，葛根汤主之。"由此可知，刚痉即为寒邪较甚，项背强急，肢痛拘挛，故临床中常以解肌发汗作为治则。

清·王子接《绛雪园古方选注·伤寒科·汗剂》说："先煮麻黄、葛根减二升，后纳诸药，则是发营卫之汗为先，而固表收阴袭于后，不使热邪传入阳明也。故仲景治太阳病未入阳明者，用以驱邪，断入阳明之路。"此为仲景治疗太阳病之意，治疗目的是发汗先于固表，以防止表邪入里化热，引发阳明病。因而笔者认为，仲景将麻黄与葛根先煎之意，其一是减少麻黄的毒副作用，其二是加强摄取麻黄与葛根的有效成分，以达到解肌效用大于固表之效。

当病程到达"太阳与阳明合病"，此时有"自下利"症状，仲景主张仍然可以用葛根汤。日·汤本求真在《皇汉医学·太阳病篇》中曰："此自下利，非真正之里证，乃示因无汗而当自表排泄之水毒，迫于里之所以致也。"由此可知，此种自下利的原因不在里而在表，予以葛根汤解肌解表，同时其中葛根、麻黄和桂枝，不仅能解肌散寒，也有止泻缓急之功，故表得解则自下利可止。

"

葛根汤的方证是：颈项僵硬，恶风恶寒，无汗或汗少，口噤不语或气上冲胸，脉弦或紧，或风寒感冒。

"

# 经方治愈精神萎靡不振，乏力1个月余

刘某，男，64岁。**初诊日期：**2020年12月14日。

**主诉：**头部昏沉，身体乏力1个月余。

**现病史：**1个月前开始出现每天头部昏沉，精神萎靡，全身乏力，不想活动。

**刻下症：**白天精神萎靡不振，昏昏沉沉，不想下楼亦不想干活，只想在家待着不动，常常卧床不起，身上怕冷怕风，有汗，纳差，大便1天1次，偏干，夜尿0次。

**查体：**形体偏胖，面色略红，舌淡，苔薄白，脉沉。

**方证辨证**

《伤寒论·辨少阴病脉证并治第十一》："少阴病，得之二三日，麻黄附子甘草汤，微发汗。以二三日无证，故微发汗也。"笔者临床体会到麻黄附子甘草汤的方证是情绪低落，对事物缺乏兴趣，或夜间失眠，脉细。本案患者白天头部昏沉，精神萎靡不振，全身乏力，不想活动，符合麻黄附子甘草汤的方证，故辨证为麻黄附子甘草汤证。

**诊断：**虚劳　麻黄附子甘草汤证。

**治疗：**方用麻黄附子甘草汤。

生麻黄（先煎）10g　　黑顺片（先煎）13g　　生甘草20g

7剂，水煎服，先煮生麻黄、黑顺片半小时后，加入甘草，再煮半小时，分2次，早、中饭后半小时服用。

**二诊（2020年12月21日）：**患者述服药后有微汗出，服药2剂精神萎靡不振、乏力、怕风怕冷即明显好转。患者现精神抖擞，能正常外出活动，无不适。

**按语：**《伤寒论·辨少阴病脉证并治第十一》说："少阴病，得之二三日，麻黄附子甘草汤，微发汗。以二三日无证，故微发汗也。麻黄二两（去节），甘草二两（炙），附子一枚（炮，去皮，破八片）。上三味，以水七升，先煮麻黄一两沸，去上沫，内诸药，煮取三升，去滓，温服一升，日三服。"

明·李中梓《伤寒括要·卷下》说："按少阴症脉多沉，若沉紧不可汗，沉细数为在里不可汗。此症必脉沉而喘，是表有寒而里无邪，故一小辛之药，微微取汗。按仲景发汗汤剂，各分重轻，如麻黄、桂枝、青龙、越婢等汤，各有差异。至少阴发汗二汤，虽同用麻黄、附子，亦有轻重之别，故以加细辛为重，加甘草为轻，盖辛散甘缓之义也。

第一症：以少阴本无热，今发热，故云反也。发热为表邪当汗，又兼脉沉属阴当温，故以附子温经，麻黄发表，而热从汗解，故加细辛，是汗剂之重者。

第二症：既无里寒可温，又无里热可下，其所以用麻黄、附子之义，则是脉亦沉……故不重言脉症，但曰微发汗，所以去细辛加甘草，是汗剂之轻者。"

少阴病因阳气已衰，故脉多沉。沉紧为里有寒邪，沉细数则里有热邪，因此均不可以汗法驱邪外出。沉脉为少阴病主脉，喘为寒邪外束肌表，此证为阳气虚衰，而兼有外寒，因此可以麻黄附子甘草汤辛温微发其汗。仲景将发汗汤剂分门别类，如麻黄汤、桂枝汤、青龙汤、越婢汤等，其对应症状各有不同。而在少阴病篇中提到的两个发汗的用方，药物组成均有麻黄、附子，但因其症状轻重的差别。其外寒较重的则加细辛，增强辛散的功效；而外寒较轻的则加入甘草，以缓和药性。麻黄附子细辛汤证脉沉而发热，脉沉为阳虚，须温阳，发热为有表寒，须汗出而解，以附子补火助阳，麻黄以辛温发汗解表。因表寒较盛，故加入细辛，其味辛散，增强发汗的作用。而麻黄附子甘草汤证里无寒热之邪，亦无其他明显症状，因此去掉细辛，加入甘草，以微发其汗。

### 麻黄附子甘草汤治疗嗜睡案

曹颖甫《经方实验录·中卷》说："麻黄附子甘草汤证。余尝治上海点报局高鲁瞻君之公子，年五龄，身无热，亦不恶寒，二便如常，但欲寐，强呼之醒，与之食，食已，又呼呼睡去。按其脉，微细无力。余曰：此仲景先圣所谓少阴之为病，脉微细，但欲寐也。顾余知之之方，尚不敢必治之之验，请另乞诊于高明。高君自明西医理，能注射强心针，顾又知强心针仅能取效于一时，非根本之图，强请立方。余不获已，书：熟附片八分，净麻黄一钱，炙甘草一钱。与之，又恐其食而不化，略加六神曲、炒麦芽等消食健脾之品。次日复诊，脉略起，睡时略减。当与原方加减。五日而痧疹出，微汗与俱。疹密布周身，稠逾其他痧孩。痧布达五日之久，而胸闷不除，大热不减，当与麻杏甘石重剂，始获痊愈。一月后，高公子又以微感风寒，复发嗜寐之恙，脉转微细，与前度仿佛。此时，余已成竹在胸，不虞其变，依然以麻黄附子甘草汤轻剂与之，四日而瘥。"

笔者案：本案患者嗜睡（但欲寐），脉微细无力，符合少阴病，可以用少阴病的主方之一麻黄附子甘草汤。

> 笔者临床体会到麻黄附子甘草汤的方证是情绪低落，对事物缺乏兴趣，或夜间失眠，脉细。

# 痹证效方
## ——经方治愈上下楼膝盖疼痛伴无力1年

**关键点：**

> 乌头；寒湿痹证；疼痛不可屈伸；"此方治寒湿历节之正法也"

马某，女，64岁。**初诊日期：** 2019年4月8日。

**主诉：** 上下楼膝盖疼痛伴无力1年。

**现病史：** 患者1年前出现上下楼梯时，膝盖疼痛伴无力感，痛苦不堪，就诊于我处。

**刻下症：** 双膝盖疼痛，上下楼时膝盖疼痛尤甚，关节处怕风怕冷，并伴有乏力感，纳可，眠可，汗少，大便日1次，成形，夜尿0次。

**查体：** 体形偏胖，舌淡，苔薄白，脉沉。

**方证辨证**

《金匮要略·中风历节病脉证并治第五》说："病历节，不可屈伸，疼痛，乌头汤主之。乌头汤方：治脚气疼痛，不可屈伸。"笔者临床体会到乌头汤的方证是下肢疼痛，疼痛剧烈，不能屈伸，怕冷，阴雨天加重，或伴有水肿，脉沉细。本案患者双膝盖疼痛，上下楼时膝盖疼痛尤甚，关节处怕风怕冷，并伴有乏力感，符合乌头汤的方证，故辨证为乌头汤证。

**诊断：**痹证　乌头汤证。

**治疗：**乌头汤。

> 生白芍 41g　　生黄芪 41g　　川乌（先煎半小时）6g
>
> 草乌6g（先煎半小时）　　生甘草 41g　　生麻黄（先煎半小时）10g

7剂，水煎服，日1剂，加入30ml蜂蜜一同与水煎服，分2次，早、晚饭后半小时服用。

**二诊（2019年4月12日）：**患者自诉3剂后症状大减，5剂后基本痊愈，现上下楼梯膝盖不再疼痛，纳可，眠安，二便调。

**按语：**《金匮要略·中风历节病脉证并治第五》说："病历节，不可屈伸，疼痛，乌头汤主之。乌头汤方：治脚气疼痛，不可屈伸。麻黄、芍药、黄芪各三两，甘草三两（炙），川乌五枚（㕮咀，以蜜二升，煎取一升，即出乌头）。上五味，㕮咀四味，以水三升，煮取一升，去滓，内蜜煎中，更煎之，服七合，不知，尽服之。"笔者常在临床使用此经方治疗因寒湿邪导致的关节疼痛。

众所周知，乌头有毒，《中华人民共和国药典》规定的剂量又较小。小剂量的乌头对治疗疾病起的作用常甚微，那么，如何又保证疗效，又可以在规定剂量里用药呢？笔者的主张就是川乌与草乌同用，并且先煎，以减少毒性。运用此方还需要注意一点，就是原文后的煎服法，临床上可以加30ml蜂蜜同煎。蜂蜜可解乌头之毒，使药性趋于平和，减少副作用的发生。因为现在药材质量参差不齐，需要嘱咐患者在煎药后，用舌头先尝一下是否麻嘴，若麻嘴，需继续煎药，直到煎至不麻嘴后再服用。这样的一句嘱咐是非常重要的，既是对患者的一种保护，也是对我们医者的一种保护。

清·尤在泾在《金匮要略心典·卷上·中风历节病脉证并治第五》中注

云："此方治寒湿历节之正法也。夫寒湿之邪，非麻黄、乌头不能去。而病在筋骨，又非如皮毛之邪，可一汗而散者。故以黄芪之补，白芍之收，甘草之缓，牵制二物，俾得深入而去留邪，如卫瓘监钟邓入蜀，使其成功，而不及于乱，乃制方之要妙也。读者若能将前后诸方，反覆详玩，融会贯通，自然胸有成竹，临证不难效验耳。"尤在泾认为，寒湿之邪，只能麻黄、乌头一类的药物才能去除，但寒湿侵袭关节，和侵袭皮毛不同，不能发汗太过，所以必须用黄芪来补益，白芍来收涩，甘草来缓和，从而牵制麻黄、乌头，驱邪而不伤正，这才是仲景的制方之妙处，思维严谨，考虑周到。

> 笔者临床体会到乌头汤的方证是下肢疼痛，疼痛剧烈，不能屈伸，怕冷，阴雨天加重，或伴有水肿，脉沉细。

# 经方治愈心慌3年余案

**关键点：**

桂枝/肉桂；"冒者，覆也"；心悸喜按

范某，男，80岁。**初诊日期：**2017年2月6日。

**主诉：**反复心慌3年余。

**现病史：**患者2014年开始出现心慌，反复发作，经多处中、西医治疗后效果欠佳，为求进一步诊疗，就诊于我处。

**刻下症：**心慌每天发作，饥饿、饱食均可诱发，心慌喜按，后头颈部僵硬，脑鸣，多汗，怕风怕冷，头部为著，需四季戴帽，大便1日1次，成形，夜尿3~4次，尿急。

**既往史：**既往胃溃疡，胃大部切除术后30年。

**查体：**面色萎黄，舌淡，舌前少苔，根部黄腻，脉弦细。

**方证辨证**

《伤寒论·辨太阳病脉证并治中第六》说："发汗过多，其人叉手自冒心，心下悸，欲得按者，桂枝甘草汤主之。"笔者临床体会到桂枝甘草汤的方证是心悸，怕风怕冷，喜按，有汗，舌淡。本案中患者心慌每天发作，心慌喜按，多汗，怕风怕冷，以头部为著，需四季戴帽，舌淡，脉弦细，符合桂枝甘草汤的方证，故方证辨证为桂枝甘草汤证。

**诊断：**心悸　桂枝甘草汤证。

**治疗：**方用桂枝甘草汤。

　　　桂　枝 18g　　炙甘草 15g　　肉　桂 12g

14剂，日1剂，水煎服，分2次，早、晚饭后半小时温服。

**二诊（2017年2月20日）：**患者诉心慌大有缓解，服药4~5剂后即有改善。原来每天发作心慌，须服丹参片缓解，现已数日未发作心慌，脑鸣亦有所改善。

**治疗：**效不更方，仅做剂量调整。

　　　桂　枝 15g　　炙甘草 12g　　肉　桂 9g

14剂，日1剂，水煎服，分2次，早、晚饭后半小时温服。

随诊2周，心慌痊愈，脑鸣痊愈。

随访2个月，未见复发。

**按语：**《伤寒论·辨太阳病脉证并治中第六》说："发汗过多，其人叉手自冒心，心下悸，欲得按者，桂枝甘草汤主之。桂枝四两（去皮），甘草二两（炙）。上二味，以水三升，煮取一升，去滓，顿服。"清·黄元御说："冒者，覆也。"此述指出"冒心"即以手覆胸前之意，他在《伤寒悬解》中云："汗亡心液，火泻神虚，故叉手自冒其心。"说明此为心液受损之象。

金·成无己《注解伤寒论》言："发汗过多亡阳也。阳受气于胸中，胸中阳气不足，故病叉手自冒心。"此述表明此为阳气不足之证，诸多医家较为赞同此种观点。清·钱天来进一步解释："阳本受气于胸中，故膻中为气之海……发汗过多，则阳气散亡，气海空虚。"（《伤寒溯源集》），他认为胸中为阳气来源之根本，发汗伤阳后，使胸中阳气亡散，不能温煦胸中，而致心悸。曹颖甫则不以为然，他在《伤寒发微》中言："水气凌心为悸，伤寒金匮之通例也。发汗过多，虚其心阳，水气乘虚上僭，则心下悸欲得按。"其认为阳虚为心悸之本，此外，定有水气之邪上逆。总之，桂枝甘草汤所主乃心阳虚之心悸。此方成方简单，仅由桂枝、甘草二药成方，但其搭配确为精妙。笔者临床体会到桂枝甘草汤的方证是心悸，怕风怕冷，喜按，有汗，舌淡。

清·王子接在《绛雪园古方选注》中言："桂枝清扬走表，佐以甘草留恋中宫，载还阳气，仍寓一表一里之义，故得以外止汗而内除烦。"指出桂枝、甘草二药表里一统，止悸而复止汗。王子接寓本方"桂枝汤中取二味成方，便另有精蕴，勿以平淡而忽之"。作为桂枝汤类方，本方组成简单而效不凡。其中桂枝走表而通阳，甘草走里而固中，二药共奏温阳定悸之效。综观本案中患者四诊信息，一派心阳虚之象，故投以桂枝甘草汤温阳定悸。

另外，汉代及以前桂枝、肉桂并无特殊分别，皆统称为桂（《神农本草经》中有牡桂、菌桂之称，但非桂枝、肉桂之别，后案：汉代桂枝实为肉桂树的枝上皮）。现在中药教材将桂枝归为解表药，肉桂归为温里药，可见其性确有所偏。笔者临床体会到当桂枝需要用量较大时，可以桂枝、肉桂共同入方，其效更宏。

> 笔者临床体会到桂枝甘草汤的方证是心悸，怕风怕冷，喜按，有汗，舌淡。

# 经方之圆机活法在于叠用

## ——治愈小便疼痛10个月，脱发1年案

**关键点：**

小便不利；脱发效方；经方叠用

邱某，女，53岁。初诊日期：2017年3月13日。

**主诉：** 反复小便疼痛10个月，加重2天。

**现病史：** 2016年5月开始每月均发作小便疼痛，每次持续3~4天，当地医院行尿常规检查诊断为泌尿系感染。2天前发作小便疼痛，为求诊治，就诊于我处。

**刻下症：** 小便疼痛，伴有热感，小腹部喜温，全身偏冷（此症状3年），恶风，偶有烘热。四肢沉重，颈部僵硬。偶有心慌。汗少。大便2日1次，头偏干。无夜尿。

**查体：** 精神萎靡，舌淡，苔薄黄，脉沉细。

**方证辨证**

《伤寒论·辨少阴病脉证并治第十一》说："少阴病，二三日不已，至四五日，腹痛，小便不利，四肢沉重疼痛，自下利者，此为有水气，其人或咳，或小便利，或下利，或呕者，真武汤主之。"《伤寒论·辨太阳病脉证治中第六》说："太阳病发汗，汗出不解，其人仍发热，心下悸，头眩，身瞤

动，振振欲擗地者，真武汤主之。"笔者临床体会到真武汤的方证是小便不利（小便异常或小便少），全身畏寒（后背冷），下肢浮肿，四肢沉重，腹痛，头晕，动则心悸，脉沉细或脉迟细。本案患者小便不利（尿痛尿热），小腹部喜温，全身怕冷，四肢沉重，偶有心悸，舌淡，脉沉细，符合真武汤方证，故辨证为真武汤证。

**中医诊断：**淋证　真武汤证。

**西医诊断：**泌尿系感染。

**治疗·** 方用真武汤。

> 茯　苓 27g　生白芍 27g　生　姜 27g　生白术 18
> 黑顺片（先煎半小时）10g

5剂，水煎服，日1剂，分3次，早、中、晚饭后半小时温服。

**二诊（2017年3月17日）：**患者诉服药后小便疼痛即明显好转，原来全身怕冷已有3年，服药4剂后，现全身温暖舒服。现仍后颈部僵硬，四肢发沉。患者又诉反复脱发已1年，用手捋发，即掉落五六根发丝。容易紧张，眠可，梦多。大便1日1次，成形。

**查体：**精神萎靡，舌淡，苔薄黄，脉沉细。

**方证辨证**

《金匮要略·血痹虚劳病脉证并治第六》说："夫失精家少腹弦急，阴头寒，目眩，发落，脉极虚芤迟，为清谷，亡血，失精。脉得诸芤动微紧，男子失精，女子梦交，桂枝加龙骨牡蛎汤主之。"笔者临床体会到桂枝加龙骨牡蛎汤的方证是噩梦频作，脱发，易疲劳，偏怕冷，少腹拘急，梦遗失精，头晕目眩，脉虚。本案患者反复脱发，梦多，舌淡，脉沉细，符合桂枝加龙骨牡蛎汤方证，故辨为桂枝加龙骨牡蛎汤证。

**诊断：**淋证　真武汤证　脱发　桂枝加龙骨牡蛎汤证。

**治疗：**方用真武汤合桂枝加龙骨牡蛎汤。

> 茯　苓 27g　炒白术 18g　生白芍 27g　黑顺片（先煎半小时）13g
>
> 生　姜 27g　桂　枝 15g　大　枣 15g　炙甘草 10g
>
> 生龙骨 15g　生牡蛎 15g

14剂，水煎服，日1剂，分3次，早、中、晚饭后半小时温服。

**三诊（2017年4月7日）：**患者诉小便疼痛已愈，近半个月未发作。全身怕冷、恶风明显好转。精神状态好转，仍有脱发。

**查体：**舌淡，苔中间黄腻，脉沉细。

**治疗：**守原方，仅改黑顺片为15g。

7剂，水煎服，日1剂，分3次，早、中、晚饭后半小时温服。

**四诊（2017年4月14日）：**患者诉原来没有精神，现在精神佳。脱发已痊愈，原来不敢捋头发，稍捋头发即掉落五六根，现在梳捋发丝不会掉头发。小便疼痛已愈。尿常规示：RBC-M：0.05/HP，WBC-M：0.27/HP。泌尿系感染已无。原来双下肢发沉，现在无发沉感觉。

**治疗：**守原方，更服14剂。

随访2周小便疼痛、脱发均未复发。

**按语：**《伤寒论·辨少阴病脉证并治第十一》说："少阴之为病，脉微细，但欲寐也。"又说："少阴病，二三日不已，至四五日，腹痛，小便不利，四肢沉重疼痛，自下利者，此为有水气，其人或咳，或小便利，或下利，或呕者，真武汤主之。茯苓三两，芍药三两，白术二两，生姜三两（切），附子一枚（炮，去皮，破八片）。上五味，以水八升，煮取三升，去滓，温服七合，日三服。若咳者，加五味子半升，细辛一两，干姜一两；若小便利者，去茯苓；若下利者，去芍药，加干姜二两；若呕者，去附子，加生姜，足前为半斤。"

本案患者脉沉细，精神萎靡，按照六经辨证，此为少阴证。患者泌尿系感染，小便疼痛，伴有热感，全身怕冷，小腹部喜温，此为少阴病阳虚水饮内结，寒水留于腹部，故见怕冷、小便不利。吴谦《医宗金鉴·订正仲景全书·伤寒论注》说："今小便不利，或咳或呕，此为阴寒兼有水气之证。故水寒之气，外攻于表，则四肢沉重疼痛；内盛于里，则腹痛自利也……故惟以真武汤，温寒以制水也。"寒水流于四处，则有小便难、咳、呕、下利诸症，以附子、生姜温阳散水，白术、茯苓健脾利水，芍药保阴回阳，则诸症得解。笔者临床体会到真武汤的方证是小便不利（小便异常或小便少），全身畏寒（后背冷），下肢浮肿，四肢沉重，腹痛，头晕，动则心悸，脉沉细或脉迟细。综观本案患者四诊信息，符合真武汤方证，故用真武汤证以温阳化气利水。

《金匮要略·血痹虚劳病脉证并治第六》说："夫失精家少腹弦急，阴头寒，目眩，发落，脉极虚芤迟，为清谷，亡血，失精。脉得诸芤动微紧，男子失精，女子梦交，桂枝加龙骨牡蛎汤主之。桂枝加龙骨牡蛎汤主方：桂枝、芍药、生姜各三两，甘草二两，大枣十二枚，龙骨、牡蛎各三两。上七味，以水七升，煮取三升，分温三服。"

清·吴谦《医宗金鉴·订正仲景全书·金匮要略注》说："失精家，谓肾阳不固精者也；少腹弦急，虚而寒也；阴头寒，阳气衰也；目眩、精气亏也；发落，血本竭也。若诊其脉极虚芤迟，当知极虚为劳，芤为亡血，迟则为寒，故有清谷，亡血、失精之证也。"少腹弦急、目眩、发落诸症，为肾阳不固、体质虚寒、精亏血少之象。本案患者精神不振，脉沉细、怕冷，为肾阳不足之虚寒，脱发、梦多，是为精血亏少，不能上濡于脑。清·程林《金匮要略直解》说："桂枝、生姜之辛以润之，龙骨、牡蛎之涩以固之，甘草、大枣之甘以补之，芍药之酸以收之，则梦交失精可愈。"程氏认为，桂枝加龙骨牡蛎汤的功效是润之、固之、补之、收之，故病可愈。笔者临床体会到桂枝加龙骨牡蛎汤的方证是噩梦频作，脱发，易疲劳，偏怕冷，少腹拘急，梦遗失精，头晕目眩，脉虚。综观本案患者四诊信息，符合桂枝加龙骨牡蛎汤方证，故用桂枝加龙骨牡蛎汤以调和阴阳，温肾固精。

> 真武汤的方证是小便不利（小便异常或小便少），全身畏寒（后背冷），下肢浮肿，四肢沉重，腹痛，头晕，动则心悸，脉沉细或脉迟细。
>
> 桂枝加龙骨牡蛎汤的方证是噩梦频作，脱发，易疲劳，少腹拘急，梦遗失精，头晕目眩，脉虚。

# 天雄散治愈双膝盖反复发作冷痛6个月

**关键点：**

冷僻经方；天雄/附子

刘某，女，38岁。初诊日期：2016年12月2日。

**主诉：** 双膝盖每天多次疼痛6个月。

**现病史：** 患者6个月前出现双膝盖冷痛，每天疼痛数次，走路或上台阶时疼痛加重，现为求诊治，遂就诊于我处。

**刻下症：** 双膝盖冷痛，腰部感觉冰冷，全身怕冷，偶有气短，汗可，大便1天3~4次，不成形，大便后无不适，夜尿0次。

**查体：** 舌淡，苔薄黄，脉沉细。

**方证辨证**

关于天雄散，《金匮要略·血痹虚劳病脉证并治第六》只记载其方，而未见相关条文。笔者临床体会到天雄散的方证是腰膝冷痛，虚劳失精，或阳痿。本案中患者双膝盖冷痛，腰部感觉冰冷，全身怕冷，舌淡，苔薄黄，脉沉细，符合天雄散的方证，故方证辨证为天雄散证。

**诊断：** 痹病　天雄散证。

**治疗：** 方用天雄散。

黑附片（先煎半小时）10g　　桂　枝 24g　　炒白术 32g　　生龙骨 12g

17剂，水煎服，日1剂，分2次，早、晚饭后半小时温服。

**二诊**（2016年12月19日）：患者诉服用12剂药后，双膝盖冷痛好转约20%。

**治疗**：于前方药物中，黑附片（先煎半小时）改为18g。

续服7剂，水煎服，日1剂，分2次，早、晚饭后半小时温服。

**三诊**（2016年12月30日）：患者诉双膝盖冷痛、腰部冰冷均已愈，喜长出气好转40%~50%，全身怕冷。另外，患者诉既往月经时小腹部反复疼痛半年，现在月经时无小腹部疼痛。

随诊2个月，双膝冷痛未见复发。

**按语**：《金匮要略·血痹虚劳病脉证并治第六》说："天雄散方。天雄三两（炮），白术八两，桂枝六两，龙骨三两。上四味，杵为散，酒服半钱匕，日三服，不知，稍增之。"《神农本草经》中记载："天雄味辛温。主大风，寒湿痹，历节痛，拘挛缓急，破积聚、邪气，金疮，强筋骨，轻身，健行。一名白幕。生山谷。"得知天雄可以用于祛除风、寒、湿邪气，治疗关节疼痛，还可缓解痉挛，强健筋骨。关于附子、乌头、天雄，《钦定四库全书·广雅·卷十》曰："奚毒，附子也。一岁为荝子，二岁为乌喙，三岁为附子，四岁为乌头，五岁为天雄。"明·李时珍《本草纲目·第十七卷·草部·天雄》"天雄有两种，一种是蜀人种附子而生出长者，或种附子而尽变成长者，即如种芋形状不一之类；一种是他处草乌头之类，自生成者。"故笔者在临床上常用附子或乌头代替天雄。

《神农本草经》记载白术："术，味苦，温。主风寒湿痹，死肌、痉、疸，止汗，除热，消食，作煎饵，久服轻身延年，不饥。一名山蓟，生山谷。"白术也可除风、寒、湿邪，长期服用使身体轻松。龙骨："龙骨味甘，平。主心腹鬼注，精物老魅，咳逆，泄痢脓血，女子漏下，癥瘕坚结，小儿热气惊痫。"龙骨能镇惊，涩肠止泻，涩精。桂枝："牡桂味辛，温。主上气咳逆，结气喉痹，吐吸，利关节，补中益气。久服通神，轻身不老。生南海，山谷。"桂枝可以固表祛邪，治疗关节疼痛。此方四味药物联合使用，共奏祛风散寒之功，治疗关节疼痛。综上所述，结合笔者临床体会，认为天雄散的方证是腰膝冷痛，虚劳失精，或阳痿。综观本案患者四诊信息，符合天雄散的方证，故用之祛风祛寒止痛。

天雄散的方证是腰膝冷痛，虚劳失精，或阳痿。

# 《千金》温胆汤治愈反复失眠半年案

**关键点：**

半夏的剂量；"半夏生当夏半，乃阴阳交换之时，使心中之阳渐渐潜藏于阴，而入睡乡也"；失眠六方

苑某，男，56岁。初诊日期：2020年12月21日。

**主诉：** 反反复复失眠半年。

**现病史：** 患者半年前出现失眠、眠浅、易醒、梦多，平素晚上10：00~11：00上床休息，半小时后入睡，眠差，睡后易醒，醒后易入睡，早上4：00~5：00就醒，患者苦于此，就诊于我处。

**刻下症：** 平素晚上10：00~11：00上床休息，半小时后入睡，睡眠浅，眠差，每晚至少醒3~4次，醒后易入睡，早上4：00~5：00就醒，梦多，心烦，怕热，小便正常，大便不成形，1天2次。

**查体：** 体形偏胖，面色油腻，舌淡红，苔黄腻，脉滑。

**方证辨证**

《备急千金要方·卷第十二·胆腑·胆虚实第二》载："治大病后虚烦不得眠，此胆寒故也，宜服温胆汤方。半夏、竹茹、枳实各二两，橘皮三两，生姜四两，甘草一两。上六味㕮咀，以水八升煮取二升，分三服。"笔者体会《千金》温胆汤的方证是心烦不眠，夜多异梦或触事易惊，多体胖，易疲劳，

苔黄腻或黄浊，脉滑。本案患者眠差，易醒，眠浅，梦多，心烦，怕热，体形偏肥胖，苔厚腻，脉滑，符合《千金》温胆汤的方证。

**诊断：**失眠　《千金》温胆汤证。

**治疗：**方用《千金》温胆汤。

清半夏 18g　　竹　茹 12g　　枳　壳 12g　　陈　皮 18g
生　姜 20g　　生甘草 6g　　法半夏 18g

水煎服，7剂，分2次，早、晚饭后半小时服用。

**二诊（2021年1月14日）：**患者诉服用4剂后失眠症状就好转，现在晚上睡眠几乎不做梦，睡眠改善，晚上10：00~11：00上床，半小时后入睡，现在基本夜间不醒，原来睡眠浅，现在睡眠深，舌淡红，苔薄黄，偶怕热，大便1日1次，成形。

守方随诊2周，患者失眠痊愈。

**按语：**《备急千金要方·卷第十二·胆腑·胆虚实第二》载："治大病后虚烦不得眠，此胆寒故也，宜服温胆汤方。半夏、竹茹、枳实各二两，橘皮三两，生姜四两，甘草一两。上六味㕮咀，以水八升煮取二升，分三服。"笔者体会《千金》温胆汤的方证是心烦不眠，夜多异梦或触事易惊，多体胖，易疲劳，苔黄腻或黄浊，脉滑。综观本案患者四诊信息，符合《千金》温胆汤的方证，故予《千金》温胆汤以理气化痰，宽心安神。

《备急千金要方·卷第十二·胆腑·胆虚实第二》中记载："左手关上脉阳虚者，足少阳经也。病苦眩厥痿，足指不能摇，躄不能起，僵仆目黄，失精䀮䀮，名曰胆虚寒也。"胆虚寒多为大病后阳气不足，内寒自生，胆失温煦，胆失决断，则无法配合肝的疏泄功能，调畅情志功能减弱，易形成胆怯易惊、失眠多梦等精神情志的病变。若胆虚生寒，寒则畏寒肢冷，面色晦暗或苍白，筋痿，脚弱，虚则心悸，伤胃则恶心，甚则呕胆，胆经病则身重难以转侧、手足指不能摇等。《备急千金要方·卷第十二·胆腑·胆腑脉论第一》称胆为"中清之腑也。能怒能喜，能刚能柔。"《灵枢·四时气》曰："善呕，呕有苦，胆气逆则呕苦，故曰呕胆，取三里以下，胃气逆，则刺少阳经络，以闭胆道，却调其虚实，以去其邪。"若邪气在胆，胆失清宁，失柔和之性，失其决断之性，则会出现心虚、害怕，虚烦、惊悸、不寐、呕吐、口苦或善恐之象。

温胆汤主要治疗胆郁痰扰证。此是由少阳虚而有邪引起气机失常、胆失清宁所致。其用治之法为化痰邪、降逆气、清烦热，以使壅塞除、经络通、气机升降得常，清气宁，中气立而得运，寒热自平，其余诸症纷解。《千金方衍义·卷十二·胆腑方·胆虚实第二》载："虚则胆气不充，寒则痰气搏聚，故用姜、半温胆，枳、茹清中，甘、橘鼓舞阳和开发阴凝之寒，寒则痰阴之通称。详半夏、温胆二汤，一治实热，一治虚寒，总为浊阴阻积不能行清净之令，是以主治不出涤饮为务……虚寒用半夏佐生姜以散积饮，竹茹辅枳实以治旺气，旺气除而正气自复，胆腑自温，乃泻中寓补之法。"方中半夏辛散温燥，主入脾、胃、肺经，燥湿化痰，和胃止呕，为君药。臣以竹茹，取其甘而微寒，清热化痰，除烦止呕。半夏与竹茹为伍，一温一凉，可化痰和胃，止呕除烦，改善睡眠；陈皮辛苦温，理气行滞，燥湿化痰；枳实经考究即枳壳，辛苦微寒，降气导滞，消痰除痞。陈皮与枳壳相合，亦为一温一凉，而理气化痰之力增。煎加生姜调和脾胃，以甘草为使，调和诸药。综合全方，半夏、陈皮、生姜偏温，竹茹、枳壳偏凉，温凉兼进，令全方不寒不燥，理气化痰以和胃，胃气和降则舒郁清胆，去浊痰则胆无邪扰，如是则诸症自愈。

本方重剂半夏。《中华人民共和国药典》中生半夏有毒，本方取清半夏合法半夏合用，可燥湿化痰、降逆止呕、消痞散结；《本草秘录·卷三·角集》载："半夏味辛微苦，气平，生寒熟温，沉而降，阴中阳也。"半夏生在夏至前后，夏至一阴生，是自然界阴阳二气盛衰开始发生变更的时候，为大自然阴阳交会之期，阳气旺盛，阴气内生，半夏可为引阳入阴而使阴阳交会的药物，故可治疗阴阳不和之失眠。清·邹澍《本经疏证·卷十》云："半夏味辛气平，体滑性燥，故其为用，辛取其开结，平取其止逆，滑取其入阴，燥取其助阳。而生于阳长之会，成于阴生之交，故其为功，能使人身正气白阳入阴。"张锡纯在《医学衷中参西录·上篇·治心病方》中云："半夏生当夏半，乃阴阳交换之时，实为由阳入阴之候，故能通阴阳，和表里，使心中之阳渐渐潜藏于阴，而入睡乡也。"半夏具有引阳入阴、交通阴阳的功效，而这种功效是由其生长特点决定的。《黄帝内经》中即有重用半夏治疗失眠的论述。书中所载之半夏秫米汤可谓重用半夏，其剂量达到5合（折今约61g）。《灵枢·邪客》云："其汤方以流水千里以外者八升，扬之万遍，取其清五升煮之，炊以苇薪火，沸，置秫米一升，治半夏五合，徐炊，令竭为一升半，去其滓。饮汁一小杯，日三，以知为度。"因此，半夏是"从阴到阳"的，而其功能特点又是主"降"的，半夏亦能"从阳到阴"，即为促进阴阳交会之药物。

《备急千金要方》中治疗失眠的方子有温胆汤、千里流水汤、酸枣汤、栀子汤，《黄帝内经》中有半夏秫米汤，《金匮要略》中有桂枝加龙骨牡蛎汤。将上述六个方进行对比，具体内容见表7。

表7　治疗失眠方剂比较

| 方剂 | 原文 | 组成 | 方证 |
|---|---|---|---|
| 温胆汤 | 治大病后虚烦不得眠，此胆寒故也，宜服温胆汤方 | 半夏、竹茹、枳实各二两，橘皮三两，生姜四两，甘草一两。上六味咬咀，以水八升煮取二升，分三服 | 心烦不眠，夜多异梦或触事易惊，多体胖，易疲劳，苔黄腻或黄浊，脉滑 |
| 千里流水汤 | 治虚烦不得眠方 | 半夏、麦门冬各三两，茯苓四两　酸枣仁二升，甘草、桂心、黄芩、远志、萆薢、人参、生姜各二两，秫米一升 | 失眠，情绪不稳定，口干，咽干，气短，记忆力差，大便黏腻 |
| 酸枣汤 | 治虚劳烦扰，奔气在胸中，不得眠方 | 酸枣仁三升，人参、桂心、生姜各二两，石膏四两，茯苓、知母各三两，甘草一两半 | 失眠，虚劳，体虚，情绪不稳定，乏力，易疲劳，烦躁，口干，胸中有气向上冲，脉弦细或细数 |
| 栀子汤 | 治大下后虚劳不得眠，剧者颠倒懊恼欲死，栀子汤方 | 大栀子十四枚，豉七合 | 胃中空虚嘈杂，胃脘部搅扰不宁，失眠，胸中燥热或烦热，闷塞不舒，但头汗出，舌红少苔 |

| 方剂 | 原文 | 组成 | 方证 |
|------|------|------|------|
| 半夏秫米汤 | 补其不足，泻其有余，调其虚实，以通其道而去其邪；饮以半夏汤一剂，阴阳已通，其卧立至 | 秫米一升，半夏五合 | 失眠，呃逆嗳气，形体偏胖，纳差，大便黏腻，舌胖大，苔白腻，脉滑 |
| 桂枝加龙骨牡蛎汤 | 夫失精家少腹弦急，阴头寒，目眩，发落，脉极虚芤迟，为清谷、亡血、失精。脉得诸芤动微紧，男子失精，女子梦交，桂枝加龙骨牡蛎汤主之 | 桂枝、芍药、生姜各三两，甘草二两，大枣十二枚，龙骨、牡蛎各三两 | 噩梦频作，脱发，易疲劳，偏怕冷，少腹拘急，梦遗失精，头晕目眩，脉虚 |

# 重剂生石膏

## ——经方原方治愈口干、咽干1个月案

关键点：

重剂生石膏；人参；粳米；临床技巧有三

赵某，女，66岁。**初诊日期：**2017年5月12日。

**主诉：**口干、咽干1个月。

**现病史：**患者1个月前出现口干，走路或活动后，舌根部至咽部干燥则会明显加重，甚则咽痛，全身乏力，不想干活，现为求进一步治疗，遂来我处就诊。

**既往史：**患者有冠心病、心脏支架手术病史6年。

**刻下症：**口干，咽干，总欲喝水，一走路或干活后，舌根部至咽部干燥则会明显加重，晨起口苦，无明显怕冷及怕热，有时烘热汗出，大便1日1次，平时偏干，夜尿2~3次，有尿急。

**查体：**体形偏胖，面色萎黄，舌暗红，苔中间黄腻，脉沉细。

**方证辨证**

《伤寒论·辨太阳病脉证并治下第七》说："伤寒，若吐若下后，七八日不解，热结在里，表里俱热，时时恶风，大渴，舌上干燥而烦，欲饮水数升者，白虎加人参汤主之。"笔者临床体会到白虎加人参汤的方证是口干舌燥，

欲饮水数升，大汗出，心烦，脉洪大而虚。本案患者口干，咽干，总欲喝水，一走路或干活后，舌根部至咽部干燥则会明显加重，烘热汗出，舌暗红，苔中间黄腻，脉沉细，符合白虎加人参汤的方证，故方证辨证为白虎加人参汤证。

**诊断：**口渴　白虎加人参汤证。

**治疗：**方用白虎加人参汤。

　　生石膏 80g　　知　母 30g　　生甘草 10g　　人　参 15g
　　粳　米（包煎）一把

7剂，水煎服，日1剂，分3次，早、中、晚饭后半小时服用。

**二诊（2017年5月19日）：**口干，咽干基本已愈，喝水次数明显减少，现在可以干活，如拖地等。

随访1周未复发。

**按语：**《伤寒论·辨太阳病脉证并治下第七》说："伤寒，若吐若下后，七八日不解，热结在里，表里俱热，时时恶风，大渴，舌上干燥而烦，欲饮水数升者，白虎加人参汤主之。知母六两，石膏一斤（碎，绵裹），甘草三两（炙），粳米六合，人参三两。右五味，以水一斗，煮米熟汤成，去滓，温服一升，日三服。"《伤寒论·辨阳明病脉证并治第八》说："若渴欲饮水，口干舌燥者，白虎加人参汤主之。"

金·成无己《注解伤寒论·辨太阳病脉证并治法下》说："今虽热结在里，表里俱热，未为结实，邪气散漫，熏蒸焦膈，故大渴，舌上干燥而烦，欲饮水数升。与白虎加人参汤，散热生津。"成氏认为：吐下攻邪之后，邪乘虚而入里，里热盛，而表热亦存，邪热并未聚积，而是散漫全身，故无实热相结，三焦水道受阻，所以大渴；津液亏虚，舌干燥，心烦，就会想饮大量的水。用白虎加人参汤可以清里热，补津液。

清·戈颂平《伤寒指归》说："阳气结居半里上，表阳不有阴缓，里阴不有阳藏。风，阳气也。时时恶风，谓时时恶热，非谓外恶风之凉气也。半里下液少，不能上润胃土之燥，欲饮水数升，以上济其阳。白虎复天气清降，固阳藏酉，加人参甘寒多汁，助土之液，和内藏之阳。"戈氏认为，阳气聚结在半里中，表阳不能得阴的滋养，里阴不能得阳的守护。风为阳，恶风就是恶热，并不是恶外界的风寒。半里下的阴液不足，不能滋养胃燥，所以欲饮大量的水，滋养胃燥，进而滋养其阳。白虎位于西方，为金，主肃降，敛阳藏于金气之中，加甘寒生津的人参，助胃土生津，和内脏的阳燥。

综上所述，结合临床体会，笔者认为白虎加人参汤的方证是：口干舌燥，欲饮水数升，大汗出，心烦，脉洪大而虚。**综观本案患者四诊信息，符合白虎加人参汤的方证，故投之以散热生津。**

笔者临床体会到运用白虎加人参汤的临床技巧有三。①石膏在运用中必须重剂（48g以上）。②人参最好不要用党参替代：因为人参为五加科，党参为桔梗科；临床实践表明党参效果明显劣于人参。③粳米须包煎同煮。

白虎加人参汤的方证是口干舌燥，欲饮水数升，大汗出，心烦，脉洪大而虚。

# 后背如压大山

## ——经方与时方接轨治愈后背脊柱僵硬疼痛、胸闷案

**关键点：**

失落千年的经方；瓜蒌根/瓜蒌；《四圣心源》

孙某，女，57岁。**初诊日期：** 2020年12月31日。

**主诉：** 后背脊柱严重僵硬疼痛10天，胸闷气短半年。

**现病史：** 患者10天前出现整个后背部僵硬疼痛，脊柱仿佛铁棍一般，自觉脊柱椎体之间似不能弯曲，疼痛异常，像是被大石头压碎了一般，常因后背僵硬疼痛夜间不能平躺。反复胸闷，气短，喜长出气半年余。患者痛苦异常，遂来我处就诊。

**刻下症：** 整个背部，特别是整个脊柱僵硬疼痛，整个后背如压大山，胸闷，伴有气短，喜长出气，乏力，长年心情不佳（因其丈夫病重），无口苦口干，略怕冷，纳、眠可。大便1日1次，不干不稀，夜尿1次。

**查体：** 体形中等，面色暗黄，舌淡，苔薄黄，脉弦细。

### 方证辨证

《金匮要略·痉湿暍病脉证第二》云："太阳病，其证备，身体强，几几然，脉反沉迟，此为痉，瓜蒌桂枝汤主之。"笔者临床体会到瓜蒌桂枝汤的方证为全身肌肉酸痛僵硬、恶风恶寒、口干口渴，脉沉迟。本案患者整个背

部，特别是整个脊柱僵硬疼痛，偏怕冷，舌淡，符合瓜蒌桂枝汤的方证，故辨证为瓜蒌桂枝汤证。

清·黄元御《四圣心源·劳伤解卷四·气滞》云："下气汤，治滞在胸膈右肋者。"笔者临床体会到下气汤的方证是胸闷憋气，或如有石压感，气短，喜长出气，或伴胁肋胀痛，多与情志有关。本案患者诉胸闷，伴气短，喜长出气，长年心情不佳，符合下气汤的方证，故辨证为下气汤证。

**诊断：**痹病　瓜蒌桂枝汤证；胸闷　下气汤证。

**治疗：**方用瓜蒌桂枝汤合下气汤。

| 天花粉 10g | 桂　枝 15g | 生白芍 15g | 陈　皮 8g |
| 生　姜 15g | 大　枣 18g | 清半夏 12g | 五味子 4g |
| 茯　苓 12g | 杏　仁 12g | 生甘草 10g | 浙贝母 8g |

14剂，水煎服，日1剂，分2次，早、晚饭后半小时温服。

2021年1月15日二诊，患者诉服药后第2天，整个后背部僵硬疼痛就明显好转，现在已经不僵硬疼痛了，胸闷、气短亦明显好转。

**按语：**《金匮要略·痉湿暍病脉证第二》云：太阳病，其证备，身体强，几几然，脉反沉迟，此为痉，瓜蒌桂枝汤主之。瓜蒌根二两，桂枝三两，芍药三两，甘草二两，生姜三两，大枣十二枚。右六味，以水九升，煮取三升。分温三服，取微汗。汗不出，食顷，啜热粥发之。"瓜蒌桂枝汤的医案近千年来很少见，真可谓是失落千年的经方！笔者临床体会到瓜蒌桂枝汤的方证为全身肌肉酸痛僵硬，恶风恶寒，口干口渴，脉沉迟。

清代医家魏荔彤在《金匮要略方论本义·卷上·痉湿暍病脉证治第二》中云："此条乃申明治痉病中柔痉之法，因详举其脉证，示人知所辨也。太阳病，其证备，则所谓发热汗出而反不恶寒也。且其人不只颈项强急，更身体亦强，几几然滞重不便周旋，乃风邪挟湿气，中于太阳之本证也。如为伤寒之太阳中风也，其脉必浮，今则沉，其脉必缓，今则迟，是沉者浮之对，迟者缓之过也。单为风邪中太阳则浮缓，兼乎湿邪中太阳，则濡滞之象，重着之形，俱见于脉矣。此痉病之所以为痉病也。仲景示人曰此证脉为痉，不得以沉为在里及在阴经，迟为阳微，或为内寒也。主之以栝蒌根之苦，泄其风湿内郁之热，以桂枝、生姜之辛，透表驱风，以芍药之酸收，敛阴不使营血妄动致汗大出，以甘草、大枣助胃补中，俱为风邪言治，而湿亦可除矣。盖泄热而湿半去于下，驱风而湿半去于表，敛阴正所以逐水，助胃正所以通滞，何非驱风除湿兼治之义乎？其服法取微汗，同于伤寒太阳中风服桂枝汤法，不使大汗流漓。若汗不出，啜热粥发，亦同于伤寒太阳中风服桂枝汤法。汗出不彻，啜粥尽剂，无非以治风为急，而除湿在其中矣。此乃仲景专为太阳阳中风湿之柔痉病立治法也。"从本条可见，魏氏论述了痉病中柔痉之治法：泻其风湿内郁之热，其服法当取微汗出。

特别要指出的是，瓜蒌桂枝汤虽名为"瓜蒌"，但是此瓜蒌应为瓜蒌根，而非瓜蒌实，即天花粉。

清·黄元御《四圣心源·劳伤解卷四·气滞》云："下气汤，甘草二钱，半夏三钱，五味一钱，茯苓三钱，杏仁三钱（炮，去皮、尖），贝母二钱（去心），芍药二钱，橘皮二钱。煎大半杯，温服。治滞在胸膈右肋者。"笔者临床体会到下气汤的方证是胸闷憋气，或如有石压感，气短，喜长出气，或伴胁肋胀痛，多与情志有关。

本案患者的丈夫长期病重，并且其丈夫爱对患者发脾气，本案患者长年心情不佳，加之自诉胸闷，伴气短，喜长出气，故符合下气汤的方证。

下气汤在药物组成上包含茯苓杏仁甘草汤，二者皆可治疗气短、喜长出气，但与茯苓杏仁甘草汤相比，下气汤更适合治疗因情志不畅、思虑过度所致的胸闷憋气，患者的胸闷程度往往较茯苓杏仁甘草汤更重，可描述为"有石压感"，且患者常伴有双胁肋部胀痛不适，这既是二方鉴别要点，也是临床运用下气汤的指征。同时，运用下气汤时应注意可以用陈皮代橘皮，是梁·陶弘景《本草经集注·草木中品·枳实》所云"亦如橘皮，以陈者为良"故也。

> 笔者临床体会到瓜蒌桂枝汤的方证为：全身肌肉酸痛僵硬，恶风恶寒，口干口渴，脉沉迟。

# 1剂而愈

## ——经方治愈流清涕，全身酸痛1周案

**关键点：**

经方原方

刘某，男，54岁。初诊日期：2019年1月21日。

**主诉：**流清涕，全身酸痛1周。

**现病史：**患者1周前因从温度较高的室内到寒冷的室外，受风寒后即鼻流清涕，全身酸痛，乏力，不喜活动，怕风怕冷。自行口服复方盐酸伪麻黄碱缓释2天（具体用量不详），症状未减轻。现为求诊治，就诊于我处。

**刻下症：**鼻流清涕，全身酸痛，以肌肉痛为主，颈部以下酸痛明显，怕风怕冷，不出汗，纳可，眠一般，大便1日1次，偏干，小便少。

**查体：**体形偏胖，舌淡红，苔薄白，脉浮。

**方证辨证**

《伤寒论·辨太阳病脉证并治中第六》说："太阳病，头痛发热，身疼，腰痛，骨节疼痛，恶风，无汗而喘者，麻黄汤主之。"笔者临床体会到麻黄汤的方证是头痛、发热，流清涕，全身酸痛，恶风恶寒，无汗而喘，脉浮。本案患者受风寒后鼻流清涕，全身酸痛，怕风怕冷，不出汗，舌淡红，苔白，脉浮，符合麻黄汤的方证，故方证辨证为麻黄汤证。

**诊断：**感冒　麻黄汤证。

**治疗：**方用麻黄汤。

生麻黄（先煎）10g　桂　枝 12g　杏　仁 12g　生甘草 6g

3剂，水煎服，日1剂，分2次，早、晚饭后半小时温服。

**二诊（2019年1月25日）：**患者诉早饭后服第1剂时，身体就感觉较为舒适，晚饭后再次服用，夜晚睡觉即出汗。第2天晨起时不再流清涕，全身不再感觉酸痛，精神好转，诸症告愈。

**按语：**《伤寒论·辨太阳病脉证并治中第六》说"太阳病，头痛发热，身疼，腰痛，骨节疼痛，恶风，无汗而喘者，麻黄汤主之。麻黄三两（去节），桂枝二两（去皮），甘草一两（炙），杏仁七十个（去皮、尖）。右四味，以水九升，先煮麻黄，减二升，去上沫，内诸药，煮取二升半，去滓，温服八合，复取微似汗，不须啜粥，余如桂枝法将息。""太阳与阳明合病，喘而胸满者，不可下，宜麻黄汤主之。""太阳病，十日以去，脉浮细而嗜卧者，外已解也。设胸满胁痛者，与小柴胡汤。脉但浮者，与麻黄汤。""太阳病，脉浮紧，无汗，发热，身疼痛，八九日不解，表证仍在，此当发其汗。服药已，微除，其人发烦目瞑。剧者必衄，衄乃解，所以然者，阳气重故也。麻黄汤主之。""脉浮者，病在表，可发汗，宜麻黄汤。""脉浮而数者，可发汗，宜麻黄汤。""伤寒脉浮紧，不发汗，因致衄者，麻黄汤主之"。《伤寒论·辨阳明病脉证并治第八》说："脉但浮，无余证者，与麻黄汤。若不尿，腹满加哕者，不治。""阳明病脉浮，无汗而喘者，发汗则愈，宜麻黄汤。"条文中提到受风寒后的太阳病，风寒邪气侵袭肌表，头痛且全身疼痛，邪正相争则发热，汗不得出，肺卫不得宣，甚则气喘。

明末清初·韩藉琬《伤寒意珠篇·卷下·太阳症》说："病在太阳汗症

也，太阳一名巨阳，为诸阳之首，风寒之客人也，太阳先受之，表之表也，在表惟宜汗解。"根据此条论述，笔者认为麻黄汤主治为风寒表邪盛，其人气血足与风寒邪气相争，故身疼痛，发热，脉浮紧。

《神农本草经·中经》说："麻黄，味苦，温，主中风、伤寒头痛；温疟，发表出汗，去邪热气，止咳逆上气，除寒热，破癥坚积聚。"故麻黄汤中以麻黄开腠发汗，疏散风寒，本案患者受风寒后鼻流清涕，全身酸痛，怕风怕冷，不出汗，符合麻黄汤的方证，故方证辨证为麻黄汤证。笔者认为，包括麻黄汤在内的麻黄类方在临床上只要辨证正确，疗效甚好！可以说不会用麻黄就不是一个好医师！

**典型医案**

曹颖甫《经方实验录·上卷》："师曰：予友沈镜芙先生之房客某君，十二月起，即患伤寒。因贫无力延医，延至一月之久。沈先生伤其遇，乃代延余义务诊治。察其脉，浮紧，头痛，恶寒，发热不甚，据云初得病时即如是。因予：麻黄二钱，桂枝二钱，杏仁三钱，甘草一钱，又因其病久胃气弱也，嘱自加生姜三片，红枣两枚，急煎热服，盖被而卧。果一刻后，其疾若失。按每年冬季气候严寒之日，患伤寒者特多，我率以麻黄汤一剂愈之，谁说江南无正伤寒哉？"此案中患者脉浮紧，头痛，恶寒，正属太阳外感证，予麻黄汤。综上可知，临床运用麻黄汤治疗风寒外感，若方证对应，则效如桴鼓。

> 笔者临床体会到麻黄汤的方证是头痛、发热，流清涕，全身酸痛，恶风恶寒，无汗而喘，脉浮。

# 重剂伏龙肝

## ——经方治愈反复便血案

**关键点：**

温药亦可止血；1剂即愈；"脾肾湿寒之故，则丝毫不
知，而一味凉泻。何其不安于下愚，而敢于妄作耶！"

张某，女，57岁。初诊日期：2021年1月18日。

**主诉：** 反复便血，大便不成形1周。

**现病史：** 患者大便出血，大便一日3次，出血量大，血色鲜红，每次下血
多于其月经量，便盆内可见大量鲜红色血液，现为求中医治疗，就诊于我处。

**刻下症：** 患者大便1日3次，不成形，便中下鲜血，鲜血覆盖大便，便盆
可见有鲜血（比月经都多），腰骶部怕凉，畏寒怕冷，容易紧张，易焦虑，纳
差，眠浅，小便清。

**查体：** 体形略胖，面色淡暗，唇色淡，舌淡苔薄白，脉沉细而弱。

**方证辨证**

《金匮要略·惊悸吐衄下血胸满瘀血病脉证治第十六》曰："下血，先便
后血，此远血也，黄土汤主之。"笔者临床体会到黄土汤的方证是便血，先便
后血或大便失禁，大便溏，大便急，黑便，全身怕冷，以腰骶部冷为主。本案
患者症见出血量大，鲜血，先便后血，腰骶部怕冷，舌淡苔薄白，脉沉细而

弱，符合黄土汤的方证，故辨证为黄土汤证。

《金匮要略·妇人杂病脉证并治第二十二》说："妇人脏躁，喜悲伤欲哭，象如神灵所作，数欠伸，甘麦大枣汤主之。"笔者临床体会到甘麦大枣汤的方证是：脏躁（围绝经期），喜悲伤欲哭，容易紧张。本案患者症见容易紧张，符合甘麦大枣汤的方证，故辨证为甘麦大枣汤证。

**诊断：**便血　黄土汤证；脏躁　甘麦大枣汤证。

**治疗：**方用黄土汤合甘麦大枣汤。

> 阿胶珠 15g　　黄　芩 15g　　生地黄 15g　　伏龙肝（包煎）90g
>
> 生甘草 15g　　炒白术 15g　　大　枣 30g　　黑顺片（先煎半小时）10g
>
> 浮小麦 90g

4剂，日1剂，水煎服，分2次，早、晚饭后半小时服用。

**二诊（2020年1月21日）：**患者述服用1剂即有效，特别见效，服药1剂大便已无鲜血，服药期间未出现任何便血状况，大便不成形也有改善，现大便一日2次并且成形，腰骶冷亦痊愈。患者情绪容易紧张、焦虑状况亦明显好转。

**按语：**《金匮要略·惊悸吐衄下血胸满瘀血病脉证治第十六》说："下血，先便后血，此远血也，黄土汤主之。黄土汤方亦主吐血、衄血。甘草、干地黄、白术、附子（炮）、阿胶、黄芩各三两、灶中黄土（半斤）。上七味，以水八升，煮取三升，分温二服。"黄土汤治疗脾阳不振，脾肾湿寒，血失统摄而导致的便血。而这种证候在临床上不少，但温阳健脾摄血的治法在治疗便血之中并不是主流。临床上便血多从大肠湿热或者热毒、火邪等角度去论治，多用清利湿热，解毒凉血、泻火之品或者加上碳类药物收涩止血，取得了可观的疗效。但是虚寒类型的便血在临床中同样不能忽视。

清·黄元御《金匮悬解·吐衄下血瘀血》里面批评了一味使用凉血祛风

的思路:"后世医书,以为肠风,专用凉血驱风之药。其命名立法,荒陋不通,至于脾肾湿寒之故,则丝毫不知,而一味凉泻。何其不安于下愚,而敢于妄作耶!"由此可见,血热妄行导致的出血在临床上较多,但由于脾肾虚寒,血失于固摄导致的出血也不少。邪热能迫血妄行,但阳气是有固摄血液功能的,阴在内,阳之守也,阳在外,阴之使也。气为阳血为阴,没有阳气,怎能守住那一分阴血,且由于患者素体脾肾虚寒,生化乏源,失去血液复生较慢,患者阴血便不足,恐引发气随血脱的危重变证。所以在临床上需要将血热妄行证候和血失统摄证候区别开来,血实宜决之,气虚(阳虚)宜掣引之。火邪迫血妄行的证候(特别是吐血、衄血)可以选用泻心汤,脾阳不振,脾肾湿寒,血失统摄可以选用黄土汤。

> 黄土汤的方证可总结为便血,先便后血或大便失禁,大便溏,大便急,黑便,全身怕冷,以腰骶部冷为主。
> 甘麦大枣汤方证可总结为脏躁,容易紧张,悲伤欲哭。

# 失眠第一方
## ——经方治愈反复失眠2年案

**关键点：**

少阴病；鸡子黄不可少！2剂而愈！

卢某，女，51岁。**初诊日期：**2017年5月6日。

**主诉：**反复失眠2年。

**现病史：**2年前患者出现失眠。1年前，患者出现失眠加重，出现入睡困难，每晚10：00上床，经常在0：00—1：00以后才能入睡，白天全身困倦，精神差，曾服用艾司唑仑半片至1片，服药后改善，不服药则反复，患者甚苦于此，遂前来我处就诊。

**刻下症：**入睡困难，晚上10：00上床，经常在夜里0：00—1：00以后才能入睡，梦多，早上6：00醒来，白天全身困倦，精神差，心烦，晨起口苦，大便1日1次，偏稀，汗可。

**查体：**舌淡红，少苔，中间剥脱，脉细。

**方证辨证**

《伤寒论·辨少阴病脉证并治第十一》说："少阴病，得之二三日以上，心中烦，不得卧者，黄连阿胶汤主之。"笔者临床体会到黄连阿胶汤的方证为失眠，精神萎靡，心中烦，舌红少苔，脉细数。本案患者入睡困难，晚上

10：00上床，经常在夜里0：00—1：00以后才能入睡，梦多，早上6：00醒来，白天全身困倦，精神差，心烦，舌淡红，少苔，中间剥脱，符合黄连阿胶汤的方证，故方证辨证为黄连阿胶汤证。

**诊断：** 不寐　黄连阿胶汤证。

**治疗：** 黄连阿胶汤。

　　黄　连 20g　　阿胶珠 15g　　黄　芩 10g　　白　芍 10g
　　鸡子黄 2枚

14剂，水煎服，日1剂，早上不服药，分2次，晚饭前半小时和晚饭后1小时服用。

服用2剂药后，失眠已愈。

随访12天未复发。

**按语：**《伤寒论·辨少阴病脉证并治第十一》说："少阴病，得之二三日以上，心中烦，不得卧者，黄连阿胶汤主之。黄连四两，黄芩二两，芍药二两，鸡子黄二枚，阿胶三两。上五味，以水六升，先煮三物，取二升，去滓，内胶烊尽，小冷，内鸡子黄，搅令相得，温服七合，日三服。"

　　明·方有执《伤寒论条辨·卷之五》说："少阴本欲寐，反心中烦不得卧者，风邪客于里，热甚而里不和也。黄连、黄芩清膈，以除风壅之里热，鸡黄、阿胶和血，以益不足之真阴。"方氏认为少阴病的表现应该为困倦，想睡觉，反而出现心烦不能平卧，这是由风邪入里，阳盛则热，阴阳不和的因素导致的。黄连、黄芩功擅清上焦阳邪聚集之膈热，鸡子黄与阿胶补亏损的真阴，以达祛风、定风的功效。

　　清·黄元御《伤寒悬解·少阴经全篇·土盛水负证》说："心之液，水之根也，液耗水涸，精不藏神，故心烦不得卧寐。黄连阿胶汤，黄连、芩、芍，清君火而除烦热，阿胶、鸡子黄，补脾精而滋燥土也。少阴水藏，在阳明则燥土克水，是为不足；在少阴则寒水侮土，是为有余。有余则但欲寐，本篇之首章是也，不足则不得卧。"心液来源于肾水，即是坎中之水来源于离卦中之一阴爻，肾水亏虚，心液耗伤，肾水不能上济心阳，故名为精不藏神，所以心烦不能平卧入眠。黄连、黄芩、白芍清心火，去烦热，阿胶、鸡子黄补脾精而滋养燥土。少阴主水，阳明为燥土，五行克水，故会肾水不足；少阴则为寒水，寒水多则反侮燥土，这就是肾水过多。过多则会欲睡觉，不足则会不得平卧入眠。

综观本案四诊信息，符合黄连阿胶汤的方证，故用之以滋阴降火。

> 笔者临床体会到黄连阿胶汤的方证为失眠，精神萎靡，心中烦，舌红少苔，脉细数。

# 经方治愈全身不适20年，加重持续发作半个月

关键点：

太阳少阳合病；体内两个最长的经脉；双解两阳之轻剂也

王某，女，53岁。**初诊日期：**2017年4月24日。

**主诉：**全身不适20年，加重持续发作半个月。

**现病史：**患者因高血压及全身不适，就诊于当地医院，时测血压150/110mmHg，予西药降压处理，血压仍然偏高，全身不适未减退。西医治疗后未有明显疗效，现患者全身不适持续发作半个月，为求中医治疗，就诊于我处。

**刻下证：**全身不适持续发作，容易紧张，说话不清晰（1周），经脑CT检查未见病灶，右手发凉，偏怕热，无头胀，晨起口苦，全身困乏，眠少，纳差，大便1日1次，偏干，夜尿2~3次。

**查体：**舌淡红，苔黄厚腻，舌边有齿痕，脉弦细。

**方证辨证**

《伤寒论·辨太阳病脉证并治下第七》说："伤寒六七日，发热，微恶寒，支节烦疼，微呕，心下支结，外证未去者，柴胡桂枝汤主之。"笔者临床体会到柴胡桂枝汤的方证为全身不适，晨起口苦，四肢关节疼痛，两胁胀痛，或伴发热、恶寒，呕吐，或突发性心腹疼痛，脉弦细。柴胡桂枝汤主治太阳少阳合病，因为足太阳膀胱经和足少阳胆经是体内两个最长的经脉，故此方可以治疗全身的

不适（但患者常常又不能指明具体不适的部位）。本案中患者全身不适，晨起口苦，全身困乏，脉弦细，符合柴胡桂枝汤的方证，故辨为柴胡桂枝汤证。

**诊断：** 全身不适　柴胡桂枝汤证。

**治疗：** 方用柴胡桂枝汤。

　　桂　枝 9g　　黄　芩 9g　　党　参 9g　　炙甘草 6g

　　清半夏 15g　　白　芍 9g　　大　枣 15g　　生　姜 9g

　　柴　胡 24g

10剂，日1剂，水煎服，分2次，早、晚饭后半小时温服。

**二诊（2017年5月8日）：** 患者述已服用10剂汤药，服用5剂后即有好转，全身不适减轻约50%，口苦亦减轻，全身有力气了，血压120/70mmHg。

**治疗：** 效不更方，加大剂量。

　　桂　枝 12g　　黄　芩 12g　　党　参 12g　　炙甘草 8g

　　清半夏 20g　　白　芍 12g　　大　枣 20g　　生　姜 12g

　　柴　胡 32g

14剂，日1剂，水煎服，分2次，早、晚饭后半小时温服。

**三诊（2017年5月22日）：** 患者述二诊服药服到第7剂全身不适已愈，口苦减轻，言语不清好转。

**按语：**《伤寒论·辨太阳病脉证并治下第七》说："伤寒六七日，发热，微恶寒，支节烦疼，微呕，心下支结，外证未去者，柴胡桂枝汤主之。柴胡桂枝汤方：桂枝（去皮），黄芩一两半，人参一两半，甘草一两（炙），半夏二合半（洗），芍药一两半，大枣六枚（擘），生姜一两半（切），柴胡四两。上九味，以水七升，煮取三升，去滓，温服一升，本云人参汤，作如桂枝法，加半夏、柴胡、黄芩，复如柴胡法，今用人参作半剂。"《金匮要略·腹满寒疝宿食病脉证治第十》说："《外台》柴胡桂枝汤方治心腹卒中痛者。"诸多医家认为本方所主乃太阳少阳合病，且两经之邪均为较轻微之证，并且柴胡桂枝汤亦可以用来治疗突发性心腹疼痛。

如清·徐赤《伤寒论集注·卷二》所述："支节，四肢之节也。心下支结，邪结于心下之两旁，在少阳之分也。发热至微呕，太阳之表，所谓外证未去也。此条以小柴胡为主治，以太阳之邪未去，故合桂枝以和解之。"

《医宗金鉴·订正仲景全书·伤寒论注·辨少阳病脉证并治全篇》中集解有注："故取桂枝之半以散太阳未尽之邪，取柴胡之半以解少阳微结之证……外证虽在，而病机已见于里，故方以柴胡冠桂枝之上，为双解两阳之轻剂也。"由此可见，凡太阳表证未解，邪内陷少阳，症见太阳少阳之轻证者，皆可用柴胡桂枝汤以表里双解，和解少阳枢机，调和营卫，散未尽之表邪。刘渡舟老师善用柴胡桂枝汤治疗四肢疼痛麻木，全身不适的病症，均取得了很好的疗效。原文中的"支节烦疼"是指四肢关节疼痛，临床可见自觉全身不适，四肢疼痛麻木的症状。刘渡舟老师认为柴胡桂枝汤主证是口苦头眩、肢麻。笔者根据《伤寒论》《金匮要略》柴胡桂枝汤的原文及临床体会，认为柴胡桂枝汤的主证是全身不适，晨起口苦，四肢关节疼痛，两胁胀痛，或伴发热，恶寒，呕吐，突发性心腹疼痛，脉弦细。综观本案患者四诊信息，符合柴胡桂枝汤的方证，故用柴胡桂枝汤以和解少阳，调和营卫，表里双解。

> "
> 笔者临床体会到柴胡桂枝汤的方证为全身不适，晨起口苦，四肢关节疼痛，两胁胀痛，或伴发热，恶寒，呕吐，突发性心腹疼痛，脉弦细。
> "

# 药味专精，岂可相替
## ——炙甘草汤治愈每天心悸3个月案

**关键点：**

人参/党参；桂枝/肉桂；仲景补虚圣方

张某，女，48岁。**初诊日期：**2020年12月25日。

**主诉：**每天心悸3个月。

**现病史：**患者3个月前出现心悸，每天均发作。近1个月心悸症状加重，为求诊治，遂来我处就诊。

**刻下症：**每日心悸至少发作10余次，每次持续约20秒，痛苦不堪。畏寒，后背正中拘紧，气短、喜长出气，善太息，大便1日1次、偏干，夜尿0次，纳、眠可。

**查体：**体形中等，面色黄暗，毛孔粗大，唇紫暗，舌淡暗，苔根部厚腻，脉沉细。

### 方证辨证

《伤寒论·辨太阳病脉证并治下第七》说："伤寒脉结代，心动悸，炙甘草汤主之。"笔者临床体会到炙甘草汤的方证是：心悸亢进，精神萎靡，体质虚弱（多偏瘦），口干，皮肤枯燥，大便干燥。本案患者每日心悸10余次，气短、喜长出气，大便干，符合炙甘草汤的方证，故辨证为炙甘草汤证。

**诊断：** 心悸　炙甘草汤证。

**治疗：** 方用炙甘草汤。

生地黄 64g　　生甘草 16g　　生　姜 12g　　党　参 8g

桂　枝 12g　　阿胶珠 8g　　麦门冬 32g　　火麻仁 8g

大　枣 30g

10剂，水煎服，每剂加白酒20ml，日1剂，分2次，早、晚饭后半小时温服。

**二诊（2021年1月4日）：** 患者诉心悸好转约60%，气短、喜长出气一症已痊愈。

**治疗：** 守原方，以人参代党参。

生地黄 64g　　生甘草 16g　　生　姜 12g　　人　参 8g

桂　枝 12g　　阿胶珠 8g　　麦门冬 32g　　火麻仁 8g

大　枣 30g

14剂，水煎服，每剂加白酒20ml，日1剂，分2次，早、晚饭后半小时温服。

**三诊（2021年1月18日）：** 患者诉白天已无心悸，夜间偶尔心悸，但是程度很轻，常常无明显自觉症状。略有轻微焦虑、烦躁，偏怕冷。

**治疗：** 守原方，以肉桂代部分桂枝。

生地黄 64g　　生甘草 16g　　生　姜 12g　　人　参 8g

桂　枝 10g　　肉　桂 2g　　阿胶珠 8g　　麦门冬 32g

火麻仁 8g　　大　枣 30g

14剂，水煎服，每剂加白酒20ml，日1剂，分2次，早、晚饭后半小时温服。

**四诊（2021年1月29日）：**患者述，近1周完全无心悸发作，精神及气色均明显好转，原本十分怕冷，现在已经不再怕冷，并诉此药味甜，诸症告愈。

随访2周未见复发。

**按语：**《伤寒论·辨太阳病脉证并治下第七》载："伤寒，脉结代，心动悸，炙甘草汤主之。甘草四两（炙），生姜三两（切），人参二两，生地黄一斤，桂枝三两（去皮），阿胶二两，麦门冬半升（去心），麻仁半升，大枣三十枚（擘），上九味，以清酒七升，水八升，先煮八味，取三升，去滓，纳胶，烊消尽，温服一升，日三服。一名复脉汤。"唐·孙思邈《千金翼方·卷第十五补益·五脏气虚第五》载："复脉汤。治虚劳不足，汗出而闷，脉结悸，行动如常，不出百日，危急者十一日死。"唐·王焘《外台秘药·第十卷·肺痿方一十首》载："又疗肺痿，涎唾多，心中温温液液者，炙甘草汤方。"

炙甘草汤乃气血双补之剂，为心阴阳两虚所立，长于治疗"心动悸，脉结代"一证，又善通行血脉，故又名复脉汤。清·王子接在《绛雪园古方选注·上卷·伤寒科》中言："此汤仲景治心悸，王焘治肺痿，孙思邈治虚劳，三者皆是津涸燥淫之证。"又言"人参、麻仁之甘以润脾津，生地、阿胶之咸苦以滋肝液，重用地、冬浊味，恐其不能上升，故君以炙甘草之气厚，桂枝之轻扬，载引地、冬上润肺燥，佐以清酒，芳香入血，引领地、冬归心复脉，仍使以姜、枣和营卫，则津液悉上供于心肺矣。"本方乃仲景补虚圣方，后世多以此方化裁，应用甚广。全方心肺同治，肝脾同调，重用地、冬、胶、麻润养阴液，然佐以桂枝通阳化气，人参补益中气，柔中有刚，气血同调，此二味实乃本方之神妙所在。然《素问·至真要大论篇》言"岁物"为"天地之专精也"。诸药得天地之灵气，生之有地，采之有时，方得气全力厚。修治方药，尤需择用，然药之名近者甚多，同药尚有时地之异，何况名近而实异者，其功岂能相代，肆意选替哉？

炙甘草汤之人参，近人多以党参代之。笔者认为，此方中人参之效不可为党参等所替，临床使用时可先用价廉之党参，后视病情变化调整为人参以获全效。

首先，仲景原方所用乃人参。梁·陶弘景在《本草经集注·草木上品》载人参赞："三桠五叶，背阳向阴。欲来求我，椴树相寻。"又言："人参出上党山谷及辽东……其草一茎直上，四、五叶相对生。"其描述与人参相符。而桔梗科党参为缠绕草本，攀附成障，更没有人参的三桠五叶，其根圆柱状，下部少有根须。

故而，古代始终以人参入药。然人参对其生长条件要求严苛，又经过度采挖日渐珍稀，至此世人多将党参冠以"上党人参"之名以充人参，才造成了后世本草使用的混乱。直到清代·张璐《本经逢原·卷之一·山草部》一书方将党参作为一味新品种记载："产山西太行山者，名上党人参，虽无甘温峻补之功，却有甘平清肺之力，亦不似沙参之性寒专泄肺气也。"

其次，从疗效上而言，党参绝不可与人参相提并论。据现代临床观察证实，本方中应用人参或党参，药效差异颇为明显。尤其用于心律失常者时，应用生晒参或红参或参须者药效显著，而应用党参者即便大剂量应用，其疗效亦明显欠佳。进一步研究证实，甘草酸、人参总皂苷和麦冬总皂苷为本方中抗心律失常的主要有效成分，其中人参皂苷又能增强机体免疫功能、改善物质代谢、增强学习记忆能力等。据此，临床应用本方，当以用人参为宜，即便是参须，效果亦甚佳。

另外，值得注意的是，仲景时期所言"桂枝"绝非现代之义。梁·陶弘景《名医别录·上品·箘桂》载"无骨，正圆如竹，立秋采"，可见古时桂枝乃肉桂树嫩枝上的皮。据2015年版《中华人民共和国药典》记载，今之"桂枝"为肉桂树的干燥嫩枝，今之"肉桂"是肉桂树的干燥树干皮及树枝皮。故笔者在临床使用时，常将桂枝和肉桂同用，疗效甚佳。现代研究表明，桂枝与肉桂的化学组成基本相同，而肉桂中的有效成分（如挥发油及桂皮醛）含量均高于桂枝。

### 古代验案

元·罗天益《卫生宝鉴·卷二十一·药类法象·㕮咀药类》载：至元庚辰六月中，许伯威五旬有四，中气本弱，病伤寒八九日。医者见其热甚，以凉剂下之，又食梨三四枚，伤脾胃，四肢冷，时昏愦，请予治之。诊其脉动而中止，有时自还，乃结脉也。亦心动悸，呃噫不绝，色青黄，精神减少，目不欲开，倦卧恶人语，予以炙甘草汤治之。减生地黄，恐损阳气，锉一两服之，不效。予再思脉病对，莫非药陈腐而不效乎？再于市铺选尝气味厚者，再煎服之，其病减半，再服而愈。

**笔者案：**本案患者症见心动悸，精神萎靡，昏昏沉沉，脉结代，符合炙甘草汤的方证，故用之滋阴通阳复脉。

> 笔者临床体会到炙甘草汤的方证是心悸亢进，精神萎靡，体质虚弱（多偏瘦），口干，皮肤枯燥，大便干燥。

# 从少阴病论治

## ——经方治愈精神萎靡2年案

**关键点：**

但欲寐；少阴病主证

张某，女，68岁。**初诊时间：** 2018年12月14日。

**主诉：** 白天精神萎靡、昏沉伴前胸发闷2年。

**现病史：** 患者2年前出现患者白天精神萎靡，全身乏力，昏昏沉沉，前胸发闷，现为求中医治疗，就诊于我处。

**刻下症：** 精神萎靡，前胸发闷，后背皮肤痛，头胀痛，经常性需要服用止痛药，右侧肘关节疼痛，全身乏力，甚至连走路都无力，无明显怕冷，无明显怕热，平素容易感冒，大便1日1次，不干不稀，夜尿2次。

**查体：** 舌淡，苔白滑，舌边有齿痕，脉细滑。

### 方证辨证

《伤寒论·辨少阴病脉证并治第十一》说："少阴病，得之二三日，麻黄附子甘草汤，微发汗。以二三日无证，故微发汗也。"笔者临床体会到麻黄附子甘草汤的方证为：情绪低落，对事物缺乏兴趣，或夜间失眠，脉细。本案中患者全身精神萎靡，前胸发闷，乏力，容易感冒，舌淡，苔白滑，舌边有齿痕，脉细滑，符合麻黄附子甘草汤的方证，故辨为麻黄附子甘草汤证。

**诊断：**少阴病　麻黄附子甘草汤证。

**治疗：**方用麻黄附子甘草汤。

生麻黄 10g　　黑顺片 10g　　生甘草 10g

7剂，日1剂，颗粒剂，分2次，早、晚饭后半小时温服。

患者诉服药后前胸前所未有的轻松，原来走路都没劲，现在身上有力气了，服药后全身发热、舒服，精神萎靡消失，原来头痛要服止痛药，现在也不需要了，药又便宜又管用。

**按语：**《伤寒论·辨少阴病脉证并治第十一》说："少阴病，得之二三日，麻黄附子甘草汤，微发汗。以二三日无证，故微发汗也。麻黄附子甘草汤：麻黄二两（去节），甘草二两（炙），附子一枚（炮，去皮，破八片）。上三味，以水七升，先煮麻黄一两沸，去上沫，内诸药，煮取三升，去滓，温服一升，日三服。"无证即无里证，指无吐利等里虚寒证。

清·徐大椿《伤寒论类方·麻黄汤类二》提到："三阴经，惟少阴与太阳为表里而位最近，故犹有汗解之理，况二三日而无里症，则其邪未深入，此方较麻黄附子细辛少轻，以其无里症也。"运用麻黄附子甘草汤应注意患者应无里虚寒的症状。因本方适宜邪未深入，故以附子温阳，麻黄解表散寒，甘草益气补中。条文中提到少阴病可用麻黄附子甘草汤治疗，那么，少阴病是什么表现呢？《伤寒论·辨少阴病脉证并治第十一》说："少阴之为病，脉微细，但欲寐也。"金·成无己《注解伤寒论·卷六·辨少阴病脉证并治第十一》说："少阴为病，脉微细，为邪气传里深也。卫气行于阳则寤，行于阴则寐。邪传少阴，则气行于阴而不行于阳，故但欲寐。"少阴病主证为但欲寐，是由阳气行于阴导致的。笔者临床体会"但欲寐"不仅指想睡觉，还包括情绪低落、精神萎靡、对事物兴趣减低、全身不适等症状。笔者临床体会到麻黄附子甘草汤的方证为情绪低落，精神萎靡，对事物不感兴趣，脉细。综观本案中患者四诊信息，符合麻黄附子甘草汤的方证，故用麻黄附子甘草汤证以通阳散寒固本。

　　笔者临床体会到麻黄附子甘草汤的方证为情绪低落，精神萎靡，对事物不感兴趣，脉细。

# 千年来藏于《金匮》的妙方仅因一字之差而没落，岂不哀哉！——经方治愈噩梦、脱发案

**关键点：**

"精"的本义；失精家；临床运用要点

赵某，女，29岁。**初诊日期：** 2021年1月21日。

**主诉：** 反复做噩梦半年，加重伴脱发3个月。

**现病史：** 患者诉半年前出现反复做噩梦，醒后不适，未予治疗。3个月前，患者因工作压力过大，做噩梦情况加重，每天均有噩梦，并伴随大量脱发，严重影响工作、休息、日常生活，患者十分痛苦，遂来我处就诊。

**刻下症：** 噩梦连连，每天晚上均做噩梦，梦境常常为被人追杀或见到去世的亲人，醒后全身不适，身心俱疲，并伴有严重脱发，每次洗头后均能在地漏与衣裤上见到大量脱发，平素用手一捋便有一撮头发脱落；乳房经常性胀痛（有乳腺结节病史），按之加重；工作压力大，情绪不佳，全身怕冷，纳可，眠差，大便3~4日1行，偏干，夜尿0次。

**查体：** 体形偏胖，面色暗黄，舌淡，苔薄黄，脉沉细。

**方证辨证**

《金匮要略·血痹虚劳病脉证并治第六》云："夫失精家少腹弦急，阴头寒，目眩，发落，脉极虚芤迟，为清谷，亡血，失精。脉得诸芤动微紧，男子

失精，女子梦交，桂枝加龙骨牡蛎汤主之。"笔者临床体会到桂枝加龙骨牡蛎汤的方证是噩梦频作，脱发，易疲劳，偏怕冷，少腹拘急，梦遗失精，头晕目眩，脉虚。本案患者每夜噩梦连连，醒后疲劳，并伴有大量脱发，身上怕冷，脉沉细，符合桂枝加龙骨牡蛎汤的方证，故辨证为桂枝加龙骨牡蛎汤证。

《医宗金鉴·编辑杂病心法要诀·胸胁总括》云："胸痛之证，须分属气、属血、属热饮、属老痰。颠倒木金散，即木香、郁金也。属气郁痛者，以倍木香君之；属血郁痛者，以倍郁金君之，为末，每服二钱，老酒调下；虚者，加人参更效。"笔者临床体会到颠倒木金散的方证是胸痛，与情绪有关。本案患者乳腺结节自觉胀痛，按之加重，且由于工作压力大，情绪常常不佳，符合颠倒木金散的方证，故辨证为颠倒木金散证。

**诊断：** 多梦　脱发　桂枝加龙骨牡蛎汤证　颠倒木金散证。

**治疗：** 方用桂枝加龙骨牡蛎汤合颠倒木金散。

| 桂　枝 18g | 生白芍 18g | 生甘草 18g | 生　姜 18g |
| 大　枣 18g | 生龙骨 18g | 生牡蛎 18g | 木　香 9g |
| 郁　金 18g | | | |

7剂，水煎服，日1剂，分2次，早、晚饭后半小时温服。

1周后随访，患者诉服药3剂后即不做噩梦，脱发比原来明显减少，乳房胀痛较前缓解至少60%，现仅偶尔有胀痛感。

**按语：** 《金匮要略·血痹虚劳病脉证并治第六》云："夫失精家少腹弦急，阴头寒，目眩，发落，脉极虚芤迟，为清谷，亡血，失精。脉得诸芤动微紧，男子失精，女子梦交，桂枝加龙骨牡蛎汤主之。桂枝、芍药、生姜各三两，甘草二两，大枣十二枚，龙骨、牡蛎各三两。右七味，以水七升，煮取三升，分温三服。"笔者临床体会到桂枝加龙骨牡蛎汤的方证是噩梦频作，脱发，易疲劳，偏怕冷，少腹拘急，梦遗失精，头晕目眩，脉虚。临床只要症见脱发、噩梦、脉虚者，用之多有效验。

关于条文中"失精家"的含义，历代医家多有论述。清·程林《金匮要略直解·卷上·血痹虚劳病脉证并治第六》云："肾主闭藏，肝主疏泄，失精则过于疏泄，故少腹弦急也。阴头为宗筋之所聚，真阳日亏，故阴头寒也。目眩则精衰，发落则血竭，是以脉虚芤迟也。虚主失精，芤主亡血，迟主下利清谷也。"程氏认为，肾之闭藏失司，肝之疏泄太过，而致失精，真阳亏虚、精衰血竭，故阴头寒、目眩、发落，脉虚芤迟。

清·吴谦《医宗金鉴·卷十九·订正仲景全书·金匮要略注》记载了医家徐彬所注："失精之家，脉复不一，苟得诸芤动微紧，是男子以虚阴而挟火则失精，女子以虚阴而挟火则梦交。主以桂枝龙骨牡蛎汤者，盖阴虚之人，大概当助肾，故以桂枝、芍药通阳固阴，甘草、姜、枣和中，龙骨、牡蛎固精也。"徐氏认为，失精家大多为肾阴虚而挟火，男子可见遗精、滑精，女子可见梦交，主以桂枝加龙骨牡蛎汤调和阴阳、和中、收涩固精。综上所述，其二者皆偏向于"失精"，即过耗生殖之精，肾失固涩，而阴阳皆不足的观点。全国中医药高等院校教材《金匮要略》对"失精"的注释亦为遗精、滑精。但倘若详读《黄帝内经》，便可发现其中的"精"有多种含义：既可以具体指代一类特定精微物质，如脏腑之精、水谷之精、生殖之精等，又能在广义上包含维持人体生命活动的最基本物质。如《灵枢·经脉》云"人始生，先成精"，《素问·金匮真言篇》云"夫精者，身之本也"，又如《素问·举痛论篇》云"恐则精却"，《灵枢·本神》云"恐惧不解则伤精"。《素问·疏五过论篇》云："暴乐暴苦，始乐后苦，皆伤精气。"笔者体会到，桂枝加龙骨牡蛎汤条文中的"精"当理解为广义之精，是构成并维持生命活动的重要物质，先天而成，并与情志密切相关。笔者观察到，临床上很多患者因遭受重大感情打击或精神刺激而患病，出现失眠、噩梦、脱发、头晕、疲劳、遗精等多种躯体症状，此类患者便可称作"失精家"。

桂枝加龙骨牡蛎汤在治疗神志疾病上疗效显著，桂枝汤为调和营卫、阴阳、表里之主方，《神农本草经·卷二·上品》载龙骨"通神明"、牡蛎"杀邪鬼"，龙、牡二药皆与神志有关，绝不仅仅发挥收敛固涩而止精的功效。若一味将"精"狭隘地论作生殖之精，把"失精家"看作长期遗精、滑精的患者，将严重限制本方的临床应用，千年来藏于《金匮要略》的神方仅因一字之差从此没落，岂不哀哉！

临床运用桂枝加龙骨牡蛎汤，需注意以下要点：①遵守原方剂量比例，即龙骨、牡蛎与桂枝等量；②遵守原方药物炮制法，即龙骨、牡蛎皆为生用；③本方为桂枝类方，应遵循桂枝汤方后调护法。

《医宗金鉴·编辑杂病心法要诀·胸胁总括》云："胸痛之证，须分属气，属血，属热饮，属老痰。颠倒木金散，即木香、郁金也。属气郁痛者，以倍木香君之；属血郁痛者，以倍郁金君之，为末，每服二钱，老酒调下；虚者，加人参更效。"笔者临床体会到颠倒木金散的方证是胸痛，与情绪有关。胸前区疼痛不仅指胸痹心痛之症，也可表现为胁肋部疼痛，或乳腺增生之疼痛。运用本方时需遵循原文方后加减：气滞较重者，倍木香为君药，以理气开郁；血瘀较重者，倍郁金为君药，以破血下气；若患者体虚，可加入人参益气生津，攻补兼施。本案患者乳腺中结块已成，此为气滞日久而生血瘀，故倍郁金而用之。

# 葶苈大枣泻肺汤合《千金》葶苈桂枝汤
# 治愈反复夜间憋醒7年案

**关键点：**

《备急千金要方》；支饮不得息

李某，男，46岁。初诊日期：2019年3月1日。

**主诉：** 反复夜间憋醒7年，每天都憋醒持续10天。

**现病史：** 患者7年前因熬夜工作压力大，出现反复夜间憋醒，平均2~3天憋醒1次，未予重视。10天前出现每天憋醒，为求治疗，遂于门诊就诊。

**刻下症：** 每天夜间憋醒至少2次，气短，喜长出气，偏怕冷，大便1日3~4次，不干不稀，夜尿2次。

**查体：** 舌暗红，苔薄黄，脉沉滑。

**方证辨证**

《金匮要略·肺痿肺痈咳嗽上气病脉证并治第七》说："肺痈，喘不得卧，葶苈大枣泻肺汤主之。"又《金匮要略·痰饮咳嗽病脉证并治第十二》说："支饮不得息，葶苈大枣泻肺汤主之。"笔者临床体会到葶苈大枣泻肺汤的方证是喘憋，不能平卧，吐黄脓痰。本案患者每天夜间憋醒，脉沉滑，符合葶苈大枣泻肺汤的方证，故辨证为葶苈大枣泻肺汤证。此患者偏怕冷，故合用《千金》葶苈桂枝汤。

《金匮要略·胸痹心痛短气病脉证并治第九》说："胸痹，胸中气塞，短气，茯苓杏仁甘草汤主之，橘枳姜汤亦主之。"笔者临床体会到茯苓杏仁甘草汤的方证是胸痹之短气，气塞，短气重于气塞，小便不利，舌苔白厚。本案患者气短，喜欢长出气，故合用茯苓杏仁甘草汤。

**诊断：**支饮　葶苈大枣泻肺汤证　茯苓杏仁甘草汤证　《千金》葶苈桂枝汤证。

**治疗：**方用葶苈大枣泻肺汤合《千金》葶苈桂枝汤合茯苓杏仁甘草汤。

葶苈子 35g　　桂　枝 15g　　大　枣 30g　　茯　苓 42g
杏　仁 14g　　生甘草 14g

4剂，水煎服，日1剂，分2次，早、晚饭后半小时温服。

**二诊（2019年3月4日）：**患者诉服用4天中只憋醒过1次。

继服14剂后，近2周未有憋醒情况，气短、喜长出气明显好转。

随访2周，夜间憋醒未见发作。

**按语：**《金匮要略·肺痿肺痈咳嗽上气病脉证并治第七》说："肺痈，喘不得卧，葶苈大枣泻肺汤主之。葶苈大枣泻肺汤方：葶苈熬令黄色，捣丸如弹子大，大枣十二枚。上先以水三升，煮枣取二升，去枣，内葶苈，煮取一升，顿服"。

清·吴谦《医宗金鉴·订正仲景全书·金匮要略注·卷二》说："赵良曰：此治肺痈吃紧之方也。肺中生痈，不泻何待？恐日久痈脓已成，泻之无益。日久肺气已衰，泻之转伤，乘其血结而脓未成，当急以泻之之法夺之，况喘不得卧，不亦甚乎。"由此可知，此方用于肺痈之初期，痈脓未成之时，属邪实气闭之证。《神农本草经·卷四·下品》载葶苈子："味辛，寒。主癥瘕积聚，结气，饮食，寒热，破坚。"故方用葶苈子以泻热破结，以防日久痈脓已成，或日久肺气虚损。

《金匮要略·痰饮咳嗽病脉证并治第十二》说："支饮不得息，葶苈大枣泻肺汤主之。"《医宗金鉴》注此条，"此承上条，以明其治。喘咳不能卧，短气不能息，皆水在肺之急证也，故以葶苈大枣汤，直泻肺水也，此承"支饮亦喘而不能平卧，加短气，其脉平也"，支饮即饮邪停留于胸膈之间，上迫于肺，肺失宣降所致"咳逆倚息，短气不得卧，其形如肿"。葶苈大枣泻肺汤可用于水在肺之急证，此方可直泻肺水。又载"沈明宗：此支饮偏溢于肺也。支饮贮于胸膈，上干于肺，气逆则呼吸难以通彻，故不得息。然急则治标，所以佐大枣之甘以保脾，葶苈之苦以泄肺，俾肺气通调，脾得转输，为峻攻支饮在肺之方也"，指出了支饮之贮留部位在于胸膈，水饮上行，干扰肺之宣降，有形之邪阻于下，肺气不得肃降而逆于上，故见短息气促，不得平卧，是属急证，治宜峻攻支饮，使肺气通调。清·尤在泾亦说："不得息，肺满而气闭也，葶苈入肺，通闭泄满。用大枣者，不使伤正也。"其意为葶苈子泻水通闭，大枣保脾而不伤正。

此外，《医宗金鉴》在葶苈大枣泻肺汤煎服法中说"弱者减服"，可知此类峻剂，均宜以知为度，病瘥停服，素体虚弱者，药量减半。

唐·孙思邈《备急千金要方·水肿第四》说："治水肿利小便方：葶苈四两（生用），桂心一两。上二味，末之，蜜丸。饮下梧子大七丸，日二，以知为度"。笔者临床体会到《千金》葶苈桂枝汤的方证是喘憋，不能平卧，偏怕冷，水肿，小便不利。笔者在临床上的经验是：如果患者症见喘憋，不得卧，偏怕热，一般用葶苈大枣泻肺汤；若患者症见喘憋，不得卧，偏怕冷，一般用葶苈大枣泻肺汤加上桂心（葶苈子、桂心）。本案患者症见每天夜间憋醒至少2次，偏怕冷，故笔者用葶苈大枣泻肺汤合《千金》葶苈桂枝汤。

本案患者每于夜间憋醒，严重影响其生活、作息，符合葶苈大枣泻肺汤方证，故以葶苈大枣泻肺汤合葶苈桂枝汤4剂而效佳，继服14剂，而病愈。此患者尚有短气、喜长出气症状，据患者周围朋友诉，患者时常不由自主叹息，因短气重于气塞，故合用茯苓杏仁甘草汤，14剂后，患者周围朋友一致认为患者叹息次数明显减少。

> 笔者临床体会到葶苈大枣泻肺汤的方证是：喘憋，不能平卧，吐黄脓痰。

# 覆杯而愈
## ——经方治愈嗜睡案

**关键点：**

少阴病主方之一；太阳病与少阴病的联系；服药之法最宜深讲

宋某，男，56岁。初诊日期：2019年9月3日。

**主诉：** 昏沉嗜睡伴偏头痛1周。

**现病史：** 患者因亲人离世后深受打击，情绪不振，近1周加重。整日昏沉，无精打采。早饭后即困倦，但思睡眠，午饭后亦然。左侧头痛，无明显怕冷怕热感。

**刻下症：** 头部昏沉，整日但欲寐。左侧偏头痛。纳可，眠可。口干，大便1日2次，不干不稀。夜尿0次。

**查体：** 面色偏黑，体形偏瘦，舌暗，有瘀斑，脉沉细。

**方证辨证**

《伤寒论·辨少阴病脉证并治第十一》说："少阴之为病，脉微细，但欲寐也。"又说："少阴病，得之二三日，麻黄附子甘草汤，微发汗，以二三日无证，故微发汗也。"笔者临床体会到麻黄附子甘草汤的方证是情绪低落，对事物缺乏兴趣，或夜间失眠，脉细。本案患者头部昏沉，整日困倦，但思睡眠，脉沉细，符合麻黄附子甘草汤的方证，故辨证为麻黄附子甘草汤证。

**诊断：** 嗜睡　麻黄附子甘草汤证。

**治疗：** 方用麻黄附子甘草汤。

生麻黄 10g　　黑顺片 15g　　生甘草 20g

7剂，水煎服，日1剂，武火煮沸，文火煮约40分钟，若上漂有白沫则除去白沫。早上、中午饭后半小时服用，汤药最晚必须下午3点前服完。

**二诊（2019年9月10日）：** 患者诉仅喝药1碗后（半剂）便觉精神状态好转，头部不再昏沉，嗜睡症大减。5剂后头昏沉、嗜睡彻底痊愈。自述后因天气变化，左侧头痛加重，从偏侧连及脑后。

**治疗：** 守麻黄附子甘草汤原方合散偏汤。

生甘草 20g　　生白芍 15g　　白芥子 18g　　生麻黄（先煎）10g

川　芎 37g　　郁李仁 6g　　柴　胡 6g　　黑顺片（先煎）10g

醋香附 12g　　白　芷 3g

7剂，水煎服，日1剂，先煎生麻黄、黑顺片，若上漂有白沫则除去白沫。早上、中午饭后半小时服用，必须下午3点前服完。

服药后头昏沉、嗜睡、头痛均痊愈。

**按语：**《伤寒论·辨少阴病脉证并治第十一》说："少阴之为病，脉微细，但欲寐也。""少阴病，得之二三日，麻黄附子甘草汤，微发汗，以二三日无证，故微发汗也。麻黄二两（去节），甘草二两（炙），附子一枚（炮，去皮，破八片）。上三味，以水七升，先煮麻黄一两沸，去上沫，内诸药，煮取三升，去滓，温服一升，日三服。"由此可见，麻黄附子甘草汤是少阴病的主方之一，少阴病提纲证中明确指出两大特点——脉微或脉细；情绪低沉，昏昏欲睡。本案患者正中此二条，白天思睡，脉象沉细，故辨证为麻黄附子甘草汤证。因方证完全相应，故效如桴鼓，仅服药一顿后，便已无困倦感，精神好转，可称"覆杯而愈"！5剂之后，疲倦、嗜睡已经痊愈。

《素问·至真要大论篇》说："余欲令要道必行，桴鼓相应，犹拔刺雪污，工巧神圣"。经典带给我们的常常是意想不到的奇效。此中的"要道"为何呢？《灵枢·营卫生会》说："气至阳而起，至阴而止"，道出了寤寐与阴阳的关系；而《伤寒源流·源集》说："邪传少阴，则气行于阴，而不行于阳，故欲寐"，则点出为何少阴病会出现嗜睡，或白天昏沉不清醒的症状。但少阴病并不局限于此两证。《伤寒论特解·卷之九·少阴病篇》说："其气滞著不扬也，是少阴病总目章，故为总括之辞也。言少阴之病，内外皆寒者也。故其证自恶寒，手足寒，身体痛，至吐，利，烦躁，咽痛，胸满，厥逆脉无，无不有者，而不可一定也。其所必有者，其脉或微或细，但欲寐也。"因此，少阴病可能出现各种症状，其中"脉微细，但欲寐"是很好的抓手，此时，或用麻黄附子甘草汤，或用麻黄附子细辛汤，以解少阴。

《伤寒论特解·卷之九·少阴病篇》说："六部中自头顶至足端，内外皆属于热者，为太阳病也。又自足端至头顶，内外皆属于寒者，为少阴病也。故少阴病与太阴病相反者也。故太阳病为阳病之大本。少阴病为阴病之大本也。"此案患者兼有偏头痛症状，从左半侧部窜及后项部。头痛病位正发作于太阳经，或许并不是偶然。少阴为太阳的底面，少阴病可直中，亦可因太阳病日久传变而来。此案患者少阴解时，又见太阳病，或为阴转出阳，病程向愈之佳兆。此时直须乘胜追击，从阳处解，或可使邪尽除。

散偏汤见于清·陈士铎《辨证录·卷二·头痛》："人有患半边头风者，或痛在右，或痛在左，大约痛于左者为多，百药治之罔效，人不知其故。此病得之郁气不宣，又加风邪袭之于少阳之经，遂致半边头痛也。白芍（五钱）、川芎（一两）、郁李仁（一钱）、柴胡（一钱）、白芥子（三钱）、香附（二钱）、甘草（一钱）、白芷（五分），水煎服。毋论左右头痛，一剂即止痛，不必多服。本案患者因天气变化，左侧头痛加重，从偏侧连及脑后，可以考虑用散偏汤。果然服药即头痛止！

# 经方治疗高血压1年案

**关键点：**

> 重剂葛根；除痹的主药；用方技巧；不治血压，血压自降！

何某，女，62岁。初诊日期：2020年2月1日。

**主诉：** 反复颈部僵硬、怕风怕冷1年。

**现病史：** 患者1年前出现颈部僵硬、怕风怕冷，颈部活动不利。高血压病史1年，血压最高时达160/90mmHg。患者苦于此，遂就诊于我处，即刻血压141/91mmHg。

**刻下症：** 颈部僵硬、怕风怕冷，颈部活动不利，无汗出。纳、寐可，小便每夜2次，大便1日1次，偏稀。

**查体：** 体形中等，舌暗红，少苔，脉弦。

**方证辨证**

《伤寒论·辨太阳病脉证并治第六》说："太阳病，项背强几几、无汗恶风，葛根汤主之。"笔者临床体会到葛根汤的方证是颈项僵硬，恶风恶寒，无汗或汗少，口噤不语或气上冲胸，脉弦或紧，或风寒感冒。本案患者颈部僵硬、怕风怕冷，颈部活动不利，无汗出，符合葛根汤的方证，故辨证为葛根汤证。

**中医诊断：**项痹　太阳病证　葛根汤证。

**西医诊断：**颈椎病　高血压（2级）。

**治疗：**方用葛根汤。

　　桂　枝 10g　炒白芍 10g　生　姜 15g　葛　根（先煎）60g

　　大　枣 15g　生甘草 10g　生麻黄（先煎）10g。

7剂，水煎服，日1剂，生麻黄先煎过程中，去掉上沫，分2次，早、中饭后半小时温服。

**二诊（2020年2月8日）：**患者自诉服3剂后，颈部僵硬、怕风怕冷明显好转，颈部可自如活动，自觉颈部肌肉松开。自诉近日血压平稳维持在105~110/65~70mmHg。

继续予原方7剂以巩固。

**按语：**《伤寒论·辨太阳病脉证并治中第六》说："太阳病，项背强几几、无汗恶风，葛根汤主之。葛根汤方，葛根四两，麻黄三两（去节），桂枝二两（去皮），生姜三两（切），甘草二两（炙），芍药二两，大枣十二枚（擘）。以水一斗，先煮麻黄、葛根减二升，去白沫，纳诸药，煮取三升，去滓，温服一升。覆取微似汗，余如桂枝法将息及禁忌。""项背强几几"有拘紧、固缩之意，形容项背拘紧不适，转动俯仰不利之状，与现代医学骨伤科许多能引起肌肉挛缩强痛的疾病症状相符，尤其符合颈肩疾病的临床症状。

清·柯琴《伤寒论注·卷二·葛根汤症》说："《内经》云'东风生于春，病在肝，俞在头项；中央为土，病在脾，俞在脊。'又'秋气者，病在肩背。'则知颈项强，不属冬月之寒风。《易》以'艮'为山，又以'艮'为背。山主静，人以背应之。故元首四肢俱主动，而背独主静。葛根禀气轻清，而赋体厚重。此不惟取其轻以去实，复取其重以镇动也。此又培土宁风之法。"葛根汤中重用葛根从肠胃升提人体津气上行，更借麻黄、桂枝之力，鼓舞营卫之气，推运津气至肌腠，同时解表邪，白芍将全身津气收敛向下，并可制约麻、桂，使津气不至于向外耗散太过，且桂枝通阳活血，白芍活血养血，白芍、甘草酸甘化阴，使津液化源充足，生姜、大枣、甘草辛甘化阳，健脾养胃生津，阴阳调和，津气上行。全方发汗解表、升津舒筋，使得颈部的筋得到充足的濡养。该患者颈部僵硬、怕风怕冷，颈部活动不利，无汗出，符合葛根汤的方证，故辨证为葛根汤证。

清·黄元御《伤寒说意·阳明经·阳明初病·葛根汤证》说："阳明经腑，皆主下降，外为风寒所闭，经络束迫，胃气郁遏，上脘不降，宗气壅塞，不能顺下，故有喘而胸满之证。背者，胸之府也，胸膈郁满，宗气不得前降，则逆冲于背项，是以项背强直，大与太阳不同。一见项背强直，便是经腑合邪，宜加葛根，清散阳明经腑之郁。"《素问·热论篇》曰："伤寒一日，巨阳受之，故头项痛，腰脊强"。《素问·骨空论篇》曰："大风颈项痛，刺风府，风府在上椎"。《素问·至真要大论篇》曰："诸痉项强，皆属于湿"。可见，风、寒、湿为颈项僵硬、疼痛的主要病因。《素问·痹论篇》曰："风寒湿三气杂至，合而为痹也"。中医历代论著中没有"颈椎病"一词，其相关症状散见于"痹证""眩晕"等论述。《神农本草经·中经·葛根》曰："味甘，平。主消渴，身大热，呕吐，诸痹，起阴气，解诸毒，葛谷，主下利十岁以上"，其明确指出了葛根因其辛散之性，在血活血、在经散寒，又可生津疏经，解除经脉的拘挛，为除痹的主药，葛根汤为除痹主方。

中医认为，风寒湿邪气侵袭经络，背部膀胱经、督脉先受邪气，表现为项背部不舒，肌肉僵硬，继而引起一身血管痉挛、血压遂升。审因用药，葛根汤解肌升阳，柔筋疏经，外散表寒，内通经络，解除血管痉挛，对寒凝型高血压具有良好的治疗效果。

西医学认为，由于颈部长期劳损或外伤等原因导致颈椎小关节移位、错乱、增生或钙化，使颈交感神经节及椎动脉受压，或者椎动脉管壁在颈交感神经丛的刺激下产生痉挛，使椎基底动脉供血不足，进一步引起血压升高，临床症状表现为眩晕。另外，施杞等研究显示，颈部肌肉及椎间盘组织在外界风寒湿因素的刺激下，引发代谢紊乱，加速颈椎的退化。吴琼等研究数据显示，30%左右的高血压与颈椎关系密切。周军等研究显示，葛根汤对退化椎间盘组织中的前列腺素$E_2$含量有明显的下调作用，可以减少炎症介质的合成，是葛根汤治疗颈椎型高血压的重要机制之一。

笔者临床体会到葛根汤的方证为颈项僵硬，恶风恶寒，无汗或汗少，口噤不语或气上冲胸，脉弦或紧，或风寒感冒。本案患者颈部僵硬、怕风怕冷，颈部活动不利，无汗出，符合葛根汤的方证，故辨证为葛根汤证。临床使用葛根汤的技巧在于以下三点。①葛根量应大，葛根"主消渴，身大热，呕吐，诸痹"。葛根为葛根汤的君药，为治疗痹证的主药，其用量为四两，根据古今剂量换算及笔者的临床经验验证，认为葛根四两为60g左右。虽然此时远远超出了《中华人民共和国药典》的规定，但是葛根已被原国家卫生部列为药食同源的药材，临床可大胆用之。②煎煮时，葛根、麻黄先煎，特别是生麻黄较大剂量时（10g以上），最好是去上沫。原因是：麻黄先煮去沫，出自《伤寒论》麻黄汤等方剂的方后注；南朝·陶弘景认为麻黄"色青而多沫""先煮一两沸，去上沫，沫令人烦"；明·张景岳说："制用之法，须析去粗根，入滚汤中，煮三五沸，以竹片掠去浮沫，晒干用之，不尔令人动烦。"③现代研究表明，麻黄上沫主要的热解产物是苯甲醛（占45.28%），而苯甲醛的急性中毒症状主要表现为先兴奋而后萎靡、厌食、呼吸困难、出汗等。

> 笔者临床体会到葛根汤的方证是颈项僵硬，恶风恶寒，无汗或汗少，口噤不语或气上冲胸，脉弦或紧，或风寒感冒。

# 虚劳诸不足良方

## ——经方治愈反复感冒3年案

关键点：

易感冒；需久服！

康某，女，51岁。**初诊日期**：2020年10月22日。

**主诉**：反复感冒3年。

**现病史**：患者连续3年每到冬天就反复感冒发热，咳嗽，咽干咽痛，连续3年去医院住院治疗，诊断为"肺炎""咽炎"，对症输液、药物治疗后效一般。患者甚苦恼于此，为求中医诊疗，求诊于我处。

**刻下症**：天一冷就咽干咽痛，继发感冒发热，怕风怕冷，大便偏干，1日1次，小便可，纳一般，眠可。

**查体**：体形略胖，舌淡，苔白，脉细弱。

**方证辨证**

《金匮要略·血痹虚劳病脉证并治第六》说："虚劳诸不足，风气百疾，薯蓣丸主之。"《备急千金要方》说："治头目眩冒心中烦郁，惊悸狂癫方。"笔者临床体会到薯蓣丸的方证是虚劳（肿瘤手术、化疗后，心力衰竭，胃切除术后，大出血后），营养不良，消瘦干枯，贫血，易疲劳，易感冒，多有低热，食欲不振，大便易不成形，舌淡嫩，脉细弱。本案患者易感冒，每到冬天就反复感冒发热，咳嗽，咽干咽痛，怕风怕冷，舌淡，苔白，脉细弱，符合薯蓣丸的方证，故辨证为薯蓣丸证。

**诊断：** 虚劳　薯蓣丸证。

**治疗：** 方用薯蓣丸。

| | | | |
|---|---|---|---|
| 山　药 60g | 当　归 20g | 桂　枝 20g | 神　曲 20g |
| 生地黄 20g | 生甘草 56g | 党　参 14g | 大　枣 30g |
| 川　芎 12g | 生白芍 12g | 生白术 12g | 麦　冬 12g |
| 杏　仁 12g | 柴　胡 10g | 桔　梗 10g | 茯　苓 10g |
| 阿　胶 14g | 干　姜 6g | 白　蔹 4g | 防　风 12g |

14剂，颗粒剂，日1剂，沸水冲服，分3次，早、中、晚温服。

**二诊（2020年12月24日）：** 患者诉同前，偶有心悸，程度很轻，大便1日1次，很稀。

**治疗：** 前方加石韦12g，改干姜为8g。

14剂，颗粒剂，日1剂，沸水冲服，分3次，早、中、晚温服。

**三诊（2021年1月7日）：** 既往一到冬天降温即感冒，然后必转成肺炎（3年），今年冬天经过2次降温受寒，未有感冒，未有其他不适。

**按语：**《金匮要略·血痹虚劳病脉证并治第六》说："虚劳诸不足，风气百疾，薯蓣丸主之。薯蓣丸方：薯蓣三十分，当归、桂枝、曲、干地黄、豆黄卷各十分，甘草二十八分，人参七分，芎穷、芍药、白术、麦冬、苦杏仁各六分，柴胡、桔梗、茯苓各五分，阿胶七分，干姜三分，白蔹二分，防风六分，大枣百枚为膏。上二十一味，末之，炼蜜和丸，如弹子大，空腹酒服一丸，一百丸为剂。"唐·孙思邈《备急千金要方·小肠腑方》："薯蓣丸治头目眩冒心中烦郁，惊悸狂癫方。薯蓣丸方：薯蓣二十八分，甘草二十分，鹿角胶

（《金匮》作阿胶）、大豆黄卷、桂心各七分，芍药、白术各六分、柴胡、桔梗、茯苓、杏仁、川芎各五分，白蔹、干姜各三分，大枣一百枚取膏。上二十二味为末，枣膏和白蜜，丸如弹。"虚劳不足之病，最易生风生气，正不可独补其虚，亦不可着意去风气。张仲景组此方，意在扶正祛邪，现代研究已证实，该方能明显增强患者体质，可广泛用于临床虚损性疾病，如化疗放疗后、癌症术后。笔者临床体会到薯蓣丸的方证是虚劳（肿瘤手术、化疗后，心力衰竭，胃切除术后，大出血后），营养不良，消瘦干枯，贫血，易疲劳，易感冒，多有低热，食欲不振，大便易不成形，舌淡嫩，脉细弱。

薯蓣丸是气血双补、营卫兼调的方剂。后世的四君子汤、四物汤、补中益气汤、参苓白术散等方均是在此基础上发展而来的，但皆不如本方之扶正祛邪，两得相宜。一如《医宗金鉴·血痹虚劳病脉证并治第六》中徐彬所云："虚劳不足证，多有兼风者，正不可著急治风气，故仲景以四君、四物，养其气血……虽有风气未尝专治之，谓正气运而风气自去也。"薯蓣甘温，入脾、肺二经，唐·甄权《药性论·薯蓣》载："补五劳七伤，去冷风，止腰痛，镇心神，安魂魄，开达心孔，多记事，补心气不足。患人体虚羸，加而用之。"《神农本草经·薯蓣》言："其补虚羸，除寒热邪气，补中，益气力。"本方取其不寒不热，不滑不燥，在上滋源，在下补肾，故立为君，笔者临床常重用之。参、术、苓、草，四君子也，所以补气，归、芎、芍、地，四物汤也，所以补血。夫治风必养气血者，以补虚为主，正所谓养正邪自消也。更用防风、柴胡、桂枝祛风，阿胶养血，豆黄卷和气，麦冬、杏仁、桔梗、白蔹顺肺，干姜温中，大枣补脾，曲导药力，而虚劳风疾愈矣。

薯蓣丸一方，近世人很少用之虚劳诸不足病，粗探其因，大概是本方滋补之药颇少之故。笔者认为临床凡是慢性虚弱病多可适用，但要久服。

# 三首经方叠用

## ——治愈胸中气塞1年，加重伴紧张、气短3个月

**关键点：**

重剂陈皮；陈皮：生姜=2：1；重剂浮小麦

张某，男，56岁。初诊日期：2017年4月7日。

**主诉：**胸中反复气塞1年，加重伴紧张，气短3个月。

**现病史：**患者1年前出现胸中气塞，胸骨中段有一股气从下往上顶的感觉，反复发作。3个月前胸中气塞症状加重，伴有气短，喜长出气。情绪不稳定，容易紧张，遇家事易着急、易想不开，委屈欲哭。

**刻下症：**胸中反复气塞，气短，喜长出气，容易紧张，情绪不稳定，经常性委屈欲哭。全身无明显怕冷，无明显怕热，夜里口干，汗可，纳可，眠差，入睡困难。大便2~3日1次，不易冲厕，夜尿1~2次。

**查体：**舌淡暗，苔薄黄，略腻，脉弦细。

**方证辨证**

《金匮要略·胸痹心痛短气病脉证治第九》说："胸痹，胸中气塞，短气，茯苓杏仁甘草汤主之，橘枳姜汤亦主之。"笔者临床体会到茯苓杏仁甘草汤的方证为胸痹之短气、气塞，短气重于气塞，小便不利，舌苔白厚。本案患者气短，喜长出气，符合茯苓杏仁甘草汤的方证，故辨证为茯苓杏仁甘草汤证。

笔者临床体会到橘枳姜汤的方证为：胸痹之气塞、短气，而气塞重于短气，心前区闷痛或胀痛，咽喉发紧，情志不畅时诸症加重。本案患者胸中反复气塞，气短，情绪不稳定，脉弦细，符合橘枳姜汤的方证，故辨为橘枳姜汤证。

《金匮要略·妇人杂病脉证并治第二十二》说："妇人脏躁，喜悲伤欲哭，象如神灵所作，数欠伸，甘麦大枣汤主之。"笔者临床体会到甘麦大枣汤的方证是脏躁（围绝经期），喜悲伤欲哭，容易紧张。本案患者经常性委屈欲哭，符合甘麦大枣汤的方证，故方证辨证为甘麦大枣汤证。

**诊断：**胸痹　茯苓杏仁甘草汤证　橘枳姜汤证　甘麦大枣汤证。

**治疗：**方用茯苓杏仁甘草汤合橘枳姜汤合甘麦大枣汤。

茯　苓 42g　杏　仁 18g　生甘草 20g　陈　皮 60g

生　姜 40g　浮小麦 90g　大　枣 30g　枳　壳 18g

14剂，水煎服，日1剂，分2次，早、晚饭后半小时服用。

**二诊（2017年4月24日）：**患者诉服药后胸中气塞症状好转，胸骨中段有股气往上顶的症状好转30%~40%，自觉紧张和委屈欲哭的症状大减，气短，喜长出气好转40%~50%。晨起口苦，口中发黏，汗可，纳可，眠一般。大便1日1次，不易冲厕，夜尿1次。舌暗红，苔少薄黄，脉弦细。

**治疗：**守原方。

10剂，水煎服，日1剂，分2次，早、晚饭后半小时服用。

**三诊（2017年5月5日）：**患者诉服药后胸中气塞好转约50%，仍有一股气往上顶的症状，但程度很轻。气短，喜长出气好转70%~80%，情绪不稳定和紧张症状已愈，无委屈欲哭感。汗可，纳可，眠可。大便1日1次，不易冲厕，夜尿1次。舌暗红，苔薄黄，脉细滑。

**治疗**：守原方。

**随访（2017年5月5日-2017年5月12日）**：患者诉再次服药4剂即愈，胸中已无气塞症状，已无一股气向上顶的感觉，气短，喜长出气已愈。夜晚能够30分钟内入睡，情绪稳定，不紧张，无委屈欲哭。

**按语**：《金匮要略·胸痹心痛短气病脉证治第九》说："胸痹，胸中气塞，短气，茯苓杏仁甘草汤主之，橘枳姜汤亦主之。茯苓杏仁甘草汤方：茯苓三两，杏仁五十个，甘草一两。上三味，以水一斗，煮取五升，温服一升，日三服，不差更服。橘枳姜汤方：橘皮一斤，枳实三两，生姜半斤。上三味，以水五升，煮取二升，分温再服。"对于此中引起胸痹气塞短气的病因，古代医家对此见解略有不同。

清·高学山在《高注金匮要略·胸痹心痛短气病脉证治第九》中说："肺性恶湿，复恶寒，湿则肺滞，寒则肺敛，俱能使膈膜之痹处作痛外，而又能令其气塞且短也。"其认为引起胸痹气塞短气的病因，为湿滞与寒敛，故以茯苓杏仁甘草汤下气和中，以橘枳姜汤行阳利气。曹颖甫在《金匮发微·胸痹心痛短气病脉证治第九》中说："胸中气塞，其源有二：一由水停伤气，一由湿痰阻气。"其认为引起胸痹气塞短气的病因，为水停伤气和湿痰阻气，故以茯苓杏仁甘草汤中茯苓行水，杏仁开肺，甘草和中，从而针对水停伤气的胸中气塞。橘枳姜汤中以橘皮燥湿，枳实祛痰，生姜温阳，从而针对湿痰阻气的胸中气塞。

笔者认为，两位医家所阐述的病因均不够全面。总而言之，胸中气塞病因有三，一是水停，二是湿痰，三是寒敛，均可导致肺气不利。此中茯苓杏仁甘草汤与橘枳姜汤同治胸痹气塞短气之证。

《金匮要略·妇人杂病脉证并治第二十二》说："妇人脏躁，喜悲伤欲哭，象如神灵所作，数欠伸，甘麦大枣汤主之。甘麦大枣汤方：甘草三两，小麦一升，大枣十枚。上三味，以水六升，煮取三升，温分三服。亦补脾气。"笔者认为，此中肝气郁滞则"喜悲伤欲哭"，心阴受损则"数欠伸"，可知此"脏躁"与心、肝两脏有关。清·王子接在《绛雪园古方选注·得宜本草》中说："甘草……甘和温补""大枣，味甘，主治和营……得小麦治脏躁悲伤""小麦……功专养心镇肝"。故甘麦大枣汤中以浮小麦益气养心，以甘草温补生阴，以大枣和营安中，全方共奏养阴润燥、益气调神之功。

> 茯苓杏仁甘草汤的方证为胸痹之短气、气塞，短气重于气塞，小便不利，舌苔白厚。
>
> 橘枳姜汤的方证为胸痹之气塞、短气，而气塞重于短气，心前区闷痛或胀痛，咽喉发紧，情志不畅时诸症加重。
>
> 甘麦大枣汤的方证是脏躁（围绝经期），喜悲伤欲哭，容易紧张。

# 经方治愈反复双膝关节以下发凉半年案

**关键点：**

细辛入汤剂可过钱；类方比较

高某，男，61岁。**初诊日期：** 2020年7月27日。

**主诉：** 反复双膝关节以下发凉半年。

**现病史：** 患者半年前出现双膝关节以下发凉，夏天触之仍觉得双下肢发凉，常年喜欢盖棉被，平素怕风怕冷，为进一步治疗，遂来我处就诊。

**刻下症：** 双膝关节以下发凉，怕风怕冷，无疼痛，手亦怕风怕凉，头汗多，纳少，无呕吐，喜热饮，眠差，大便1日1次，不干不稀，夜尿3~4次。

**查体：** 神志清，精神可，面色如常，形态自如，舌淡，苔薄黄，有齿痕，脉细。

**既往史：** 既往有双下肢静脉曲张病史3年。

**方证辨证**

《伤寒论·辨厥阴病脉证并治第十二》说："手足厥寒，脉细欲绝者，当归四逆汤主之。当归三两，桂枝三两（去皮），芍药三两，细辛三两，甘草二两（炙），通草二两，大枣二十五枚（擘，一法十二枚）。上七味，以水八升，煮取三升，去滓，温服一升，日三服。"《伤寒论·辨不可下病脉证并治第二十》说："下利脉大者，虚也，以强下之故也。设脉浮革，因尔肠鸣者，属当归四逆汤。"笔者临床体会到当归四逆汤的方证是手足发凉（膝关节、肘关节以下发凉），舌淡，脉细或沉细。本案患者双膝关节以下发凉，手脚怕风怕冷，喜盖棉被，舌淡，脉细，符合当归四逆汤的方证，辨证为当归四逆汤证。

**诊断：**痹症　当归四逆汤证。

**治疗：**方用当归四逆汤。

> 当　归 15g　桂　枝 15g　生白芍 15g　细　辛（先煎半小时）15g
> 大　枣 30g　生甘草 15g　通　草 10g

7剂，水煎服，日1剂，全程打开锅盖煎煮，打开排气扇，分3次，早、中、晚饭后半小时服用。

**二诊（2020年8月3日）：**患者诉服药3剂后双下肢发凉、怕冷症状消失，手凉症状亦痊愈，不再常年盖棉被。

**按语：**《伤寒论·辨厥阴病脉证并治第十二》说："手足厥寒，脉细欲绝者，当归四逆汤主之。当归三两，桂枝三两（去皮），芍药三两，细辛三两，甘草二两（炙），通草二两，大枣二十五枚（擘，一法十二枚）。上七味，以水八升，煮取三升，去滓，温服一升，日三服。"笔者认为"手足厥寒"并非仅仅指手脚冰冷，而是肘、膝关节以下冰凉。

笔者认为患者年过六旬，素体亏虚，感受寒邪，则寒邪易阻滞经脉，脉道不通，加之患者血虚，脉道充盈不利，《素问·举痛论篇》言"寒气入经而稽迟，泣而不行，客于脉外则血少，客于脉中则气不通"，导致濡养功能减弱，无力推动血液，手足厥寒。《伤寒论·辨厥阴病脉证并治第十二》中也载："凡厥者，阴阳气不相顺接，便为厥。厥者，手足逆冷者是也。"可见，四肢末端是阴经阳经的交汇之处，若寒凝阻滞则阴阳调和不利，气血充盈不足可为厥。"脉细欲绝"或为营血亏虚不能充盈脉道，或为寒凝血瘀，脉道阻塞不通，血液运行不畅，而脉细。

清·沈明宗《伤寒六经辨证治法·卷八》说："此肝血虚而受邪之治也。手足厥寒，脉细欲绝，乃厥阴阳明气血皆不足也，但厥阴属肝而藏血，邪入当以血为主治。"笔者体会肝藏血，肝血亏虚，濡养不足，受寒邪侵袭，血虚寒凝而四肢厥寒，营血充盈不足，脉道不利，则脉微欲绝。《伤寒论·辨不可下病脉证并治第二十》云："下利脉大者，虚也，以强下之故也。设脉浮革，因尔肠鸣者，属当归四逆汤。""脉大而虚"此为素体虚损，气不内守之象。笔者体会到患者平素怕风怕冷，常年喜盖棉被，纳少，中阳不足，易受寒邪侵袭则出现反复双下肢受凉，怕冷，喜热饮，与血虚寒凝并无冲突之意。

清·吴谦《医宗金鉴·卷八·辨厥阴病脉证并治全篇》载："此方取桂枝汤君以当归者，厥阴主肝为血室也；佐细辛味极辛能达三阴，外温经而内温脏；通草其性极通，善开关节，内通窍外通营；倍加大枣，即建中加饴用甘之法，减去生姜，恐辛过甚而迅散也。"本方以桂枝汤为底方，由桂枝汤去生姜，倍大枣，加当归、通草、细辛组成。桂枝汤是仲景《伤寒论》群方之首，可解肌发表，调和营卫。笔者认为桂枝可温经散寒，加当归既可补血，补营血之虚，也可活血，通血脉之滞。倍大枣可配合当归、白芍补营血。加通草其寓意有二：一为善通血脉而利关节；二为其苦寒之性可制约桂枝、细辛温燥之性，使其寒而不滞，有"去性存用"之意。本方去生姜，是因为其辛温发散之力较强，而厥寒在双膝关节以下，寒邪并非在里，故去生姜防止辛散作用过强，伤及营血。患者服用3剂药后，双膝关节以下发凉、怕风症状消失，不再喜盖棉被，笔者体会其营血充盈，阳气推动血液运行，抵抗寒邪侵袭，脉道通利，故双膝关节以下不再怕风怕冷，表现出阴阳调和之象。

本方中细辛（先煎半小时）为15g，仲景原方中细辛为三两，据经方查验，汉代一两约为现在13.8g，可见仲景以细辛约为41g，然现有"细辛不过钱，过钱命相连"一说，经查《神农本草经·卷一·序录》指出："上药一百二十种为君，主养命以应天，无毒，多服，久服不伤人，欲轻身益气，不老延年者，本上经"。而细辛在《神农本草经·卷二·上品》记载："久服明目，利九窍，轻身长年"。《名医别录》载："无毒，温中下气，破痰利水道……安五脏，益肝胆，通精气。"而现在《中华人民共和国药典》规定细辛用量为1~3g，入散剂为0.5~1g。《中药学》（十三五规划）教材细辛用量煎服1~3g，散剂每次服用0.5~1g，外用适量。以上均与《伤寒论》原文的用量记载不符。现代临床运用多在配伍汤剂时使用，研究表明，细辛的有毒成分黄樟醚等存在于其挥发油中，若打开锅盖先煎煮半个小时，其挥发油含量逐渐减低，有毒成分黄樟醚等的含量显著降低，亦不会引起中毒反应。原方"以水八升，煮取三升"也说明汤剂煎煮之法，可去其毒性，取其辛温升散之性，以除风寒湿邪。

除当归四逆汤外，《伤寒论·辨厥阴病脉证并治第十二》中以当归四逆汤为底方加减可另得一方，即当归四逆加吴茱萸生姜汤。将两方对比，其临床应用如表8。

表8　当归四逆汤与当归四逆加吴茱萸生姜汤比较

| 方名 | 原文 | 方证 | 组成 |
|---|---|---|---|
| 当归四逆汤 | 手足厥寒，脉细欲绝者，当归四逆汤主之 | 手足发凉（膝关节、肘关节以下发凉），脉细涩 | 当归三两，桂枝三两（去皮），芍药三两，细辛三两，甘草二两（炙）通草二两，大枣二十五枚（擘，一法十二枚）。上七味，以水八升，煮取三升，去滓，温服一升，日三服 |
| 当归四逆加吴茱萸生姜汤 | 若其人内有久寒者，宜当归四逆加吴茱萸生姜汤 | 手足发凉（多为膝关节、肘关节以下发凉）腹中（或其他部位）冷痛，呕吐，头痛，病程较长，脉细或细涩 | 当归三两，芍药三两，甘草二两（炙）通草二两，桂枝三两（去皮），细辛三两，生姜半斤（切），吴茱萸二升，大枣二十五枚（擘）。上九味，以水六升，清酒六升，和煮取五升，去滓，温分五服。一方，水酒各四升 |

# 经方治愈严重口渴半年案

**关键点：**

止渴效方；"白虎加人参汤之治，重在渴也"；重剂石膏伤胃气？白虎加人参汤/猪苓汤

王某，男，71岁。**初诊日期：** 2021年2月8日。

**主诉：** 反复口渴、口干舌燥半年，加重1个月。

**现病史：** 患者半年前反复出现严重口干舌燥、渴喜冷饮（每日饮水达1000ml以上），伴汗多、恶热、乏力。近1个月上述症状加重，每天夜间烦渴引饮，严重影响睡眠，遂来我处就诊。

**刻下症：** 口干舌燥，舌头似起毛刺一般；恶热，伴大量汗出、全身乏力；睡眠质量极差，夜间烦躁不安，常因口舌干燥而醒，彼时须饮大量凉水。大便干，1日1次，夜尿无，纳可。

**查体：** 体形偏胖，舌暗红，苔黄腻，脉洪大而虚。

**方证辨证**

《伤寒论·辨太阳病脉证并治上第五》说："服桂枝汤，大汗出后，大烦渴不解，脉洪大者，白虎加人参汤主之。"《伤寒论·辨太阳病脉证并治下第七》说："伤寒，若吐若下后，七八日不解，热结在里，表里俱热，时时恶风，大渴，舌上干燥而烦，欲饮水数升者，白虎加人参汤主之。"笔者临床体

会到白虎加人参汤的方证是口干舌燥，欲饮水数升，大汗出，心烦，脉洪大而虚。本案患者口舌干燥严重，渴喜冷饮，每日饮水1 000ml以上，伴大量汗出、恶热、乏力，夜间烦躁、口渴且需饮大量凉水缓解，脉洪大而虚，符合白虎加人参汤的方证，故辨证为白虎加人参汤证。

**诊断：** 口渴症　白虎加人参汤证。

**治疗：** 方用白虎加人参汤。

生石膏 48g　　知　母 18g　　生甘草 6g　　人　参 9g
粳米一把（约50g）

10剂，水煎服，日1剂，分3~4次，反复煮沸，放温，少量频服。

**二诊（2021年2月18日）：** 服药1剂后口渴大减，精神、体力及睡眠均好转，夜间不再需要喝凉水，口中津液渐复。近日，口渴仅发作一次，汗出明显减少，无明显易紧张，恶热减轻。患者复诊时惊喜地告诉笔者："服药后太棒了，睡眠好、精神好、大便好，心里踏实了！"并诉该药为淡淡的苦味。

**按语：**《伤寒论·辨太阳病脉证并治上第五》说："服桂枝汤，大汗出后，大烦渴不解，脉洪大者，白虎加人参汤主之。白虎加人参汤：知母六两，石膏一斤（碎，绵裹），甘草二两（炙），粳米六合，人参三两。上五味，以水一斗，煮米熟汤成，去滓，温服一升，日三服。"《伤寒论·辨太阳病脉证并治下第七》说："伤寒，若吐若下后，七八日不解，热结在里，表里俱热，时时恶风，大渴，舌上干燥而烦，欲饮水数升者，白虎加人参汤主之。""伤寒无大热，口燥渴，心烦，背微恶寒者，白虎加人参汤主之。""伤寒脉浮，发热无汗。其表不解，不可与白虎汤。渴欲饮水，无表证者，白虎加人参汤主之。"《伤寒论·辨阳明病脉证并治第八》说："若渴欲饮水，口干舌燥者，白虎加人参汤主之。"《伤寒论·辨发汗后病脉证并治第十七》说:"服桂枝汤,大汗出后,大烦渴不解,脉洪大者,属白虎加人参汤。"

《金匮要略·痉湿暍病脉证第二》:"太阳中热者,暍是也。汗出恶寒,身热而渴,白虎加人参汤主之。"

后世将白虎汤称为清热祖方。而白虎加人参汤则更适用于表里俱热,津气受损严重,口渴甚剧且脉大而虚者,具有清热除烦、益气生津的功效。全方以石膏为君,清热止渴,辅以知母清热滋阴,二药共清阳明之热,以人参为臣,生津益气,佐以甘草、粳米滋养中焦,益气和中。值得注意的是,若其人发热的同时见脉浮,则提示表证未解,切不可用白虎类方,用之则寒遏冰伏,表邪内陷,徒损中阳。

清·王孟英《温热经纬·卷五·方论·白虎加人参汤》曰:"渴欲水,无表证者,白虎加人参汤主之。可见白虎加人参汤之治,重在渴也。"清·钱潢《伤寒溯源集·卷四·白虎加人参汤方》曰:"若大渴舌上干燥而烦,欲饮水数升,则里热甚于表热矣。谓之表热者,乃热邪已结于里,非尚有表邪也。因里热太甚,其气腾达于外,故表间亦热,即阳明篇所谓蒸蒸发热,自内达外之热也。"由上可知,白虎加人参汤一方乃里热扰神、日久即伤津耗气,即见口渴,乏力等症;里热过甚,蒸腾于外,即见身大热、汗大出等症。本方最突出的表现即为"大渴"。胃中燥热,可见大渴,然又经吐、下、发汗后,津液受损,口渴益甚,临床可见口舌干燥、饮水数升而不解渴,一派口渴极甚之象。

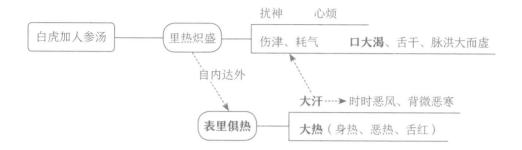

本方由知母六两，石膏一斤，甘草二两，粳米六合，人参三两组成。其中石膏用到了一斤，为方中用量第二大药物，为知母量的二倍以上。关于石膏，《神农本草经·卷中》言："味辛，微寒。主中风寒热，心下逆气，惊喘，口干舌焦，不能息，腹中坚痛，产乳，金疮。"梁·陶弘景《名医别录·中品》言："除时气头痛身热，三焦大热，皮肤热，肠胃中隔热，解肌发汗，止消渴烦逆，腹胀暴气喘息，咽热。"通过以上论述不难看出，石膏乃止渴、退热、除烦之要药，故在本方中宜重剂使用。张锡纯《医学衷中参西录·前三期合编第六卷·治伤寒温病同用方》言："石膏之性原和平，确非大凉可知也。""石膏之功用直胜金丹，诚能挽回人命于顷刻也。以此普济群生之药，医者果何所畏惧而不肯轻用也。"石膏，其性微寒，而非大寒，并言其"产乳"，其性当尤为平和。

方中又配有粳米。粳米与石膏的组合，见于白虎汤、白虎加人参汤、竹叶石膏汤、麦门冬汤，此四方均为寒凉之剂。唐·孙思邈《备急千金要方·卷第二十六·食治·谷米第四》谓粳米："平胃气，长肌肉。"可见，此处粳米可进一步保护胃气。综上可知，只要辨证准确，使用重剂石膏必可药到病除，而绝无伤胃之弊。

**方证鉴别**：本方需与猪苓汤相鉴别。清·程郊倩《伤寒论后条辨整理与研究·射集·辨太阳病脉证篇第一》曰："渴欲饮水，口干舌燥者，白虎加人参汤主之。脉浮发热，渴欲饮水，小便不利者，猪苓汤主之之类。"明·李中梓《医宗必读·卷之十·渴》言："脉浮发热，渴欲饮水，小便不利，猪苓汤。少阴下利，咳而呕，渴烦不得眠，猪苓汤。汗多不可服。汗、吐、下后，六七日不解，表里俱热，恶风大渴，白虎加人参汤。汗后脉大而渴，白虎加人参汤。"综上可知，猪苓汤证虽亦可见里热伤津，渴欲饮水之症，但其病机主要为水热互结于下焦，且表证未解，以脉浮、小便不利为主要症状。

**古代验案**

明·江瓘《名医类案·卷第一·伤寒》载：一人病伤寒，初呕吐，俄为医者下之，已七八日而内外发热。许诊之曰：当用白虎加人参汤。或曰既吐复下，宜重虚矣，白虎汤可用乎？许曰仲景云：若吐下后，七八日不解，热结在里，表里俱热者，白虎加人参汤正相当也。盖始吐者，热在胃脘，而脉至今虚大。三投汤而愈。

**笔者按：**仲景言："伤寒，若吐若下后，七八日不解，热结在里，表里俱热"。本案患者初为伤寒，然经吐下，内外发热，脉虚大，可知热邪伤津耗气严重，虽未言其症状，亦可知其人必有身大热、口大渴、心烦、乏力等表里俱热、津气两伤之证，故用白虎加人参汤效若桴鼓，3剂即愈。

　　白虎加人参汤的方证是：口干舌燥，欲饮水数升，大汗出，心烦，脉洪大而虚。

下 篇 | 读书与经方随笔

# 读《神农本草经》《名医别录》，浅论蜀漆

关键点：

《伤寒论》；蜀漆/常山；一寒一温；桂枝去芍药加蜀漆牡蛎龙骨救逆汤

医圣张仲景在桂枝去芍药加蜀漆牡蛎龙骨救逆汤、牡蛎泽泻散、蜀漆散、牡蛎汤中均运用了蜀漆，但现在临床上多不再使用蜀漆，而以他药代替。笔者认为，蜀漆在不同经方中的运用各有妙处，不能简单概括为用某些药物替代。故临床上，笔者主张使用原方中的蜀漆，常能收获较好疗效。

## 1. 蜀漆不是常山

刘渡舟老师在《刘渡舟伤寒论讲稿》中提到蜀漆能祛痰祛饮，可以用常山替代。近代很多医家在临床应用蜀漆时，多用常山代替。笔者认为，两者不可混为一谈。从来源上看，历代医家皆认同蜀漆与常山乃同一植物的不同药用部位。《中华人民共和国药典》（2020版）规定常山乃虎耳草科植物常山的干燥根，而据各医家所述，蜀漆乃植物常山的嫩枝叶。两者虽是来源于同一种植物，但并不能因此认为两者功用相似，可互相替代。如麻黄与麻黄根，地骨皮与枸杞子，皆是来源于同一植物，但功用上大相径庭，一散一敛，一泻一补，从未有过可以互相替代之说。

《神农本草经》中提到："蜀漆味辛，平。主疟及咳逆，寒热，腹中癥坚，痞结，积聚，邪气，蛊毒，鬼疰。……恒山（即常山）味苦，寒。主伤寒

寒热，热发温疟，鬼毒，胸中痰结，吐逆。"《名医别录》记载有："蜀漆微温，有毒。主治胸中邪结气，吐出之。……恒山味辛，微寒，有毒。主治鬼蛊往来，水胀，洒洒恶寒，鼠瘘。"可以看出，最早的本草医书记载的常山与蜀漆，虽有相似的功用之处，但并不是完全一致，再者两者药性一寒一温，从药性根本上就不同，故不可将两者合为一物谈论。

现代研究认为两者均含有的有效成分为常山碱，且蜀漆中常山碱的含量远高于根部，其致吐副作用也明显强于根部，故用常山替代蜀漆更为安全和易于接受。笔者认为，常山碱多用于抗疟，只能说明两者在抗疟方面有着共同的作用，但并不能证明两者在其他方面功用也是完全一致，可以相互替代。

### 2. 蜀漆不是半夏加茯苓

胡希恕老师在临床上运用桂枝去芍药加蜀漆牡蛎龙骨救逆汤之时，多用半夏加茯苓以替代蜀漆，取之祛痰逐饮之功。另有医家选用远志、桂圆肉和小麦替代蜀漆等。黄元御在《长沙药解》中提到："蜀漆苦寒疏利，扫秽行瘀，破坚化积，清涤痰涎，涌吐垢浊，是以善医痰疟惊狂之病。"《本草崇原》言："蜀漆能通金水之气，以救火逆，又能启太阳之阳，以接助其亡阳，亦从阴出阳之药也。"结合诸多医家见解，笔者认为在此方中，蜀漆既能祛秽逐痰，化腐开窍，又能通阳救逆，其妙处非半夏加茯苓或他药可替代。至于诸多医家可能因顾虑其致吐的副作用而弃之不用，笔者认为，吐法作为古代常用治病方法之一，能给邪以出路，何以至弃之不用？笔者临床应用此方之时，多主张使用原方原药原剂量，并依从原方煎煮法，常使用蜀漆10~15g先煎，对于或见惊狂恐慌症状的情志病患者，常效如桴鼓。

### 3. 小结

综上所述，笔者认为，蜀漆虽为常山之叶，两者在功用上也有相似之处，但万万不可以为常山能代替蜀漆的所有功用。至于以半夏加茯苓或他药代替蜀漆之功用，笔者认为或许有一定的功用，但不能取而代之。笔者临床上多依循原方药物药量和煎煮法，在运用桂枝去芍药加蜀漆牡蛎龙骨救逆汤时，推荐使用蜀漆10~15g并先煎半小时。

（2021年10月29日）

# 中医能够"服一剂如神"，能够"效如桴鼓"

关键点：

经方；疗效；医案

**话由：**2018年，笔者在参加集训期间，听到一位中医大家发言，认为我们在写医案评价中医疗效的时候，一定要去掉"服一剂如神""效如桴鼓"这样的字眼"。言语之中，对"服一剂如神""效如桴鼓"持高度怀疑态度。

**笔者观点：**中医可以做到"服一剂如神"，可以做到"效如桴鼓"，完全没有必要去掉这些字眼。例如《金匮要略·疟病脉证并治第四》附《外台秘要》方载："柴胡桂姜汤治疟寒多微有热，或但寒不热。服一剂如神。"古圣贤之言，有迹可循，仲景之书，采众家之长，实践于临床，衷于疗效，何以为虚言？

林亿在《金匮要略》序言中说："尝以对方证对者，施之于人，其效若神。"林氏遵仲景方，施于患者，方证相应，疗效如有神助，躬行经方，记录在册，又何以言虚？

曹颖甫《经方实验录》序言中说："（曹颖甫用仲景方）莫不随时取效，其应如响。"《经方实验录·上卷·第一五案·葛根汤证》载曹颖甫治愈屠夫三人项背强痛案，以葛根汤随证加减，姜佐景（曹颖甫的学生）评价为"吾师本此以为治，效如桴鼓"。众所周知，曹氏一门治学严谨，考务实学，其临床记载又怎可言为虚言？

中医并非"慢郎中"，翻阅历代经方大家的医案均可佐证"服一剂如神"和"效如桴鼓"并非虚言。笔者行医十余年，矢志于方证辨证，常年于心内科重症监护室从事一线工作，深深地感觉到经方的魅力，恒用古方葶苈大枣泻肺汤、木防己汤等，屡起沉疴，对于经方神效有较深的了解，对"服一剂如神"和"效如桴鼓"深信不疑。遵仲景古训，临床实践亦小有成效。

现摘录两则临床治验如下，以供探讨。

案一：宋某，男，54岁。主因"头晕5年，加重半个月"于门诊就诊，刻下头晕，头昏沉，眼难睁，额头发紧，似有贴物感，余予泽泻汤4剂，患者服药1剂后头晕大减，眼即能睁开，服药2剂即无头晕，随访1个月未有复发，患者来复诊时直呼此方有奇效。

案二：马某，女，78岁。主因"湿疹伴瘙痒3周"就诊，刻下双手及左脚瘙痒，双手脱皮，局部紫红色，予越婢加术汤7剂，患者服1剂而瘙痒止，4剂脱皮即愈，复诊时患者诉汤药为"神药"。

（2018年6月19日）

# 试论经方应谨慎加减

关键点:

经方;《经方实验录》;原方;刘渡舟医案;《岳美中全集》

**话由**:笔者在临床上多用经方原方治疗疾病,时常获得较好的临床疗效。但是近日读书时发现,有一位名老中医提出"任何中药方剂,都必须随证加减,古方不须加减而用者有之,十之一二耳,古方随证加减而后用之,十之八九耳"的观点,所以笔者希望明晰经方贵在加减还是不加减。

**笔者观点:经方应谨慎加减**

曹颖甫在《经方实验录》[1]中共记载了100个医案。其中运用经方原方药味者达60个医案,加减者共40个医案,比例为3∶2,曹氏用经方原方达60%。可知,曹氏运用经方原方者多于加减者也。曹氏弟子姜佐景说:"设有医者焉……但恐药味太少,药值太廉,不足以壮观瞻而坚信仰……免致无效,反损吾经方身价。"姜氏认为,如果医家仅仅因为价格的多少而随意加减,这样难以取得临床疗效,并且违背了医师以治病为本的初衷,同时也贬低了经方的临床价值。

《刘渡舟临证验案精选》[2]共收录171例医案。其中运用经方的医案原方者达51例,加减者共120例,比例为5∶12,刘氏用经方原方达约30%。

《岳美中全集》[3]记载了99个经方医案。其中运用经方原方者达30例，加减者69例，岳氏运用经方原方达约30%。岳美中说："临证时，如证与方合，最好不要随意加减。若欲加减，宜谙习古人之加减法而消息之。"[4]岳老表达出自己对经方的认同以及尊崇，在加减时不能恣意加减，而应谨遵古人之法。虽然刘老及岳老运用经方原方较前比例下降，但是其中不乏运用了桂枝汤、白虎汤、黄连阿胶汤等原方药物，同样效如桴鼓。

## 参 考 文 献

[1] 曹颖甫.经方实验录[M].北京：中国中医药出版社，2012：1-280

[2] 陈明，刘燕华，李芳.刘渡舟临证验案精选[M].北京：学苑出版社，1996：1-188

[3] 陈可冀.岳美中全集.上编[M].北京：中国中医药出版社，2012：387-559

[4] 陈可冀.岳美中全集.上编[M].北京：中国中医药出版社，2012：7

（2019年7月3日）

# 读《黄帝内经》，谈《金匮要略》中
# "夫失精家"的含义

关键点：

"生之来谓之精"；"暴乐暴苦，始乐后苦，皆伤精气"；
"失精家"的正确释义

　　《金匮要略·血痹虚劳病脉证并治第六》说："夫失精家，少腹弦急，阴头寒，目眩，发落，脉极虚芤迟，为清谷亡血，失精。脉得诸芤动微紧，男子失精，女子梦交，桂枝加龙骨牡蛎汤主之。"诸版《金匮要略》大学教材（如《金匮要略选读》上海科学技术出版社）对于"失精家"的定义为"指经常梦遗、滑精之人"，笔者认为这样解释大大局限了桂枝加龙骨牡蛎汤的临床应用，尚不够准确。

　　《灵枢经·本神》曰："生之来谓之精"；《灵枢经·经脉》曰："人始生，先成精"。由此可见，古人早就认识到了精是生命的基础物质。人体既成以后，只有依赖精的不断充养，才能正常的生长、发育。《素问·阴阳应象大论篇》"气伤精"，《灵枢经·本神》"恐惧而不解则伤精"，都指出了"精"丢失的方式主要是通过"气"（气滞、即生气，等）、"恐惧不解"。可见，情志致病是导致"失精"的主要方式。《素问·疏五过论篇》曰："暴乐暴苦，始乐后苦，皆伤精气。"患者在突然的情绪变化之后（暴乐暴苦）或者经历了极大情志变化以后（始乐后苦）都会造成精的损失。因此，笔者认为"夫失精家"并不仅仅局限于有形精液遗失的患者，对于因为挫折、重大心理创伤所造成的先天无形精气的损失更符合"失精家"范畴。

笔者以桂枝加龙骨牡蛎汤治疗多例因为遭受重大家庭变故、心理罹受巨大创伤的患者，临床效果均较好。因此，笔者认为"失精家"的正确释义应当为因情志不遂、重大心理创伤所造成的先天无形精气损失的患者。

（2021年1月27日）

# 实测《伤寒论》中枳壳的重量

关键点：

枳壳；"黄如枳实者死"；剂量换算；考证

枳实一词首次出现在《素问·五脏生成篇》。其载"黄如枳实者死"，此意为患者舌体、皮肤色黄如枳实为病情危重之候。明·陈嘉谟《本草蒙筌·木部·枳实》载："似橘极小，择如鹅眼，色黑陈者良。（近道亦生。一种俗呼臭橘，其皮微绿，不堪药用。今市家每采指为绿衣者，欺世谋利无益有损。故凡入药剂，必求黑色为真也。）"此述指出明代的枳实颜色以色黑为佳。由此可见，《黄帝内经》成书时代与明代的枳实非为一物，而其近成熟果实枳壳的颜色为黄色，因此，自古至今有枳实当为枳壳之疑。北宋·沈括《梦溪笔谈》针对《黄帝内经》成书时代枳实是否应为枳壳的疑问给出了答案："六朝以前医方，唯有枳实，无枳壳，故本草亦只有枳实，后人用枳之小嫩者唯枳实，大者唯枳壳，主疗有所宜，遂别出枳壳一条……古人言枳实者，便是枳壳。"由此可见，在六朝之前，枳实实际上指的是枳壳。

《伤寒论》《金匮要略》中枳实所使用的剂量单位为枚和两。为了解古方用量所测量的枳实重量，但因枳实的大小差异较大，使用不同大小的枳实，经过3次测量所得出4枚的鲜枳实（未晒干的枳实）重量分别为541g、535g

和466g，因此可得知4枚枳实的重量均值为514±42g。《伤寒论》《金匮要略》不同方剂中枳实（鲜品）的现代剂量见表9。

表9 《伤寒论》《金匮要略》不同方剂中枳实（鲜品）的现代剂量

| 古代剂量 | 现代剂量 | 方药 |
| --- | --- | --- |
| 3枚 | 385.5g | 小承气汤、枳实栀子豉汤 |
| 4枚 | 514g±42g | 栀子厚朴汤、大柴胡汤、枳实薤白桂枝汤、厚朴大黄汤 |
| 5枚 | 642.5g | 大承气汤、桂枝生姜枳实汤、厚朴七物汤、厚朴三物汤、栀子大黄汤 |
| 7枚 | 899.5g | 枳术汤 |
| 16枚 | 2 056g | 排脓散 |
| 10分 | 34.5g | 四逆散 |
| 2两 | 27.6g | 《外台》茯苓饮 |
| 3两 | 41.4g | 橘枳姜汤 |
| 8两 | 110.4g | 麻子仁丸（金匮要略） |
| 16两 | 220.8g | 麻子仁丸（伤寒论） |

（2020年10月20日）

# 唐汉时期的干地黄是生地黄吗？

关键点：

干地黄；生地黄；熟地黄；汉唐古方

地黄，是现代中医常用的一味中药。其主要炮制方法有鲜地黄、生地黄、熟地黄等。鲜地黄：新鲜药材，除去杂质，洗净后绞汁备用。生地黄：鲜地黄除去杂质，洗净，晒干后，切片备用。熟地黄：生地黄加黄酒蒸熟后，切片备用。笔者临床上喜用汉唐古方。经过研究，笔者发现，汉唐时期的生地黄应为现代所说的鲜地黄，干地黄应为现代所说的生地黄，现论证如下。

在中医经典著作《伤寒杂病论》中，使用地黄的方剂见百合地黄汤、防己地黄汤、炙甘草汤、黄土汤、肾气丸、薯蓣丸、大黄䗪虫丸及附方中的《千金》三物黄芩汤。百合地黄汤及防己地黄汤使用的是生地黄汁，其余方剂使用的都是干地黄。在防己地黄汤的煎服法中更是详细地描述了生地黄汁的制备过程：生地黄二斤，吹咀，蒸之如斗米饭久，以铜器盛其汁，更绞地黄汁。由此可以很明确地看出，《伤寒杂病论》中干地黄与生地黄所指不同，生地黄指的是鲜药，可以榨取出汁液，干地黄则经过一定的炮制。

在《神农本草经》中，仅见干地黄一条，条文中载"生者尤良"，说明其尚未明确区分地黄不同用药品种的不同作用，并且更倾向于使用新鲜的地黄。只是限于当时保存和运输的不便，才以干地黄作为主要的药物使用。

明确区分干地黄和生地黄，始于《名医别录·上品》。其曰："干地黄，味苦，无毒。主治男子五劳、七伤，女子伤中、胞漏、下血，破恶血、溺血，利大小肠，去胃中宿食，饱力断绝，补五脏内伤不足，通血脉，益气力，利耳目。"又曰："生地黄，大寒，主妇人崩中，血不止，及产后血上薄心闷绝，伤身胎动下血，胎不落；堕坠，踠折，瘀血，留血，衄鼻，吐血，皆捣饮之。久服，轻身不老。，一名芐，一名芑，一名地脉。生咸阳黄土地者佳，二月、八月采根，阴干。"由此可以看出，《名医别录》认为生地黄和干地黄有着不同的性味，并由于不同的性味，功效也有了不同的侧重点。这种思想，对于后世医家的影响深远，例如孙思邈所著的《千金翼方》中，基本继承了这个观点，并在其基础上，区分了熟干地黄和生干地黄。《名医别录》和《千金翼方》描述生地黄时提到"大寒""捣饮之"，由此可以进一步断定，当时的生地黄即为鲜地黄。但是由于古代生产力水平低下，无法有效保存鲜地黄，故需将其置于透风而日光照不到的地方，使其慢慢地变干，即所谓"二月、八月采根，阴干"，制成干品地黄以备用，但尤以鲜品为佳。

尽管早在《神农本草经》中就载有"干地黄"，但未提及其具体的炮制方法是晒干还是蒸干。陶弘景在《本草经集注》中提出了疑问："作干者有法，捣汁和蒸，殊用工意；而此直云阴干，色味乃不相似，更恐以蒸为失乎？"陶氏分析，干地黄如果是捣汁后蒸干，这将十分费力，而这里说直接阴干，性味就会变得不同，是不是直接阴干更好呢？但就此他也没有给出明确的答案。而此处笔者认为，干地黄就是古人为了储存或缓和药性，直接阴干、晒干或烘干为用。这可以在后世记载中找到印证。如《本草纲目·草部》曰："《本经》所谓干地黄者，即生地黄之干者"，又"《本经》所谓干地黄者，乃阴干、日干、火干者，故又云生者尤良"。尽管在《雷公炮制论·上卷》

中，提出干地黄较详尽的制作方法："凡使，采生地黄，去白皮，瓷锅上柳木甑蒸之，摊令气歇，拌酒再蒸，又出令干。"雷公认为干地黄是采用拌酒蒸制的炮制方法，但是这种炮制方法与宋代之后的熟地黄的炮制方法相类似，而我们今天所看到的《雷公炮炙论》也散在于宋代的《证类本草》，所以这种炮制方法很有可能到了宋代以后才推广开来，且名为"熟地黄"。

综上所述，可知唐汉时期所使用的干地黄实为今日的生地黄，唐汉时期的生地黄实为今日所用鲜地黄，二者不可混而用之。明确地黄的用药品种，对于我们正确使用汉唐古方，提高疗效有着不可忽视的作用。

（2020年2月10日）

# 经方与帽子厂和围巾厂

关键点：

吴茱萸汤；葛根汤/桂枝加葛根汤

笔者运用经方临证时，发现一些患者就诊时诉说常年佩戴帽子和围巾，而笔者运用经方治疗后，患者脱下了帽子和围巾。通过研读《伤寒论》和《金匮要略》，下面笔者从方证角度对吴茱萸汤、葛根汤、桂枝加葛根汤与帽子厂和围巾厂的关系进行探讨。

## 1. 吴茱萸汤的方证

吴茱萸汤原文出现于三处。《伤寒论·辨阳明病脉证并治第八》云："食谷欲呕，属阳明也，吴茱萸汤主之。得汤反剧者，属上焦也。"《伤寒论·辨少阴病脉证并治第十一》言："少阴病，吐利，手足逆冷，烦躁欲死者，吴茱萸汤主之。"《伤寒论·辨厥阴病脉证并治第十二》曰："干呕，吐涎沫，头痛者，吴茱萸汤主之。"吴茱萸汤由吴茱萸、人参、大枣、生姜4味药组成。方中吴茱萸为治疗风邪头痛的要药，吴茱萸善逐风邪。《神农本草经·卷二·中经》原文云："吴茱萸，味辛，温。主温中下气，止痛咳逆寒热，除湿血痹，逐风邪，开腠理。"吴茱萸汤的方证可总结为头痛（尤巅顶部），头部怕风怕冷，常年戴帽子，躁扰不安，干呕，或腹泻，或胸部满闷，吐涎沫，手足发冷。其主证为头痛，呕利，局部怕风怕冷。

## 2. 葛根汤、桂枝加葛根汤的方证

葛根汤和桂枝加葛根汤同为"太阳病篇"中的两首经方。葛根汤用以治疗项背僵硬怕风而无汗出，桂枝加葛根汤用以治疗项背僵硬怕风有汗出。《伤寒论·辨太阳病脉证并治中第六》云："太阳病，项背强几几，无汗恶风，葛根汤主之。"《金匮要略·痉湿暍病脉证第二》言："太阳病，无汗而小便反少，气上冲胸，口噤不得语，欲作刚痉，葛根汤主之。"刚痉解释为"太阳病，发热无汗，反恶寒者，名曰刚痉。"故葛根汤的方证为颈项僵硬，恶风恶寒，无汗或汗少，口噤不语或气上冲胸，脉弦或紧，或风寒感冒。其主证为项背发紧，无汗恶风。桂枝加葛根汤原文云："太阳病，项背强几几，反汗出恶风者，桂枝加葛根汤主之。"桂枝加葛根汤的方证为项背强酸痛或发紧，恶风恶寒，局部汗出，或触诊局部发凉。其主证为项背发紧，局部汗出，恶风寒。

## 3. 经方与帽子厂和围巾厂

吴茱萸汤证的患者来医院就诊时，经常佩戴一顶帽子，冬季更甚者，佩戴厚厚的雷锋帽。主诉头部疼痛，怕风怕冷。笔者应用吴茱萸汤治疗后，患者头痛消失，帽子也逐渐脱下，故笔者以为帽子厂对于经方中的吴茱萸汤会产生一定不满。

葛根汤和桂枝加葛根汤证的患者就诊时，围巾不离开脖子，即使是炎热的夏季时也会用丝巾围住脖子，主诉脖子和后背发紧，怕风怕冷，偶有汗出。应用葛根汤或桂枝加葛根汤后，患者常常就不用带围巾了，估计围巾厂会出现一定损失。

## 4. 结语

经方的应用与我们的生活息息相关，在头痛、恶风恶寒时可应用吴茱萸汤，项背僵硬，无汗恶风怕冷或微有汗出恶风怕冷，可应用葛根汤或桂枝加葛根汤。

（2020年8月6日）

# 读张志聪《本草崇原》谈多少人"伊黄之门，终身不能入矣"

关键点：

《本草崇原》；细辛；岂辛香之药而反闭气乎？现代药理；煎服法；《中华人民共和国药典》

笔者临证之余研读清代张志聪《本草崇原》时，关于"细辛不过钱"的说法有了新的认识，对于细辛的过钱与不过钱这一说法进行考证，现讨论如下。

## 1. 《本草崇原》中细辛的论述

《本草崇原·卷上·细辛》关于细辛的论述描述如下："细辛气味辛温，一茎直上，其色赤黑，禀少阴泉下之水阴，而上交于太阳之药也。少阴为水脏，太阳为水府。水气相通，行于皮毛，皮毛之气，内合于肺。若循行失职，则病咳逆上气，而细辛能治之。太阳之脉，起于目内眦，从巅络脑，若循行失职，则病头痛脑动。而细辛亦能治之。太阳之气主皮毛，少阴之气主骨髓，少阴之气不合太阳，则百节拘挛。节，骨节也。百节拘挛，致有风湿相侵之痹痛。风湿相侵，伤其肌腠，故曰死肌。而细辛皆能治之。久服则水精之气，濡于空窍，故明目，利九窍。九窍利，则轻身而长年。

**愚按：** 细辛乃《本经》上品药也，味辛臭香，无毒，主明目利窍。宋元祐陈承谓：细辛单用末，不可过一钱，多则气闭不通而死。近医多以此语忌用，嗟嗟。凡药所以治病者也，有是病，服是药，岂辛香之药而反闭气乎？岂上品无毒而不可多服乎？方书之言，俱如此类，学者不善详察而遵信之。"

细辛在《神农本草经·卷一·草（上品）》中的记载如下："细辛气味辛温，无毒。主咳逆上气，头痛脑动，百节拘挛，风湿痹痛，死肌。久服明目，利九窍，轻身长年。一名小辛。生山谷。"认为其无毒，为上品药，可久服。

后来随着古人对于药物的进一步认识，宋代以后至今对于细辛的运用依旧停留在"细辛不过钱，过钱塞人言"的剂量上。《中华人民共和国药典》参考用量为1~3g，殊不知"细辛不过钱"的论述在古籍中的记载实为单用散剂的临床运用，汤剂中的剂量可以超过一钱。在汉代以张仲景为代表的时期，细辛煎剂用量为二两到三两，约合现代28~42g。

**2. 细辛在现代临床应用的剂量统计**

笔者查阅大量现代临床医案医籍资料，发现现代临床中医医师60%~70%在细辛的用量上均超过一钱（3g）。由此可见，在临床应用上细辛大多超过一钱，且临床均取得较好效果。更有临床医者对于细辛的用量用至原方原量，即28~42g，细辛成为医师手中一味良药。故有医师认为："细辛，本是医圣手中的秘密武器，用于救危亡于顷刻的一号大将，然至今已囚禁达900年之久。"很可惜，但还是有30%~40%的临床医师仍坚持细辛不过钱，属于被300多年前张志聪骂的"伊黄之门，终身不能入矣"之类的人。

**3. 细辛的现代药理研究及煎煮法**

细辛为马兜铃科植物北细辛、汉城细辛或华细辛的干燥根和根茎，在临床应用中的主要有效成分为挥发油中的甲基丁香酚等。其主要有毒物质为黄樟醚等，但是随着煎煮时间的延长，黄樟醚的含量逐渐降低，故笔者认为细辛长时间煎煮后渐至无毒。在现代煎服法中：细辛先煎30分钟，毒性下降约100倍；先煎1小时，毒性则下降约500倍。细辛对于镇静、镇痛的中枢抑制作用，解热抗炎作用，对心血管系统、呼吸系统的作用，抗菌、抗氧化作用，对平滑肌的作用应用较为广泛，故在临床应用时煎煮细辛宜打开锅盖、打开换气扇，先煎半小时至1小时，以保证临床细辛入煎剂的安全性。

### 4. 结语

从细辛的古籍论述和现代药理研究，以及临床应用来看，临床细辛剂量的应用已逐渐打破"细辛不过钱，过钱噎人言"的论述，而作为医圣手中的秘密武器，如今正在走回它原来的道路。结合以上，强烈建议《中华人民共和国药典》将细辛入汤剂的剂量范围修改为1~10g。

（2019年7月14日）

附 篇 | 经方传承录

# 运用吴茱萸汤的经验

**关键点：**

吴茱萸汤；方证辨证；经方叠用

吴茱萸汤出自汉·张仲景《伤寒杂病论》，是专为阳明寒呕、厥阴头痛、少阴吐利三证而设，经中证详而备，法简而详。《伤寒杂病论》被誉为"方书之祖"，其文辞微，而理无穷。何庆勇，主任医师，现工作于中国中医科学院广安门医院心内科。何师潜心于仲景之论多年，笃遵古训，临床上善用经方治疗疑难杂症，其奉经方为圭臬，执简驭繁[1-3]。临床活用吴茱萸汤治疗西医之头痛、呕吐、胃炎、幽门狭窄等疾病，取得了较好的疗效。现将其运用吴茱萸汤的经验总结如下。

## 1. 吴茱萸汤

吴茱萸汤在《伤寒论》中共有三处：一是"食谷欲呕，属阳明也，吴茱萸汤主之"；二是"少阴病，吐利，手足逆冷，烦躁欲死者，吴茱萸汤主之"；三是"干呕，吐涎沫，头痛者，吴茱萸汤主之"。由此可见，仲景将吴茱萸汤用于胃气虚寒或肝寒犯胃之证。清·柯琴在《伤寒来苏集·吴茱萸汤证》中说："呕而无物，胃虚可知矣；吐惟涎沫，胃寒可知矣……吴茱萸温中散寒，则吐逆可除；人参安神定志，则烦躁可止；姜枣调和营卫，则手足自温，头痛自瘳矣。"[4]中焦胃气虚弱，虽勉力作呕祛邪，但正气不足以鼓邪外出，故见干呕无物。气本属阳，气虚日久，阴寒内生，浊阴上泛，呕吐为清水涎沫。方中以吴茱萸、生姜暖胃止呕，以人参、大枣甘缓补虚，顾护中气。姜、枣相合，调和营卫，营卫和者病自愈，手足复温，头痛可去。金·成无己在《伤寒明理论·头痛第十一》说："头痛谓邪气外在经络，上攻于头所致。《难经》曰：三阳经受风寒，伏留而不去，则名厥头痛……经曰：干呕吐涎沫者，吴茱萸汤主之是矣。夫头者精明之府，神明居之，小小邪气作为头痛者，必曰发散而可也。"[5]，伤寒头痛为邪气客居经络，循经上攻头目。经络上于头目者唯有手足三阳经与足厥阴肝经，而厥阴头痛部位多以颠顶为主，若是肝经风寒之邪犯胃，可出现干呕、吐涎沫之症。头脑为诸阳之会，精明之府，风寒邪气作祟而致头痛，当发散风寒，驱邪外出，则头痛可愈。何师认为：食谷欲呕，属胃中虚寒，胃气失于和降，浊阴上泛；干呕，吐涎沫，头痛者，属阳气虚弱，阴寒内生，又感外邪，内外相合，故干呕、吐涎沫；足厥阴肝经上入颠顶，寒凝经脉，经言"寒气入经而稽迟，泣而不行"，经气不利，故发为头痛。方中吴茱萸为苦辛大热之品，其性苦多于辛，故降多于升，能平肝下气。是以吴茱萸入肝胃，以消肝胃之寒，降逆止呕为君药；生姜为呕家圣药，主入胃经，助吴茱萸散寒暖胃，为臣药；人参健脾补虚，扶助正气；大枣甘缓和中，调和诸药，配吴茱萸以防其过于辛燥，伍生姜以调和营卫，协人参以扶中气之虚。诸药合用，温中补虚，暖肝和胃，温经散寒。

## 2. 运用吴茱萸汤的经验

（1）方证辨证：方证辨证是《伤寒杂病论》的一种特色的辨证方法。其指在临床上"有是证，用是方"，即临床证候只要与仲景原文描述的相契合，便可直接运用经方进行治疗[6]，至精至简，至平至易。关于吴茱萸汤的方证，古今圣贤多有论述。已故一代经方大家，中国科学院学部委员（院士）叶橘泉认为，其主要方证是发作性激烈呕吐，头痛，烦躁，手足逆冷，呈重症状，脉多沉细、沉迟，胃部痞满、痞硬，属虚证、冷证者[7]。一代经方泰斗刘渡舟认为，吴茱萸汤治疗寒邪侵犯厥阴经脉，引起颠顶疼痛，甚则四肢厥冷，舌淡苔白，脉弦之证[8]。经多年临床经验，结合古圣贤的论述，何师认为吴茱萸汤的方证是头痛，以颠顶头痛或偏头痛为主，局部怕风畏寒，躁扰不安，干呕，吐涎沫，手足发凉，舌淡暗，脉沉迟。其主要方证是头痛，局部怕风畏寒，干呕，舌淡暗，脉沉迟。凡是符合此方证者，无论西医诊断是头痛、呕吐，还是胃炎、幽门狭窄等疾病，均可用之[9-11]。

（2）遵循经方剂量：剂量是经方的重要组成部分。如甘草泻心汤仅在半夏泻心汤的基础上将甘草剂量增加一两，方证主治随之改变，前者用于狐惑，后者用于少阳误下成痞之证[12]。由此，经方剂量之重要性，可见一斑。《伤寒论·辨阳明病脉证并治第八》中载："吴茱萸一升（洗），人参三两，生姜六两（切），大枣十二枚（擘）"。根据学者考证[13]，吴茱萸一升约为83.128g，人参三两约为41.4g，生姜六两约为82.8g，大枣十二枚约为36.85g。何师临床运用中常以经方的相对剂量为标准，即遵循其药物比例，此方中吴茱萸：人参：生姜：大枣的比例最好为2：（1~2）：2：（1~2），何师在临床上运用吴茱萸汤一般用吴茱萸10~18g，党参5~18g，生姜10~18g，大枣5~18g。若是以呕为主症，加大生姜用量或直接用生姜汁；寒冷较甚，酌情加大吴茱萸用量。

（3）经方叠用：是方剂应用的特殊形式，是在中医辨证论治思想指导下将两首或两首以上经方相合为用，经方叠用可以增加疗效，扩大治疗范围，在疾病复杂多变的情况中，力求达到全面、准确、理想的治疗效果[14]。在临床中：若患者并见小便艰涩不利，尿等待，舌淡，苔厚浊，脉沉滑的症状，可合用茯苓戎盐汤以清热利湿；若患者并见发热，恶寒，无汗，心中烦躁，舌淡红，苔薄黄，脉浮紧，可合用大青龙汤以发汗解表，清热除烦；若患者症见情绪低落，对事物缺乏兴趣，舌淡苔白，脉微细，可合用麻黄附子细辛汤以兴阳温经解表；若患者症见咽喉生疮作痛，不能发声，或有心烦，舌淡苔白，脉滑者，可合用苦酒汤以润喉化痰，敛疮发声。

此外，何师十分注重吴茱萸汤的煎服法，主张遵循《伤寒论》原文，嘱患者汤药每日服用3次，而不是每日2次，临床实践也证明，每日服用3次汤药在临床上疗效更好，取效更捷[15]。还有，因吴茱萸汤是辛燥之剂，不可久服，须中病即止。

### 3. 典型医案

李某，男，46岁。初诊日期：2016年9月21日。主诉：反复头痛1个月。现病史：患者于1个月前因吹空调冷气而导致头痛，呈阵发性，每日均发作，严重时持续一整天，头怕风。刻下症：头痛，每日均发作，头怕风，纳可，眠一般，多梦，大便1日1次，便干，夜尿0~1次，汗少。查体：舌淡，边有齿痕，脉沉。诊断：头痛　厥阴头痛证。治疗：方用吴茱萸汤。吴茱萸15g，党参15g，大枣15g，生姜15g。4剂，日1剂，水煎服，分3次，早、中、晚温服。患者诉服汤药1剂半，头痛已愈，随后1周未发作，头怕风症状亦明显转好。

按语：本例患者为46岁男性，因吹空调冷气而导致头痛，患者症见头痛，每日均发作，严重时持续一整天，头怕风，汗少，舌淡，边有齿痕，脉沉，是风寒之邪客于经络，上攻头目，寒凝血泣，经气不利，不通不荣，发为头痛。寒性凝滞，密闭腠理，故患者症见汗出减少。从方证上看符合吴茱萸汤的"头痛，局部怕风畏寒，干呕"方证，故诊为厥阴头痛证，是以投吴茱萸汤以暖肝和胃，温经散寒。此案患者服汤药1剂半头痛痊愈，随后1周未有发作，头怕风症状好转，可见只要方证辨证准确，方证相应，便可获取捷效。

## 4. 结语

本文介绍了何庆勇运用吴茱萸汤的经验。第一，何师运用吴茱萸汤的经验在于主张方证辨证，凡是符合吴茱萸汤的方证，即头痛，以颠顶头痛或偏头痛为主，局部怕风畏寒，躁扰不安，干呕，吐涎沫，手足发凉，舌淡暗，脉沉迟，均可用之。第二，遵循经方的相对剂量，即吴茱萸：人参：生姜：大枣的比例为2：（1~2）：2：（1~2）。若是以呕为主症，加大生姜用量或直接使用生姜汁，寒冷较甚，加大吴茱萸用量。第三，何师擅长经方叠用，以提高临床疗效或扩大适应证范围。此外，吴茱萸汤的煎服法亦非常重要，临床实践中日服汤药三次的疗效更好。但吴茱萸汤属辛燥之剂，不可久服，应当中病即止。

## 参 考 文 献

[1] 赵桂芳，何庆勇. 何庆勇运用甘麦大枣汤的经验 [J]. 世界中西医结合杂志，2015，10（1）：7-8，12

[2] 杨韬，钟小雪，何庆勇. 何庆勇副教授运用薏苡附子散治疗胸痹心痛的思想初探 [J]. 中国中医急症，2016，25（5）：821-822，825

[3] 刘旭东，赵桂芳，何庆勇. 何庆勇运用大柴胡汤的经验 [J]. 世界中西医结合杂志，2016，11（3）：316-318

[4] 柯琴. 伤寒来苏集 [M]. 2版. 上海：上海科学技术出版社，1986：137

[5] 成无己. 伤寒明理论 [M]. 北京：学苑出版社，2009：19

[6] 赵厚睿，戴红. 方证辨证与辨证论治的探源 [J]. 江西中医药，2011，42（12）：

24-25

[7] 马永华，叶加南，叶庭兰，等．中医临床家叶桔泉 [M]．北京：中国中医药出版社，
    2004：136

[8] 闫军堂，刘晓倩，马小娜，等．刘渡舟教授治疗头痛十二法 [J]．辽宁中医药大学学
    报，2013，15（8）：68-71

[9] 刘红燕，刘春艳.吴茱萸汤治疗偏头痛32例临床观察 [J]．中国中医急症，2006，15
    （6）：608

[10] 曾麟，杨水秀，袁海珍．吴茱萸对化疗呕吐抑制的临床观察及其机制研究 [J]．中国
    当代医药，2016，23（23）：58-60

[11] 刘浩．左金丸联合吴茱萸汤加减对慢性胃炎的治疗效果及作用机理分析 [J]．亚太传
    统医药，2015，11（7）：127-128

[12] 聂惠民．泻心汤方证辨证挈要 [J]．世界中医药，2008，3（2）：108-109

[13] 李宇航．伤寒论方药剂量与配伍比例研究 [M]．北京：人民卫生出版社，2015：
    213

[14] 何庆勇．经方叠用 [M]．北京：人民军医出版社，2014：2-10

[15] 赵雅萍．探讨用药频率与疗效的关系 [J]．中医杂志，2009，59（S1）：117-118

（原文载于：王辉，高雅，何庆勇．何庆勇运用吴茱萸汤的经验 [J]．
中国中医急症，2017，26（6）：979-980，1017．注：王辉、高雅系
何教授第五届、第四届硕士研究生）

（学生　王　辉　高　雅　整理）

# 经方论治冠心病九法

**关键点：**

经方；冠心病；经方叠用；临床经验

经方一词，最早见于《汉书·艺文志》，本指"经方十一家"所载方剂，但这些方剂皆已亡佚，后世所称经方专指张仲景《伤寒杂病论》所载方剂[1]。经方之术谨承前贤，立法严谨，具有药少效宏之功，对于诸多疾病均有明确疗效[2]。冠心病，亦称冠状动脉粥样硬化性心脏病，是冠状动脉血管发生动脉粥样硬化使管腔狭窄或闭塞，导致心肌缺血缺氧或坏死而引起的心脏疾病[3]。它是国内外发病率和死亡率最高的疾病之一[4-5]。经方在冠心病的治疗方面有一定的优势和特色，不仅疗效显著、毒副作用小，而且价格低廉，甚至对于支架术后再狭窄等疑难问题也有疗效。笔者多年来，运用经方治疗冠心病，取得了较好的临床疗效[6-7]，现就个人的临床体会与心得总结如下。

## 一、论治冠心病九法

### 1. 活血化痰法

此类患者在临床上尤为多见，通常表现为心前区疼痛，以胀痛或者刺痛为主，疼痛点固定不移，甚则胸痛彻背、背痛彻心，口唇青紫，痰多，形体偏胖，纳呆，舌暗，有瘀点或瘀斑，苔白腻或黄腻，舌下络脉曲张，脉滑或滑涩。辨证当属血瘀痰浊证，治疗宜活血化痰，常用瓜蒌薤白白酒汤合桂枝茯苓丸加减。处方：瓜蒌15g，薤白20g，桂枝12g，茯苓12g，丹皮12g，桃仁12g，白芍12g，水煎服，加白酒20~30ml，与药同煎。瓜蒌薤白白酒汤以瓜蒌、薤白、白酒三药成方。方中瓜蒌宽胸理气、薤白通阳散结、白酒行气活血，助二药之力上行，三药合用，通阳散结，行气化痰，为治疗胸痹的基本方。桂枝茯苓丸以桂枝、茯苓、丹皮、芍药、桃仁成方，虽然仲景将其置于妇人病篇，但临床实践证明桂枝茯苓丸不仅限于妇人癥瘕之疾，凡有瘀血之象者即可应用[8]。方中桂枝温通经脉，桃仁活血化瘀，茯苓淡渗而利心脾，丹皮清瘀久所生之热，白芍缓急止痛，五药相配，活血而不伤正。二方相合，活血化瘀，祛痰宣痹。加减法：如若疼痛剧烈，心痛彻背，背痛彻心，则可加半夏，取意于瓜蒌薤白半夏汤合桂枝茯苓丸；如果痰涎壅盛，可合用《外台》桔梗白散（桔梗、浙贝母）；如果患者水湿较重，下肢水肿，大便稀，小便少，舌体胖大，边有齿痕，则可合用五苓散。

## 2. 益气活血法

此类患者临床可表现为心前区疼痛，胸闷，心悸，气短，劳累诱发或加重，困倦乏力，少气懒言，或有肢体麻木不适，舌淡暗，或有瘀斑或瘀点，苔薄白，脉细滑或缓滑。证属气虚血瘀证，治疗宜益气活血，方用黄芪桂枝五物汤加味。处方：黄芪18g，白芍9g，桂枝9g，生姜15g，大枣9g，丹参10g。黄芪桂枝五物汤方以黄芪、桂枝、芍药、生姜、大枣五药成方，是以桂枝汤倍生姜，去甘草加黄芪而成，在调和营卫的基础上重用黄芪增加益气之力；合用丹参，益气活血，宣痹止痛。加减法：瘀血重者则可合用《医林改错》血府逐瘀汤，活血祛瘀，行气止痛；气虚甚者，见体虚易感者，或鼻流清涕，或风疹频发，可合用《医林改错》黄芪赤风汤；如患者头晕头重，四肢疼痛或发沉，怕冷，则可合用侯氏黑散；如患者容易紧张、喜悲伤欲哭，则可合用甘麦大枣汤；如患者兼见小便频，痰涎多而不咳等肺中冷之象，则可合用甘草干姜汤；如若咳嗽甚者，可据仲景之法再加入五味子（取意于《伤寒论·辨太阳病脉证并治中第六》："若咳者，去人参、大枣、生姜，加五味子半升，干姜二两。"）。

### 3. 清热活血法

此类患者临床上通常表现为心前区疼痛，以闷痛或胀痛为主，胸中痛、热、烦，大便干结，舌暗红，有瘀斑瘀点，苔黄腻，脉滑数或者弦数。证属瘀热互结证，治疗宜清热活血，投以栀子大黄汤加味。处方：栀子9g，大黄3g，枳实8g，淡豆豉8g，茜草9g 桃仁9g。方中栀子豉汤（栀子、淡豆豉）清泻胸中之热，枳实行气，气行则血行，血行则瘀自去，配大黄消中焦之实，而茜草活血凉血，桃仁活血祛瘀，六药合用，清热行气而兼活血。加减法：如患者热甚而烦躁不得眠，舌红甚至绛，可合用黄连阿胶汤；如患者精神恍惚，口苦，纳差，眠差，小便数，可合用百合地黄汤；如患者口渴甚，饮水不解，则可合用五倍子一药成方的文蛤散。

### 4. 温阳散寒法

此类患者临床多表现为心前区疼痛，以隐痛为主，胸闷心悸，气短，遇寒诱发或加重，全身畏寒，少汗，四末不温，面色㿠白，舌淡，苔白，脉沉紧。证属阳虚寒凝证，治疗宜温阳散寒，方用乌头赤石脂丸或九痛丸加减。痛象明显者予乌头赤石脂丸加减。处方：蜀椒15g，制乌头（先煎）3g，附子（先煎）7g，干姜15g，赤石脂15g。全方以蜀椒、制乌头、附子、干姜四味辛温大热之药温中散寒，调理三焦，以赤石脂敛阳调中，五药相合，驱逐阴寒，温中通阳，主治阴寒内盛，胸痛彻背之证。寒象明显者予九痛丸加减。处方：附子（先煎）18g，吴茱萸9g，党参9g，干姜9g。方中附子助阳，补命门之火，温少阴经脉，为君，臣以干姜、吴茱萸，辅助附子，并温阳明、厥阴之经，并以党参益气，主多种虚证，诸药合用，主连年积寒之疾。九痛丸，临床上鲜有知之用之者，岂不知九痛丸所主，乃寒湿日久，流注心胸，而致胸痹者，不同于乌头赤石脂丸之痛，九痛丸所主之证寒象更明显，且常有遇寒加重之象。加减法：如见精神萎靡，恶寒不足，无汗脉沉者，可合用麻黄附子细辛汤；如兼见心悸烦躁，眠差者，可合上桂枝甘草龙骨牡蛎汤；如见腰痛腰沉，下肢冷痛，如坐水中，或有小便频或尿失禁，则可合用肾着汤。

### 5. 益气养阴法

此类患者临床上一般表现为心前区憋闷疼痛，以隐痛或绞痛为主，心悸，气短，夜间加重，劳累易复发或加重，头晕，倦怠乏力，舌红少苔，脉细缓或结代。证属气阴两虚证，治疗宜益气养阴，方用炙甘草汤加减。处方：炙甘草12g，生地30g，大枣12g，党参6g，桂枝9g，麻仁10g，生姜9g，麦冬10g，阿胶珠6g。水煎服，加入白酒20~30ml同煎。方中炙甘草益气养阴，生地滋阴养血，大枣补益心脾，三药相合，则益气养阴之本生，党参益气，携三药助益气养阴之本，生姜、麻仁温润，以制生地之寒，阿胶养血，桂枝通阳，与生姜合用温通血脉，白酒助药力直达心胸。全方益气养血，滋阴通阳。加减法：如兼有气虚下陷之证，见气短不足以息，吸气费力似喘，脉沉迟，可合《医学衷中参西录》升陷汤。如气血不足之象重，见神疲乏力、嗜睡、面白、唇白、舌淡等，则可合用《内外伤辨惑论》当归补血汤；如果患者有腰膝冷痛、腰酸则可合用金匮肾气丸。

### 6. 理气散结法

此类患者临床表现可见心前区疼痛，以胀痛为主，胸中气塞痞满，胸胁胀满疼痛，或自觉有气从胁下向上窜至心胸或咽喉，生气后加重，气短，喜长出气，嗳气频作，舌暗，苔白腻或者黄腻，脉弦或弦滑。证属气滞痰凝证，治疗宜理气散结，方用枳实薤白桂枝汤加减。处方：枳实12g，薤白24g，桂枝3g，厚朴12g，瓜蒌24g。方中枳实、厚朴行气，消中焦之痞，瓜蒌、薤白宽胸去痰，与桂枝合用，通阳散结，化有形之痰饮，五药合用，共奏理气散结之功。加减法：如若痰饮较重，兼见喘憋，甚或不能平卧，吐黄脓痰，可合用葶苈大枣泻肺汤；如有痰气结在喉中，吐之不出，咽之不下，可合用半夏厚朴汤；如若兼见四末不温，冷不过肘膝，脉细，则可合用当归四逆汤。

### 7. 理气活血法

此类患者临床可表现为心前区疼痛，以刺痛、固定痛为主，或两胁胀痛，胁下有积块，气短，喜长出气，嗳气频作，面色暗，口唇紫，舌质紫暗，苔薄白，脉沉弦滑或弦涩。证属气滞血瘀证，治宜理气活血，方用旋覆花汤加味。处方：旋覆花10g，青葱管10g，茜草10g，郁金10g，桃仁9g，柏子仁9g。方中旋覆花下气祛痰，茜草（新绛一般认为是茜草[9]）活血疏肝通络，青葱管即葱茎，理气疏肝散结，助旋覆花理气之力，桃仁活血，助茜草通络之用，柏子仁温润安神，合诸药，共奏理气活血之功。加减法：如若患者气滞血瘀较甚，可合用《医宗金鉴》颠倒木金散，加强行气活血之力；如若患者心悸甚，欲以手按之，可合用桂枝甘草汤；如若患者肝胆失和，郁热扰心，兼见胸闷心烦，眠差，惊悸，可合用柴胡加龙骨牡蛎汤；如若有面赤头晕，眠差，头重脚轻或头热脚凉之肝阳上亢之象，则可合用《中医内科杂病证治新义》天麻钩藤饮。

### 8. 化饮通阳法

此类患者通常表现为心前区疼痛，胸闷憋气，气短，喜长出气，或痰多咳嗽，舌淡，舌体胖大，苔白腻或黄腻，脉濡涩或沉滑。证属水饮内停，胸阳痹阻证，治法宜通阳化饮，方用茯苓杏仁甘草汤加减。处方：茯苓15g，杏仁12g，甘草6g。方中茯苓健脾，淡渗利湿，杏仁通降肺气，甘草和中。三药合用，可祛除胸中痰饮，振奋胸阳。加减法：如若饮犯胸肺，出现心下痞满，按之则痛之小结胸病，可合用小陷胸汤；如若胸满，头痛头晕，动则头眩，心悸，劳累或者饱食后发作，可合用苓桂术甘汤；如若头晕与位置无关，兼见大便稀溏，舌体肥大，可合用泽泻汤。

### 9. 温阳化湿法

此类患者一般在临床上表现为胸闷憋气，或有心前区疼痛，阴雨天以及劳累后诱发或加重，身体困顿，脘腹胀满，纳呆食少，大便黏腻，舌淡苔白腻或者黄腻，脉缓或滑。证属阳虚湿阻证，治法宜温阳化湿，方用薏苡附子散加减。处方：薏苡仁25g，附子8g。《金匮要略·胸痹心痛短气病脉证治第九》说："胸痹缓急者，薏苡附子散主之。"薏苡附子散以薏苡仁、附子二药成方，方中薏苡仁除湿，附子温阳，二药配合，温阳化湿，可除寒湿之痹。临床上，薏苡附子散鲜有用之者，并不是其效果不好，而是知之者甚少。笔者临床体会到，只要辨证运用得当，其所获之效常常令人咋舌[10]。加减法：如若兼见小便不利，肢体水肿、沉重疼痛，后背畏寒等肾阳不足之证，可合用真武汤；如若水肿见于全身，并有面白、恶风多汗，则可合用防己黄芪汤；如若兼见胸腹胀满、口舌干燥，大便干，则可合用己椒苈黄丸。

### 二、典型医案

张某，女，83岁。初诊时间：2016年3月7日。主诉：后背疼痛，心前区闷痛15天。现病史：患者1年前于当地某医院诊断为冠心病，未见明显不适，15天前出现后背持续性疼痛发紧，伴心前区闷痛不适，压榨感明显，遂就诊于我处。刻下症：后背疼痛发紧，心前区闷痛，伴压榨感，全身乏力，畏寒，口干，无口苦，纳少，眠差，入睡困难，眠浅易醒，大便偏干，1~2日1次。查体：形体中等，舌淡暗，有瘀点，苔黄厚腻，脉弦细。血压160/70mmHg。既往史：否认其他病史及过敏史。西医诊断：冠状动脉粥样硬化性心脏病　不稳定型心绞痛　心功能Ⅱ级。中医诊断：胸痹　血瘀痰浊证。治则：活血化痰。治疗：瓜蒌薤白半夏汤合桂枝茯苓丸：瓜蒌25g，薤白35g，清半夏12g，桂枝12g，茯苓12g，丹皮12g，桃仁12g，白芍12g。7剂，水煎服，加酒20~30ml，与药同煎，日1剂，分早、中、晚温服。患者述3剂后后背疼痛发紧、似有物压感基本已愈，胸部闷痛即愈，后背疼痛明显缓解，7剂后诸症若失。

按：本案中患者后背疼痛发紧，心前区闷痛不适，伴压榨感，全身乏力，畏寒，口干，无口苦，纳少眠差，大便偏干，1~2日1次。从病机角度考虑，患者为中老年女性，元气渐衰，气血虚衰，血脉运行不畅，日久成瘀；胸阳不振，痰饮内停，痰瘀互结，而致胸痹心痛。治疗宜活血化痰宣痹，方用瓜蒌薤白半夏汤化痰通阳，配以桂枝茯苓丸活血祛瘀。二方合用，宽胸理气，活血化瘀，相得益彰。值得一提的是，临床实践中笔者发现，与单味药的加减相比，采用经方叠用的形式治疗效果更佳[1]。近年来，西医在冠心病的治疗方面已有长足的发展，但在患者对生活质量要求日益增高的今天，这些治疗仍然不能完全满足临床需求。而经方治疗恰恰可以在一定程度上予以弥补，且价格低廉，不良反应少，不失为冠心病治疗的另一选择。

## 参 考 文 献

[1] 何庆勇. 经方叠用[M]. 北京：人民军医出版社，2014：2-10

[2] 何庆勇. 伤寒论铃法[M]. 北京：人民军医出版社，2015：10-11

[3] 葛均波，徐永健．内科学 [M]．8版．北京：人民卫生出版社，2013：227

[4] 陈伟伟，高润霖，刘力生，等．《中国心血管病报告2014》概要 [J]．中国循环杂志，2015，30（07）：617-622

[5] GBD 2013 Mortality and Causes of Death Collaborators. Global, regional, and national age-sex specific all-cause and cause-specific mortality for 240 causes of death, 1990-2013: a systematic analysis for the Global Burden of Disease Study 2013. Lancet [J]．2015，385：117-171

[6] 吴政远，尹湘君．何庆勇运用瓜蒌薤白半夏汤治疗急性冠脉综合征经验 [J]．国际中医中药杂志，2015，（12）：1131-1132

[7] 吴海芳，尹湘君，何庆勇．何庆勇运用九痛丸治疗急性心肌梗死的经验 [J]．中国中医急症，2015，（9）：1556-1558

[8] 何庆勇．《金匮要略》"血不利则为水"理论与顽固性心力衰竭的治疗 [J]．中华中医药杂志，2015，30（1）：120-122

[9] 彭述宪．旋覆花汤中新绛、葱小考．国医论坛 [J]，1993，（5）：44

[10] 杨韬，钟小雪．何庆勇运用薏苡附子散治疗胸痹心痛学术思想初探 [J]．中国中医急症杂志，2016，25（4）：666-668

（原文载于：杨韬，何庆勇．经方论治冠心病九法 [J]．中华中医药杂志，2017，32（7）：2992-2994．注：杨韬系何教授的第三届硕士研究生）

（学生 杨 韬 整理）

# 运用柴胡桂枝干姜汤的经验

关键点：

柴胡桂枝干姜汤；经方；方证辨证；剂量；煎服法

柴胡桂枝干姜汤出自东汉·张仲景《伤寒杂病论》，为少阳胆热兼加太阴脾寒证而设。何师酷爱经方，对经典书籍更是手不释卷，推崇方证辨证，善用经方及其叠用治疗疑难病[1-2]。何师运用柴胡桂枝干姜汤治疗慢性肝炎、胃肠炎、胃下垂、眩晕、高血压及疲劳综合征等疾病取得了较好的临床疗效。现就其柴胡桂枝干姜汤的临床使用经验总结如下。

## 一、柴胡桂枝干姜汤

《伤寒论·辨太阳病脉证并治下第七》说："伤寒五六日，已发汗而复下之，胸胁满微结，小便不利，渴而不呕，但头汗出，往来寒热，心烦者，此为未解也，柴胡桂枝干姜汤主之。"[3]此条文为误汗、误下后，导致的津液损伤，属于阴虚内燥。少阳枢机不利，三焦气机不畅，则胸胁满微结；津液不足，决渎失职，上不能承，下不能通，则口干口渴，小便不利；胃气未伤，则不呕；少阳经气郁滞而化火，胆火循经上至头，阳加于阴谓之汗，阳盛而阴不足，致使营卫不和，故但头汗出；邪客于少阳，留滞于半表半里，则往来寒热；胁火扰心，则心烦。《金匮要略·疟病脉证并治第四》附《外台秘要》方："治疟寒多微有热，或但寒不热，服一剂如神。"[4]此条文指出柴胡桂枝干姜汤在治疗邪位于少阳的寒热互结或邪陷太阴的阴寒凝滞的疟病中拥有"服一剂如神"的疗效。

关于柴胡桂枝干姜汤，古圣贤论述良多。如清·黄元御《伤寒悬解·少阳坏病入太阴去路》说："柴胡桂枝干姜汤，柴胡、黄芩，疏甲木而清相火，桂枝、瓜蒌，达乙木而清燥金，姜、甘，温中而培土，牡蛎除满而消结也。"[5]黄氏认为，柴胡桂枝干姜汤中：柴胡味苦辛平、黄芩味苦平入胆经，二者相配共疏胆泻火；桂枝气温，味辛，入肝、肺经，辛则发散结气，畅达肝气，温则祛寒，温肺降逆；瓜蒌根微寒，味甘、微苦，入肺、胃经，甘寒生津，苦寒泻火，故能疏肝理气，清肺润燥；干姜味辛温，入脾、胃经，温中散太阴之寒；炙甘草味甘平，入肺、脾、胃经，补益中气，培土生金，兼治肺燥；煅牡蛎味咸平，咸能软坚散结，故可治胸胁满微结。何师认为，柴胡桂枝干姜汤治疗少阳及太阴合病，柴胡可透半表半里之邪、疏通肝气，重用为君药，黄芩功在清泻肺胆中郁热，为臣药，君臣相配清少阳邪热，畅少阳气机。桂枝外可解肌散寒温肺，内可通心中之阳气，散胸中之结气，亦可沟通表里，调和营卫；干姜温脾阳散阴寒；瓜蒌根既可滋阴液，润燥止渴，又可清阴虚之内燥；煅牡蛎入肝、胆、肾经，咸能软坚散结，既可解胸胁满微结，质沉，故又可重镇潜阳，此三者共为佐药。炙甘草调和诸药，兼可补中以达培土生金之力，为使药。全方共奏清泻肝胆之热，调畅少阳气机，温补中焦之效。

二、运用柴胡桂枝干姜汤的经验

**1. 方证辨证——主要方证是口苦或口干，但头汗出，大便溏**

方证就是方剂的适应证。方证辨证的"证"是用方用药的依据凭证。古代的方证就是用望、闻、问、切采集到的患者的外在表现和体征。何师的临床实践证明，运用方证辨证可以达到执简驭繁、事半功倍的效果。关于柴胡桂枝干姜汤的方证，已故国医大师郭子光认为，柴胡桂枝干姜汤的方证是往来寒热，胸胁满闷，心烦，口渴，不呕，小便不利，但头汗出，或苔薄白，脉沉弦[6]。已故经方大家胡希恕认为，柴胡桂枝干姜汤的方证是肝区疼痛，肩背痛，腰酸，渴而不呕，小便不利，疲倦无力[7]。何师结合多年临床经验及古圣贤论述认为，柴胡桂枝干姜汤的方证是胸胁胀满，口苦或口干，小便量少或尿频、尿急，但头汗出，周身无汗，往来寒热，大便溏稀，舌淡红，苔薄黄，脉沉弦或沉细。其主要方证是口苦或口干，但头汗出，大便溏。凡是具有此方证者，无论西医诊断是慢性肝炎、胃肠炎、胃下垂，还是眩晕、高血压及疲劳综合征等疾病，均可用之。

### 2. 柴胡剂量须是其他药物的2倍

剂量是经方的"不传之秘"，也是决定治病疗效的重要因素之一。若两方药物相同而剂量不同，那么就会出现明显的主治差异。如厚朴三物汤和小承气汤，均只含有厚朴、枳实、大黄这三味药，而前者厚朴八两，为主药，主治腹满气滞证，后者大黄四两，为主药，主治实热内结证。《伤寒论·辨太阳病脉证并治下第七》说："柴胡半斤，桂枝三两（去皮），干姜二两，瓜蒌根四两，黄芩三两，牡蛎二两（熬），甘草二两（炙）。"原文中柴胡为半斤，即八两，其他药物剂量为二两、三两或四两。可见，柴胡的剂量是其他药物剂量的2倍及以上。柴胡采收于春季，万物生长，且其味辛，辛则发散，善透少阳之邪；从冬至春，从阴出阳，然其味苦，苦可泄气机之郁滞，性微寒则能清少阳郁热。若该方柴胡剂量小于其他药物剂量的2倍，则违背了仲景以柴胡为君药的本意，而成为补中益气汤的小剂量升提阳气之意，就会出现透散不足、温燥太过之虞。何师临床运用柴胡桂枝干姜汤的剂量一般为柴胡18~32g，桂枝9~12g，干姜6~8g，瓜蒌根12~16g，黄芩9~12g，牡蛎6~9g，炙甘草

6~8g。临床实践证明，柴胡量少则疗效锐减或无效。

### 3. 依古法加减

依古法加减是完全按照《伤寒论》与《金匮要略》的方后注加减，并不是无依据肆意加减。何师认为，柴胡桂枝干姜汤属于柴胡类方，也是小柴胡汤的变方，所以《伤寒论》中小柴胡汤方后注的古法加减法同样可以适用于柴胡桂枝干姜汤。如果患者心中烦躁，大便干结而无呕吐，舌红，苔黄腻，脉弦数，加瓜蒌实15~35g以清热润燥；如果患者口干、口渴，饮水不止，舌黄，苔少，加党参12~18g，并且将瓜蒌根量增加至20~30g以益气养阴生津；如果患者小腹部隐隐作痛，得温则痛减，大便溏稀，则去黄芩，加芍药9~12g以缓急止痛；如果患者心中悸动不安，小便量少或尿频、尿急，则去黄芩，加茯苓12~30g以宁心止悸，利小便；如果患者发热而无口渴、头项部紧痛，恶风、恶寒明显，脉浮者，将桂枝量增加至15~18g以解肌散寒；如果患者咳嗽，咳痰，后背怕风畏寒，加五味子9~12g、干姜10~12g以温肺化饮，敛肺止咳。

### 4. 重视煎服法——去滓再煎，日三服

徐大椿《医学源流论》说："煎药之法，最宜深讲，药之效不效，全在乎此……服之不得其法，则非特无功，而反有害，此不可不知也。"《伤寒论·辨太阳病脉证并治下第七》中柴胡桂枝干姜汤的煎服法为："以水一斗二升，煮取六升，去滓，再煎取三升，温服一升，日三服。初服微烦，复服汗出，便愈。"何师在临床上主张遵从仲圣原意，运用柴胡桂枝干姜汤时应去滓再煎。其目的有二：①原方中柴胡剂量较大，去滓再煎可以防止大剂量柴胡带来的不良反应，如"劫肝阴"等；②煮后去滓再煎可以促进药物浓缩，帮助胃肠道的吸收，增强寒热并用、攻补兼施，调和阴阳之效。何师临床中还注意遵

循仲景原文煎服法，主张日三服，而不是日二服，临床多效如桴鼓。本病为误汗后，津液亏虚而内热，误下后脾阳伤而脾寒，符合正虚邪结。何师对于正虚邪结或久病痼疾，认为最好是采用日三服。因为日三服有助于药效在体内的持续，其可以明显提高临床疗效。方后注中"初服微烦，复服汗出，便愈"，即是说明药后护理的重要性。服药后可能会出现更加烦躁的症状，这是因为邪未完全透散，正邪抗争而出现的正常现象。故复服第二剂后，邪从皮中出，则会汗出，而烦躁、口苦或口干等症状会消失。

### 5. 注重经方叠用

经方叠用是方剂应用的特殊形式，是在中医辨证论治思想指导下将两首或两首以上经方相合为用[8]。临床中病情多复杂难辨，何师受圣贤论述启迪，临床上多活用经方及其叠用，常常可以取得相当好的疗效。柴胡桂枝干姜汤是主要用于治疗口苦或口干，大便溏泄，头汗明显而周身无汗的疾病，如慢性肝炎、高血压等疾病。如果患者还症见全身乏力，烦躁，口渴，气短，皮肤枯燥，脉弦或脉数而无力，可在柴胡桂枝干姜汤的基础上叠用竹叶石膏汤；如果患者还症见皮肤瘢痕疙瘩，瘙痒，瘙痒严重者影响夜间睡眠，面目水肿甚则全身水肿，下肢痿软或麻痹，可叠用越婢加术汤；如果患者还症见心下痞满而硬，口舌糜烂，肠鸣，下利频作，完谷不化，干呕，心烦不安，可叠用甘草泻心汤；如果患者还症见咳嗽，咳痰，呼吸急促，烦躁，胸闷气短，苔黄，可叠用小青龙加石膏汤。

### 三、典型医案

杨某，男，54岁。初诊日期：2016年9月2日。主诉：反复头昏沉10年，伴大便溏稀1个月，口苦10天。现病史：患者10年前出现头昏沉，反复发作。2015年7月1日头昏沉加重，每日发作，常头汗大出，自测血压为

130/101mmHg。10天前又出现口苦，每日晨起皆有。自幼时则大便时溏，有溏稀如水样时，亦有成形如常人时，至今40余年，1个月前出现大便溏稀加重，每日1次，皆不成形。刻下症：头昏沉，每日13：00左右发作，头项及后背多汗。晨起口苦，大便1日1次，不成形。查体：舌暗淡，中根部黄腻，脉沉细。中医诊断：眩晕。证候：胆热脾寒证。西医诊断：高血压 Ⅱ级（中危组）。治疗：柴胡桂枝干姜汤。药物组成：柴胡18g，桂枝9g，干姜6g，天花粉12g，黄芩9g，煅牡蛎9g，炙甘草6g。7剂，水煎服，去滓再煎，日1剂，分早、中、晚3次，饭后半小时温服。二诊（2016年0月0日）：患者诉服药1剂后大便溏稀即愈，大便成形，日行1次。服药3剂后头昏沉、晨起口苦即愈，测血压120/80mmHg。头项、后背多汗症状好转70%。守原方继服7剂，随访1周头昏沉、大便溏、口苦等症均未复发。

**按语：**患者为中年男性，素有脾胃不足，故出现大便溏稀，不成形。大便久溏，当责之于脾阳伤，阴寒内生。邪陷少阳，肝胆气逆则口苦。脾虚则生化无权，清阳不升，少阳枢机不利，则气郁化火，火曰炎上，上扰清窍，故头晕、头昏沉及头大汗出。舌暗淡，中根部黄腻，脉沉细，皆为胆热脾寒之象。本案患者头昏沉午后发作，常头汗大出，口苦便溏，舌暗淡，中根部黄腻，脉沉细，符合柴胡桂枝干姜汤的方证，故用之以清少阳胆热，温太阴脾寒。仲景柴胡剂多用去滓再煎之法，本方亦然。笔者遵仲景煎服法，嘱患者汤药煎成后去掉药渣再重新煮沸，并日三服，收效甚速，头昏沉、口苦3剂即愈，大便溏稀1剂即愈。

## 四、结语

本文从多角度介绍了何师运用柴胡桂枝干姜汤的临床经验。何师主张遵从经典，四诊合参及方证辨证，其结合多年临床实践经验，总结出柴胡桂枝干姜汤的主要方证是口苦或口干，但头汗出，大便溏。何师认为，临床上运用柴胡桂枝干姜汤切不可为西医诊断局限了眼目，无论西医诊断为何种疾病，凡是符合此方证者，均可用之。柴胡的剂量须是他药的2倍，这是临床取效的关键。临床上患者病情多为复杂，须遵循仲圣古法加减法，煎服法及经方叠用以增加适应证与疗效。

## 参 考 文 献

[1] 刘旭东，赵桂芳. 何庆勇运用大柴胡汤经验 [J]. 世界中西医结合杂志，2016（3）：316-318

[2] 尹湘君. 何庆勇运用黄连阿胶汤治疗顽固性失眠经验 [J]. 中国中医药信息杂志，2015，22（3）：104-105

[3] [汉]张仲景. 伤寒论 [M]. [晋]王叔和，撰次. 钱超尘，郝万山，整理. 北京：人民卫生出版社，2005：59

[4] [汉]张仲景. 金匮要略 [M]. 何任，何若平，整理. 北京：人民卫生出版社，2005：17

[5] 黄元御. 黄元御伤寒解 [M]. 孙洽熙，主编. 北京：中国中医药出版社，2012：213

[6] 郭子光，冯显逊. 伤寒论汤证新编 [M]. 上海：上海科学技术出版社，2010：239

[7] 陈雁黎. 胡希恕伤寒论方证辨证 [M]. 北京：中国中医药出版社，2015：36

[8] 何庆勇，经方叠用 [M]. 北京：人民军医出版社，2014：2

（原文载于：丁宇坤，张雨晴，何庆勇. 何庆勇运用柴胡桂枝干姜汤的经验 [J]. 世界中西医结合杂志，2017，12（6）：766-768，786.

注：丁宇坤、张雨晴系何教授的第五届、第三届硕士研究生）

（学生　丁宇坤　张雨晴　整理）

# 运用半夏泻心汤的经验

**关键点：**

经方；半夏泻心汤证；去滓再煎

半夏泻心汤在《伤寒论》《金匮要略》中均有记载，其中《金匮要略·呕吐哕下利病脉证治第十七》说："呕而肠鸣，心下痞者，半夏泻心汤主之。"本条论述的是寒热错杂的呕吐证治，寒指中焦脾气虚寒，热指内陷之邪热。清·黄元御在《金匮悬解·卷十三·内伤杂病·呕吐哕下利》中说："寒邪冲激，则肠中雷鸣。胆胃升郁，则心下痞硬。心痞则火无降路，必生上热。"其阐述肠鸣是由寒邪冲激所致，胆胃之气不得顺降而为中痞，中枢痞结而火无降路，故生上热为呕吐。其病机为中虚热痞，寒热互结。结合何师多年的感悟，临床上我们主要运用半夏泻心汤治疗慢性浅表性胃炎、胃溃疡、慢性萎缩性胃炎、胃食管反流病等，均取得了较好的疗效，现将我们运用半夏泻心汤经验简述如下。

## 一、半夏泻心汤证

《伤寒论·辨太阳病脉证并治下第七》中提到："伤寒五六日，呕而发热者，柴胡汤证具，而以他药下之……但满而不痛者，此为痞，柴胡不中与之，宜半夏泻心汤。"此条说明了小柴胡汤证误用下法的转归及治法。若误下之后出现胃脘胀满等痞证的症状，则可用半夏泻心汤和胃消痞。痞证的出现正是因为脾胃阳气素来虚损，邪热因误下而内陷于中焦与虚寒互结，阻滞了气机的宣通。

另外，《金匮要略·呕吐哕下利病脉证治第十七》载："呕而肠鸣，心下痞者，半夏泻心汤主之。"由此可知，半夏泻心汤证的主要症状除了心下痞还应有呕和肠鸣频频。清·陈修园在《金匮要略浅注·呕吐哕下利病脉证治第十七》中说："此为呕证中有痞而肠鸣者，出其方也。此虽三焦俱病，而中气为上下之枢，但治其中，而上呕下鸣之证俱愈也。"虽有上、中、下三焦的见症，但究其根本应是寒热互结于中焦，故以"心下痞"为关键，治疗当以疗中痞为主，复中焦气机，则上呕下鸣诸症皆可消。清·程林在《金匮要略直解·呕吐哕下利病脉证治第十七》中提到"呕而肠鸣，心下痞者，此邪热乘虚客于心下。"热指的是内陷之邪热，虚指的是脾胃虚寒，心下指的是中焦，寒热互结于中焦，则脾胃升降失常。中焦气机不畅则心下痞，胃失和降则呕，脾失升健则肠鸣泄泻。同时《黄帝内经》中也提到过"气不足，肠为之苦鸣"，提示半夏泻心汤证的病机除有寒热互结于中焦外，还应有中焦气虚，故治疗当以疏解中焦寒热，调畅气机为主。《神农本草经》中记载到：黄连、黄芩皆主肠澼下利；半夏主心下坚，下气，肠鸣；干姜主温中。清·柯琴《伤寒来苏集·伤寒附翼·太阳方总论·半夏泻心汤》说："盖泻心汤方，即小柴胡汤去柴胡加黄连干姜也……痞因寒热之气互结而成，用黄连、干姜之大寒大热者，为之两解，且取其苦先入心，辛以散邪耳。此痞本于呕，故君以半夏……用参、甘、大枣者，调既伤之脾胃，且以壮少阳之枢也。"故何师以半夏泻心汤中的黄连、黄芩苦寒清热以燥湿降浊，半夏、干姜辛温散寒以降逆开痞，人参、大枣、甘草甘温补中以和肠胃，则胃部气机通降，痞满自除。全方共奏寒热互用、辛开苦降、调和肠胃之效。

二、治疗半夏泻心汤证的经验

1. 方证辨证

清代伤寒名家柯琴在《伤寒来苏集》中说过："仲景之方，因病而设，非因经而设，见此症便与此方，是仲景活法。"由此可知，方证辨证是仲景学说的核心。只要我们掌握了方证特点，大胆运用经方，就会取得很好的疗效。所谓"有是证，用是方"正是如此。关于半夏泻心汤的方证，当代伤寒大家聂惠民认为是心下痞满，呕逆，肠鸣下利，不欲食，舌苔厚腻，淡黄，脉沉弦[1]。当代经方大家黄煌认为，半夏泻心汤上呕、中痞、下肠鸣三症中，以痞为必见[2]。何师多年临床体会到，半夏泻心汤的方证是心下痞满（胃脘胀满），按之不痛，肠鸣腹泻，呕吐或呃逆，舌淡苔黄或舌红苔白，脉弦滑。其核心方证是胃脘胀满、舌红苔白或舌淡苔黄之寒热错杂的表现。凡临床见到此种症状体征的患者，无论西医诊断为慢性浅表性胃炎、胃溃疡、慢性萎缩性胃炎、胃食管反流病等，用半夏泻心汤治疗恒有佳效。

### 2. 遵循经方剂量

经方最大的特点就是药少而精，药专力宏，遵循经方剂量是取得佳效的重要技巧。经方剂量比例奥妙无穷，缜密而精巧，如果改变了剂量，经方原来的功效也会受到改变。《金匮要略》中记载："半夏泻心汤方。半夏半升（洗），黄芩、干姜、人参各三两，黄连一两，大枣十二枚，甘草三两（炙）。"据考证，汉代的1两相当于现代的13.8g[3]，1升相当于200ml，半升半夏则约为42g[4]。一般将严格按照经方剂量换算出的重量称为绝对剂量，将按照经方剂量比例换算出的重量称为相对剂量。受《中华人民共和国药典》的限制，我们临床常采取经方的相对剂量，即要求清半夏：黄芩：干姜：人参：甘草：大枣：黄连的比例等于3：3：3：3：3：3：1。何师临床运用半夏泻心汤时常用的剂量为清半夏、黄芩、干姜、人参、甘草、大枣一般取12~18g，黄连取4~6g。

### 3. 类方思想加减法

清·徐大春在《伤寒类方·序》中提到过研读伤寒三十年，才明白《伤寒论》是类方而不类经的[5]。何师深受其启发，十分重视类方思想加减。《世医得效方·卷第一》中提到"或伤寒中风，医反下之，下利数十行，谷不化，腹中鸣，心下痞硬，干呕心烦者。加甘草半两，人参一两，名甘草泻心汤。或汗出解后，胃中不和，心下痞硬，干噫，食臭，胁下水鸣，下利者，加生姜一两，减干姜一两，余如正方，名生姜泻心汤。"临床上我们见到胃脘部胀满而硬，呕吐，心中烦乱而不得安宁，大便中含有未消化的食物，每日泄泻多次且舌淡胖，脉弦细的患者，取甘草泻心汤之意，何师常在半夏泻心汤的基础上加甘草4~10g，人参或党参4~6g。此证为脾气虚损严重，所以加大甘草、人参的用量，重用以补其虚；临床症见胃脘胀满而硬，嗳气带有伤食气味，腹中辘辘作响，泄泻且舌苔白腻，脉弦滑的患者，取生姜泻心汤之意，何师常在半夏泻心汤的基础上加生姜4~20g，减干姜4~6g。生姜辛温能开胃气，散水气，重用为君。生姜气薄，功偏宣散，走而不守；干姜辛热，功兼内收，守而不走。故为去除中焦内停之水气，加大生姜用量，减少干姜用量。

### 4. 古法加减法

何师在临床上十分重视古法加减法，即根据《伤寒论》《金匮要略》《备急千金要方》等书的方后注进行加减。《备急千金要方·卷十三·心脏方·心虚实第二》说"（半夏泻心汤）若寒加附子一枚，渴加栝蒌根，呕加橘皮，痛加当归。客热以生姜代干姜。"临床上我们运用半夏泻心汤的时候：若见到心下冷痛，手脚凉，后背恶寒，身体疼痛等症状的患者，可在原方的基础上加附子10~15g以散寒止痛；若见到兼有口渴的患者，可在原方基础上加天花粉以生津止渴；若口渴严重，可以取瓜蒌牡蛎散之意，加天花粉20~30g，煅牡蛎20~30g；若出现以呕吐为主要表现的患者，可在原方的基础上加陈皮以理气健脾，降逆止呕；若以胃脘痛为主要表现的患者，可在原方的基础上加当归以活血止痛；若见到出现口舌生疮，咽干口燥的患者，可以将原方中的干姜以生姜代替，以缓其辛热之力。

### 5. 经方叠用

经方叠用是方剂应用的特殊形式，是在中医辨证论治思想指导下将两首或两首以上经方相合为用[6]。叠用之法源自《素问·至真要大论篇》："奇之不去则偶之，是谓重方"。经方叠用可以提高临床疗效，扩大治疗范围，衍生新的作用。仲景用桂枝麻黄各半汤、桂枝二麻黄一汤、桂枝二越婢一汤等为我们做了良好的示范。何师善于经方叠用，抓主证，通过比较症状、体征与方证的对应情况来进行合方。临床上运用半夏泻心汤时：若见胃脘胀满而硬，噫气不除，反胃呕逆，吐涎沫，舌淡，苔白滑，脉弦细等痰浊阻于中焦的症状，可合用旋覆代赭汤；若见胸脘硬满，按之疼痛，心胸闷痛，咳痰黄稠，舌红，苔黄腻，脉浮滑等痰热结于心下的症状，可合用小陷胸汤；若见四肢厥不温，腹痛，泄泻或兼见咳、心悸、小便不利，脉弦等阳气郁遏或兼阳虚，或兼有寒的症状，可合用四逆散。

### 6. 重视煎服法

《伤寒论》中记载："（半夏泻心汤）上七味，以水一斗，煮取六升，去滓，再煮，取三升，温服一升，日三服。"其中起到决定疗效好坏的很重要的一点便是去滓再煎。其可使药物的寒热药性中和，顾护脾胃，乃去其性取其用之法。喻嘉言在《尚论篇》中认为，去滓再煎是为了浓缩药汁顾护胃气，药液力求汁浓量少[7]。首先，半夏泻心汤证有呕的症状，故不宜再进大量汤液，以防加重胃脘胀满引起呕吐。其次，去滓久煎可以缓解半夏燥热之毒，减少其对胃肠黏膜的强烈刺激。再次，大枣具有很强的保护胃黏膜的作用，不可随意去之。有研究表明，将大枣生品不擘开入药者煎出物百分含量为9.85%，生品擘开入药者煎出物百分含量为13.55%，而将大枣炒焦并擘开入药者煎出物百分含量达36.46%[8]。所以何师认为，此处一定要将大枣尽量剪碎入药，以利于有效成分的析出。最后，根据仲景原方服法及何师的临床经验，半夏泻心汤日三服比日二服效果要好，应嘱咐患者于每天三餐后半小时温服。

三、典型医案

患者，男，63岁。初诊日期：2017年3月12日。主诉：反复胃脘部胀满2年。现病史：患者2年前出现胃脘部胀满，反复发作至今。河北某中医院胃镜示浅表性、糜烂性胃炎。现为求诊治，就诊于我处。刻下症见：胃脘胀满，以左侧为主，隐隐作痛，每于纳食或饮水后，出现胃胀不舒，无反酸烧心。大便1日1次，成形，夜尿1~2次。查体：舌淡红，苔薄黄，有裂纹，脉沉滑。诊断：痞证，寒热错杂证。治疗方用：清半夏15g，黄连5g，黄芩15g，干姜15g，炙甘草15g，大枣15g，党参15g。煎服法：14剂，嘱患者尽量将药材切细，水煎服，去滓再煎，日1剂，分3次，早、中、晚饭后半小时温服。患者诉治疗2天后，即胃脘胀满痊愈，原来一用大力气即引起胃脘部疼痛，现在这种情况消失，自觉胃脘部舒适。本案患者为63岁老年男性，原为长途客运司机，平素饮食不节，且无定时，每于纳食或饮水后，出现胃胀不舒，乃脾虚不能健运，胃虚不能受纳且气结于中焦所致；舌淡红，苔薄黄，说明体内有邪热，寒热错杂，脾气虚弱，符合半夏泻心汤胃脘胀满、呃逆的方证，故用之以辛开苦降，调畅中焦气机。但用一方，7味药，2剂即愈，实可见经方其效如神。

王某，女，59岁。初诊日期：2017年1月2日。主诉：胃脘部胀满5年。现病史：患者5年前出现胃脘部胀满，每日发作，食后加重。3年前出现烧心，患者苦于此症状，就诊于我处。刻下症：胃中烧心胀满，食后加重，胃脘部辘辘有声。无胃脘部疼痛，纳可。咽中有灰色稠痰易咳，又怕冷又怕热，口干，晨起口苦，不喜冷饮，多汗。大便1日1次，有时偏稀。夜尿1次。查体：舌淡，苔薄黄，脉滑。诊断：痞满，寒热错杂证。治疗方用：清半夏15g，黄芩15g，干姜15g，党参15g，炙甘草15g，黄连5g，大枣20g。患者服药2~3剂胃脘部胀满、烧心已痊愈，晨起口苦3剂即愈，随访2个月未发作。本案患者痞满伴烧心、肠鸣、又怕冷又怕热，喜热饮，偶有便溏，舌淡，苔薄黄，脉滑，此为寒热症状见于一身，既符合半夏泻心汤之病机，也符合半夏泻心汤胃脘胀满、肠鸣下利、舌淡、苔薄黄、脉滑的方证，故以半夏泻心汤治疗。

**按语：** 上述两个病例都是何师运用半夏泻心汤治疗胃脘部胀满不适的患者数剂即愈的例子。从病案中我们可以看出，患者主诉都是胃脘部胀满不适，且有寒热错杂之象，如舌淡苔薄黄、既怕冷又怕热等。何师抓住这一主证，审查病机，选用半夏泻心汤治疗，往往数剂即可治愈，临床效果显著。清·吴谦《医宗金鉴·订正仲景全书·金匮要略注·呕吐下利病脉证并治第十七》说："呕而肠鸣，肠虚而寒也，呕而心下痞，胃实而热也。并见之，乃下寒上热，肠虚胃实之病也，故主之半夏泻心汤。"笔者认为，呕为少阳郁热，肠鸣为脾阳不足，痞满兼见二症，则病机为寒热错杂，是为半夏泻心汤证。若未见二症，而有其他寒症热症见于一身、寒热错杂的表现，亦为半夏泻心汤证。遂何师认为，半夏泻心汤证的核心主证为胃脘部胀满不适兼见寒热错杂之象。见此症状，不必拘泥于西医诊断，用半夏泻心汤治疗，要取得理想的疗效还应嘱咐患者严格按照《伤寒论》中提到的煎服法来煎煮服用，其效若神。

何师认为，临床应用半夏泻心汤有5点技巧，主要包括：一是重视方证辨证，凡是见到胃脘胀满，肠鸣下利，呕吐或呃逆，舌淡，苔薄黄而腻，脉缓滑的患者，不必拘泥于西医的诊断，均可使用；二是遵循经方比例，即清半夏：黄芩：干姜：人参：甘草：大枣：黄连为3：3：3：3：3：3：1；三是注重类方思想加减和古法加减，可仿甘草泻心汤、生姜泻心汤之意加减，亦可参照

《备急千金要方》方后注进行加减；四是临床上兼见其他症状可酌情合用旋覆代赭汤、小陷胸汤等，以扩大临床治疗范围；五是注重煎服法，强调去滓再煎，大枣要擘开，日三服。因为半夏泻心汤主要治疗中焦脾胃病证，故何师亦十分重视病后调养，包括定时饮食，不可过饱或过饥，忌辛辣刺激食物等，每每反复叮嘱患者注意。

## 参 考 文 献

[1] 聂惠民. 三订聂氏伤寒学 [M]. 北京：学苑出版社，2010：228

[2] 黄煌. 经方的魅力：黄煌谈中医 [M]. 北京：人民卫生出版社，2011：168

[3] 傅延龄，宋佳，张林. 论张仲景对方药的计量只能用东汉官制 [J]. 北京中医药大学学报，2013，36（6）：365-369

[4] 柯雪凡，赵章忠，张玉萍，等.《伤寒论》和《金匮要略》中的药物剂量问题 [J]. 上海中医药杂志，1983，12：36-38

[5] [清]徐灵胎. 徐灵胎医学全书 [M]. 太原：山西科学技术出版社，2014：207

[6] 何庆勇. 经方叠用 [M]. 北京：人民军医出版社，2014：2-10

[7] 梁琳，李浩. 浅议《伤寒论》方"去滓再煎" [J]. 中医杂志，2011，52（6）：538-539

[8] 彭浩，姚真，凌昌全. 浅议大枣在《伤寒论》中的应用 [J]. 中华中医药杂志，2016，31（3）：782-783

（原文载于：代爽，王辉，何庆勇. 何庆勇运用半夏泻心汤的经验 [J]. 世界中西医结合杂志，2018，13（5）：626-629. 注：代爽、王辉系何教授第六届、第五届硕士研究生）

（学生 代 爽 王 辉 整理）

# 运用桂枝甘草汤的经验

**关键点：**

经方；桂枝甘草汤；临床心得；方证辨证

桂枝甘草汤出自《伤寒论·辨太阳病脉证并治中第六》。该方仅由桂枝与甘草组成，用于治疗心阳不足之证，具有温通心阳的功效。中国中医科学院广安门医院主任医师何庆勇，笃尊仲景经典，擅用经方[1-4]。何师临床常将桂枝甘草汤用于治疗心律失常、原发性低血压、冠心病心绞痛、心脏神经症、失眠等属心阳虚证者，并取得了较好的疗效。现就其经验叙述如下。

## 一、桂枝甘草汤

《伤寒论·辨太阳病脉证并治中第六》记载："发汗过多，其人叉手自冒心，心下悸，欲得按者，桂枝甘草汤主之。"发汗过多之后，患者两手交叉，按于心脏部位，以此缓解心悸症状。清·尤在泾《伤寒贯珠集·太阳篇上》说："心为阳脏，而汗为心之液。发汗过多，心阳则伤。其人叉手自冒心者，里虚欲为外护也。"[5]尤氏认为，桂枝甘草汤证心悸的病机是心阳随汗外泄，导致心阳亏虚，心神失守，发为心悸。虚证心悸喜实喜按，故患者两手交叉按于胸部。清·徐大椿《伤寒方论·和剂》说："阳本受气于胸中，发汗过多，阳气太泄，则胸中阳气不足，故叉手冒心，然说不到阴血上。"[6]徐氏亦认为，本证心悸为心阳亏虚。虽然汗多直伤心阴，但心为阳脏，汗多则胸中阳气随汗而出，故本证当主要考虑心阳。何师认为，无论是汗多伤阳、素体阳虚还是风寒侵袭伤阳，而出现心悸喜按之状，即为心胸阳气亏损，心气失护之心悸，当以温通心阳之法治之，方用桂枝甘草汤。方中桂枝味辛性温，色赤入心，长于温通经脉，和营通阳，平冲降逆，定惊悸。甘草味甘平，甘缓和中，缓急定悸，又长于补中焦之气，能助阳气。二者相合，即辛甘化阳，心阳得复，心悸自平。

## 二、运用桂枝甘草汤的经验

### 1. 方证辨证

学习经方与临床治疗的捷径，关键在于辨方证。方证是可以安全有效地应用某处方的症状或体征。何师认为，《伤寒论》《金匮要略》的条文是仲景对临床实际病例的高度总结，由方证直接到方。何师主张临床应用时辨方证，抓主证，有是证，用是方。经方大家黄煌认为，桂枝甘草汤的方证是汗多而心下悸[7]。伤寒大家聂惠民认为，桂枝甘草汤证的证候特征是心下悸动，或空虚或空悬感，体瘦乏力、短气等[8]。何师认为，桂枝甘草汤的方证是心悸而喜按、胸闷、汗出、畏寒、低血压、舌质淡、舌苔薄白、脉沉细或脉虚无力。其主要方证是心悸而喜按、畏寒、低血压。凡是符合上述方证者，不必拘泥于西医诊断为何病，均可用之。

### 2. 遵循原方比例，桂枝、肉桂同用

经方不传之秘在于剂量。经方剂量有绝对剂量与相对剂量两个含义。绝对剂量即按仲景时代1两相当于现代13.8g换算得出[9-10]，相对剂量即经方中药物的比例关系。改变了经方的药物比例，就会改变其功效主治。《伤寒论·辨太阳病脉证并治中第六》载桂枝甘草汤说"桂枝四两（去皮），甘草二两（炙）"。桂枝与炙甘草的比例很重要，为2∶1。若按照绝对剂量换算，

则桂枝甘草汤原方为桂枝55.2g，炙甘草27.6g。如果按照原方原量应用，则大大超出《中华人民共和国药典》规定的剂量上限，临床使用多有困难。故何师将桂枝一味变为桂枝与肉桂同用，即桂枝10~28g，肉桂5~18g，炙甘草10~28g，如此既保证原方的药物比例不被破坏，又保证了用药的安全。另外，诸多论述[11-13]证明仲景方中桂枝原为肉桂。有多家考证说，汉唐时期桂、肉桂、桂心，为异名同物，均用皮不用枝，至宋代才开始使用桂的嫩枝"柳桂"。肉桂"去皮"实为去除其栓皮层（粗皮），用其韧皮部。故方中用肉桂，是合乎仲景原意的。

何师认为，桂枝甘草汤中的甘草可用炙（蜜）甘草，也可用生甘草。《说文解字》说："炙，炮肉也。从肉，在火上"[14]，且查"炙"有烘烤、烧灼、曝晒等意。王奇[15]考证说，仲景时期并无甘草蜜制技术，蜜制甘草炮制方法出现在宋代以后，故使用今天的生甘草，是符合仲景原意的。但现代医家已经习惯将蜜甘草作为炙甘草使用，故使用仲景方的炙甘草时既可用生甘草，也可用蜜甘草。

### 3. 类方加减与经方叠用

徐大椿《伤寒论类方·序》中说："至于用药，则各有条理……皆有主方。其加减轻重，又各有法度，不可分毫假借。"[16]何师认为，古方加减不可肆意加减，要按照《伤寒论》《金匮要略》方后注加减，或依照类方加减变化。若患者心悸，烦躁不安，失眠，畏寒肢冷，气短汗出，舌淡苔白，脉沉迟，则可在桂枝甘草汤基础上减桂枝为10~15g，加生龙骨15~30g，煅牡蛎15~30g，取桂枝甘草龙骨牡蛎汤之意，减辛甘发散之力，在温阳的同时重镇潜敛，安神除烦。若患者心悸，自觉心下有气上冲，胸闷憋气，小便不利，舌淡胖或舌苔水滑，可在桂枝甘草汤基础上加茯苓20~80g、大枣10~20g，取茯苓桂枝甘草大枣汤之意，以温阳利水，平冲降逆。若患者心悸胸闷，动则头晕目眩，恶心呕吐，舌淡胖，苔白腻或水滑，则可在桂枝甘草汤基础上加茯苓20~40g、白术10~28g，取苓桂术甘汤之意，以温阳健脾，利水降冲。以上茯苓桂枝甘草大枣汤、苓桂术甘汤二方虽以茯苓为君药，但其方证病机均有阳虚心悸，故仍用桂、甘以辛甘化阳。另外，茯苓为药食同源之物[17]，在以上二方中可用至大量。

何师擅长经方叠用以应对临床各种复杂的病情[18]。若患者肾阳亏虚，阳虚水泛而出现眩晕、心悸、水肿，又有心悸喜按、畏寒、低血压的表现，舌淡胖，苔白滑，脉沉细，则可以用桂枝甘草汤合真武汤，两方叠用以温阳利水并温通心阳。若患者心悸喜按，畏寒，伴有头晕目眩，小便不利，或四肢浮肿，苔白，脉沉或弦，则用桂枝甘草汤合泽泻汤，温通心阳同时蠲饮利水。若患者心悸喜按，恶寒无汗，发热，困倦乏力，嗜睡，舌淡苔白，脉沉，则可用桂枝甘草汤合麻黄附子细辛汤以温阳散寒通脉。若患者胸闷、气短，胸痛，或喘气，咳嗽，畏寒，舌淡，脉沉细或沉紧，则可用瓜蒌薤白白酒汤以宣痹宽胸祛痰。

### 三、典型医案

案例一

张某，男，58岁。初诊日期：2016年12月16日。主诉：心慌反复发作1周。现病史：患者于1周前突然出现心慌，每天均有发作，发时欲手按其胸口，后背一遇冷则心慌，未予系统治疗。患者因心慌频作，难以忍受，遂就诊于我处。刻下症：心慌反复发作，每天均有，发时欲手按其胸口，全身偏畏寒，后背一遇冷则心慌发作，汗较多，纳可，睡少。大便1日1次，偏稀，夜尿0次。查体：体形中等，舌淡红，苔中根部黄腻，脉沉细。诊断：心悸，心阳虚证。治疗：方用桂枝甘草汤。桂枝20g，肉桂20g，炙甘草20g。7剂，水煎服，日1剂，分3次，早、中、晚饭后半小时服用。

二诊：患者自诉该药甜味很浓，略稍有辣味，服用1剂后自觉心中舒服，温暖，服用3剂后心慌大减，服用7剂即愈，已经4天未发作心慌，随访2周，患者无不适，心慌未复发。

**按语：**本案患者突发心慌，发时欲手按其胸口，且畏寒较严重，全身偏畏寒，后背一遇冷则心慌发作，舌淡红，脉沉细。此为心阳不振之证，然而其病位并不很深，无须使用姜附之类的温里剂。从方证上看，患者并无阳虚水泛之真武汤证，也无须用苓桂剂温阳利水，也没有烦躁等心神不敛之桂枝甘草龙骨牡蛎汤证，仅有"心下悸，欲得按"之桂枝甘草汤最为符合，故使用桂枝甘草汤原方即能收效。

案例二

胡某，女，66岁。初诊日期：2017年2月24日。主诉：反复心悸1个月。现病史：患者于1个月前（约春节前后）出现心悸，伴有头痛，每天均发作约3次，其间未予系统治疗，患者甚苦于此，遂前来我处治疗。刻下症：心悸，心悸时喜欢用双手压住胸口或蜷窝在胸口，眠差，全身畏寒、困倦乏力，汗少，大便1日1次，不成形。查体：体形正常，面色偏黄，脉沉细。诊断：心悸，心阳虚证。治疗：方用桂枝甘草汤。桂枝20g，肉桂16g，炙甘草18g。4剂，水煎服，日1剂，分3次，早、中、晚饭后半小时服用。

二诊：患者称汤药味道很甜，心悸基本已愈，心悸程度、次数均比原来明显好转，全身困倦乏力亦痊愈，无畏寒，舌淡暗，苔薄黄。治疗：方用桂枝甘草汤。桂枝22g，肉桂18g，炙甘草20g。4剂，打成粗粉，用纱布包裹煎煮，日1剂，分3次，早、中、晚饭后半小时服用。后随访2周，病情未复发。

**按语：** 本案患者为中年女性，素体阳气亏虚，故见全身畏寒。心阳亏虚则心神失养，发为心悸，喜欢双手按于胸口，夜间心神不宁而眠差；心气推动无力，气血不荣于面，故见面色黄，气血不荣于周身，故见全身困倦乏力，脉沉细。四诊合参，证属心阳虚证。本案患者心悸而喜按，畏寒，脉沉细，符合桂枝甘草汤方证，故用之以温通心阳。本方药物少而精，便宜实惠，患者称仅用7角钱，即心悸痊愈，只要辨证准确，小方亦可显效。另外，二诊时将药打成粗粉煎煮，是仿宋代煮散之意。何师临床实践表明，此法可以提高疗效。

案例三

付某，男，54岁。初诊日期：2017年7月4日。主诉：反复头晕，低血压4年，加重1周。现病史：2013年患者在家中午饭后出现明显头晕，走路不稳，伴有胸痛，憋气，气短，心慌，无恶心呕吐，就诊于某医院，行冠状动脉CTA示LAD中段80%，LCX远段80%，OM1 70%，RCA中段50%，PLA 70%，可见狭窄，诊为冠状动脉粥样硬化性心脏病、不稳定型心绞痛，于2013年2月行冠状动脉支架置入术，于LAD置入支架2枚，LCX置入支架1枚，患者术后症状缓解，服用阿司匹林、硫酸氢氯吡格雷片抗凝，术后患者自测血压通常偏低，最低为90/60mmHg。1周前，患者因天气变化，外感风寒后，头晕症状明显加重，每天均发作，为求进一步诊治，收入我科。刻下症：头晕，活动后加重，血压最低时83/53mmHg，伴有轻度胸痛，胸闷，憋气，气短，全身畏寒，右侧肩背偶有疼痛，反酸，烧心，纳、眠可，大便1日1次，不成形，偏稀。查体：舌淡红，有液线，苔薄黄，脉沉细。诊断：眩晕，胸痹，胸阳不振，痰浊内阻证。治疗：桂枝甘草汤合瓜蒌薤白白酒汤。桂枝20g，肉桂12g，生甘草16g，瓜蒌15g，薤白45g。9剂，日1剂，加

20ml白酒同煎，分3次，早、中、晚饭后半小时服用。

二诊（2017年7月14日）：患者头晕明显好转，活动后略有加重，胸闷、憋气及气短均已愈，全身仍畏寒，右侧肩背部仍时有疼痛，最低血压为96/60mmHg，反酸、烧心好转，纳、眠可，大便1日1次，成形，舌淡红，苔薄白，脉沉细。治疗：桂枝甘草汤。桂枝22g，肉桂14g，生甘草18g。10剂，水煎服，分3次，早、中、晚饭后半小时服用。随访1周，头晕、血压低未复发。

**按语：**本案患者轻度胸痛、胸闷、憋气、气短，右侧肩背偶有疼痛，此为胸痹之痰浊内阻证，符合瓜蒌薤白白酒汤方证，故使用该方以宣痹宽胸祛痰。同时患者头晕、全身畏寒、低血压，为心阳亏虚，气血推动无力；阳气不达于头面则发为头晕；阳气不能布散全身则畏寒。故合用桂枝甘草汤以温通心阳，鼓动气血。低血压多伴有头晕症状，故常属于"眩晕"范畴。本案患者心阳亏虚，鼓动无力，血脉空虚，故见血压低、头晕。现代临床研究[19]显示，其中的挥发油桂皮醛能增强心肌收缩，增加心输出量，增加毛细血管灌注，从而升压。

## 四、结语

本文从多角度总结了何师运用桂枝甘草汤的经验。何师尊崇经典，主张方证辨证，结合临床实践经验，总结出桂枝甘草汤的方证是心悸而喜按、畏寒、低血压。临床无论西医诊断为何种疾病，凡符合上述方证者，均可用此方治疗。在使用该方时，应当注意桂枝与甘草的比例。服用此方时，还应注意顾护阳气，如禁食生冷之品，规律生活，避免劳累、汗出过多以及受寒等情况，防止复发。

## 参 考 文 献

[1] 杨韬，钟小雪，何庆勇．何庆勇副教授应用薏苡附子散治疗胸痹心痛的思想初探[J]．中国中医急症，2016，25（5）：821-825

[2] 刘旭东，赵桂芳，何庆勇．何庆勇运用大柴胡汤经验[J]．世界中西医结合杂志，2016，11（3）：316-318

[3] 张雨晴，钟小雪，何庆勇．何庆勇副教授运用黄芪桂枝五物汤的学术思想初探[J]．中国中医急症，2017，26（1）：53-55

[4] 吴政远，尹湘君．何庆勇运用瓜蒌薤白半夏汤治疗急性冠脉综合征经验[J]．国际中医中药杂志，2015，37（12）：1131-1132

[5] 尤在泾．伤寒贯珠集[M]．李玉清，等校注．北京：中国医药科技出版社，2011：28

[6] 徐大椿．伤寒论类方·伤寒方论[M]．北京：学苑出版社，2009：97

[7] 黄煌．经方100首[M]．南京：江苏科学技术出版社，2005：10-12

[8] 聂惠民．三订聂氏伤寒学[M]．北京：学苑出版社，2010：161-163

[9] 傅延龄，宋佳，张林．经方本原剂量问题源流[J]．北京中医药大学学报，2013，36（5）：293-296

[10] 何庆勇．伤寒论钤法[M]．北京：人民军医出版社，2015：8-15

[11] 汤小虎，邓中甲．肉桂、桂枝药材分化的年代考证[J]．中药材，2008，31（1）：156-158

[12] 姜宗瑞．经方杂谈[M]．北京：学苑出版社，2009：104-135

[13] 宋立人．桂的考证[J]．南京中医药大学学报，2001，17（2）：73-75

[14] 许慎．说文解字[M]．北京：中华书局，2013：212

[15] 王奇．《伤寒论》方中炙甘草炮制方法探析[J]．河北中医，2013，35（11）：

1654-1655

[16] 徐大椿. 伤寒论类方 [M]. 北京: 中国中医药出版社, 2015: 1

[17] 仝小林. 方药量效学 [M]. 北京: 科学出版社, 2013: 322

[18] 何庆勇. 经方叠用 [M]. 北京: 人民军医出版社, 2014: 2-3

[19] 刘萍, 王平. 桂枝甘草药对对心血管系统影响的探析 [J]. 辽宁中医杂志, 2011, 12 (6): 929-931

（原文载于: 覃埑, 高雅, 丁宇坤, 等. 何庆勇运用桂枝甘草汤的经验 [J]. 世界中西医结合杂志, 2018, 13 (6): 779-781, 823. 注: 覃埑、高雅、丁宇坤系何教授第六届、第四届、第五届硕士研究生）

（学生　覃　埑　高　雅　丁宇坤　整理）

# 运用泽泻汤的经验

关键点：

经方；泽泻汤；临床心得；方证辨证

泽泻汤出自《金匮要略·痰饮咳嗽病脉证并治第十二》。该方仅由泽泻、白术两味中药组成，用于治疗眩晕证，具有利水消饮的功效。中国中医科学院广安门医院主任医师何庆勇，遵仲景经旨，屡愈杂病[1-3]。何师临床常将泽泻汤用于治疗高血压病、椎基底动脉供血不足、脑梗死后遗症等属水饮上犯证者，取得了很好的疗效。现叙述其经验如下。

## 一、泽泻汤

《金匮要略·痰饮咳嗽病脉证并治第十二》记载："心下有支饮，其人苦冒眩，泽泻汤主之。"支饮为四饮之一，水饮停聚于心下。若其上犯至胸部，则见"咳逆倚息，短气不得卧"；若上犯至头面清窍，则出现冒眩。冒，指头部昏蒙；眩，为眼前发黑。清·程林《金匮要略直解·痰饮咳嗽病脉证并治第十二》说："《内经》曰：'清阳出上窍'。支饮留于心膈，则上焦之气浊而不清，清阳不能走于头目，故其人苦冒眩也。"[4]程氏认为，《黄帝内经》说清阳上出于头目，故能使人头清目明，若有水饮停滞于胸膈，浊阴不降而致清阳不能升于头面，则见头晕目眩。元末明初·赵以德《金匮方论衍义·痰饮咳嗽病脉证并治第十二》说："若此之支饮在心下者，阻其阳气之升降，心气郁而不行，上不充于头目，久则化火，火动风生而作旋运，故苦冒眩也。"[5]赵氏认为，支饮阻滞阳气之升降，心阳郁久化火，火动生风，火性炎上，风性善行，携挟水饮之邪，上扰头府，故见头晕目眩。何师认为，患者常表现为头昏沉、额头发紧、舌胖润、便溏等症状，此为水饮上犯之证，当以利水消饮之法治之，方用泽泻汤。方中：泽泻味甘寒，长于行水，淡而能渗，主利膀胱三焦之水；白术味苦温，长于补益脾胃，调治中州，升清阳降浊阴，燥湿利水。二者相合，泽泻主开决口以利水邪，白术培土筑堤，健脾以绝生饮之源，是为攻补兼施之法。

## 二、运用泽泻汤的经验

### 1. 方证辨证与方证鉴别

唐·孙思邈《千金翼方·卷九》说，"今以方证同条，比类相附"，使之便于查找，是为方证辨证之始。方证辨证是临床使用经方的捷径，而方证是直接指向该方的症状与体征。经方名家黄煌认为，泽泻汤的方证是头晕目眩，泛恶作呕，如坐舟车之中，动则加重，小便不利而身重，舌胖大苔白腻，脉沉[6]。大塚敬节认为，泽泻汤证的主证是胃内水邪停滞，头部如同有某物顶戴样眩晕[7]。何师认为，泽泻汤的方证是头晕，前额如有贴物，呈持续性，头晕与体位无关，大便溏稀，舌体肥大异常，苔水滑或白腻，脉弦沉。其主要方证是头晕，前额如有贴物，头晕与体位无关，舌淡胖。凡是符合上述方证者，不必拘泥于西医诊断是高血压病、椎基底动脉供血不足，还是脑梗死后遗症等，用之皆效。

临床运用泽泻汤时，泽泻汤证当与其他方证相区别。如"发热，心下悸，头眩，身𭶑动，振振欲擗地者"之真武汤证，真武汤亦治眩晕，但是此眩晕属阳虚水泛，患者必当畏寒严重，并伴有水肿、心悸、小便不利。再如"起则头眩"之苓桂术甘汤证，苓桂术甘汤也能治疗心下痰饮上冲之证，但其头晕应当与体位变化有关，动则头晕或动则心悸[8]。泽泻汤证寒热征象不明显，且头晕与体位变化无关，由此可鉴别。虽然《金匮要略·痰饮咳嗽病脉证并治第十二》说，"病痰饮者，当以温药和之"，使用苓桂术甘汤温阳利水未尝不可，但不如泽泻汤效专力宏。刘渡舟谓其乃"单刀直入之法"[9]，对于严重的眩晕可获奇效。

### 2. 遵循原方比例与重剂

中医不传之秘在于剂量，使用经方，当遵循其药物比例。改变了方中的药物比例，也就改变了治则、治法和疗效。《金匮要略·痰饮咳嗽病脉证并治第十二》载泽泻汤，"泽泻五两，白术二两"，泽泻与白术的比例应为5：2。可知，泽泻汤主泻实之法。患者甚苦于"冒眩"，病情甚重，当以大剂泽泻峻下水饮，不宜缓图。何师临床上常用经方原量，汉代1两等同于现代13.8g[10-11]，故临床上何师常用泽泻50~70g，白术用20~28g，量少则无效。且泽泻、白术是2017年国家卫生和计划生育委员会药食同源目录中可用于保健食品的中药，一般可放心大剂量使用。因生白术量大时可通便，若患者大便溏稀，在用至如此大量时应该用炒白术。

### 3. 类方加减与经方叠用

临床上使用经方不可任意加减，不可破坏原方配伍和比例。中医泰斗岳美中说："若证与方合，最好不要随意加减……若欲加减，宜谙习古人之加减法而消息之"[12]。何师认为，使用经方，加减药味应当依照《伤寒论》《金匮要略》方后注加减，但多数方子没有方后注，则可以按类方加减。泽泻汤属五苓类方，若患者头晕，舌淡胖，伴口渴、小便不利、心悸、脉浮，则可在泽泻汤基础上加猪苓、茯苓各10~15g，以增强渗湿之力，加桂枝10~15g以温阳化气，取五苓散之意，可温阳利水定悸。

由于泽泻汤仅有2味药，而临床上患者通常会伴有其他的症状，故何师常常叠用经方以扩大其治疗范围[13-14]。若患者头晕目眩，伴有胸中如有气堵、短气，舌淡胖，苔厚腻，脉弦滑，则用泽泻汤合茯苓杏仁甘草汤，以利水消痰、宽胸理气；若患者头晕，额头发紧，伴有心悸喜按、畏寒，舌淡暗，苔白，脉沉弦，则用泽泻汤合桂枝甘草汤，利水消饮同时温通心阳；若患者头晕如带帽、乏力，伴有胃脘部停滞、堵塞之感，苔厚腻，脉滑，则可用泽泻汤合枳术汤以理气行滞。

### 三、典型医案

案例一

患者张某，女，48岁。初诊时间：2017年11月13日。主诉：头沉紧，发蒙3个月。现病史：患者于2017年8月27日因脑动脉瘤破裂、蛛网膜下腔出血于北京某医院重症监护病房住院治疗，检查发现：大脑中动脉动脉瘤（右），大脑前动脉动脉瘤（左A2），时测血压128/86mmHg，出院后遗留头沉紧、头发蒙、头胀的症状，现为求中医治疗，就诊于我处。刻下症：头部有沉紧感，如物裹头，头发蒙，舌尖发麻，身体发紧，大便1日1次，偏稀，纳、眠可。查体：体形偏胖，面色微红，脸部有黑棕色斑点。舌淡红，有液线，苔薄白，脉沉细。诊断：眩晕病，水饮上犯证。治疗：方用泽泻汤。泽泻55g，炒白术22g。7剂，日1剂，水煎服，分3次，早、中、晚饭后半小时温服。

二诊（2017年11月20日）：患者诉服药第2天头发紧发蒙即痊愈，近1周基本无头部不适，觉全身舒适，且感觉汤药味道适口，微有甜味。随访1周，症状未见复发。

**按语：** 本案患者因脑血管病遗留头沉紧、发蒙的症状，因水邪蒙于头面，故见头沉紧如物裹，脸部黑棕色斑点为"水斑"；其舌淡苔薄白，为水邪内蕴，阻滞清阳所致；水从肠间排泄，故见大便溏稀。此病虽为脑血管病引起，但患者没有头部刺痛、舌紫暗、舌下络脉曲张的血瘀证征象，根据症状体征考虑为水饮上犯之证。根据其方证，辨为泽泻汤证，故使用泽泻汤治疗，以大剂量的泽泻利水渗湿，以炒白术健脾利水，患者服药2剂即痊愈，而且患者反馈该方口感不差，容易接受。

案例二

宋某，男，54岁。初诊日期：2017年12月1日。主诉：反复头晕5年，加重半个月。现病史：患者5年前腔隙性脑梗死后遗留头晕、头昏沉，反复发作。近半个月来出现额头发紧，似有贴物感，每天均有。患者甚苦与此，遂就诊于我处。刻下症：头晕，与体位变化无关，头昏沉，眼难睁，额头发紧，似有贴物感，全身乏力。大便1日3次，偏稀，夜尿1次。查体：体形中等偏胖，舌淡，边有齿痕，苔薄黄，脉沉弦。诊断：眩晕病，水饮上犯证。治疗：方用泽泻汤。泽泻69g，炒白术28g。7剂，水煎服，日1剂，分2次，早、晚饭后半小时温服。

二诊（2017年12月8日）：患者诉服药1剂后头晕大减，双眼即能睁开，服药2剂即无头晕。目前仅残余少许额头贴物感，大便1日1次，不干不稀。患者来复诊时直呼此方有奇效，描述该汤药味道似豆汁，不难入口。

**按语：** 本案患者头晕，头昏沉，眼难睁，额头发紧，似有贴物感，皆因水饮所困，阻遏清阳，头为诸阳之会，湿邪水饮缠绵，恰如梅雨纷纷，日光不明，故见头晕、头昏沉、困乏、眼难睁等症状。《黄帝内经》说，"清气在下，则生飧泄"，支饮阻遏清阳之升，可知其大便稀溏，舌淡、边有齿痕也佐证其脾虚不能制水之证候。脾虚不运水，停则成饮，饮邪上犯则头晕发作。诸症均指向泽泻汤，是以予泽泻汤7剂，患者服1剂而有效，2剂而痊愈，不得不叹之神奇。

## 四、结语

本文从多角度总结了何师运用泽泻汤的经验。何师尊崇经典，主张方证辨证，结合临床实践经验，总结出泽泻汤的方证是头晕，前额如有贴物，呈持续性，头晕与体位无关，舌淡胖，苔水滑或白腻。临床无论西医诊断为何种疾病，凡符合上述方证者，均可用此方治疗。在使用该方时，应当注意泽泻与白术的比例，患者大便稀溏时应当用炒白术。还应嘱咐患者在服用此方时，避免或减少饮酒、吃乳酪和生冷食物，避免淋雨、居处潮湿，注意保暖，适当运动，杜生水饮之邪以顾护脾胃之气。

## 参 考 文 献

[1] 郭建波，钟小雪，何庆勇．何庆勇运用甘姜苓术汤经验介绍[J]．新中医，2017，49（6）：181-182

[2] 王辉，高雅，何庆勇．何庆勇运用吴茱萸汤的经验[J]．中国中医急症，2017，26（6）：979-980，1017

[3] 吴政远，尹湘君．何庆勇运用瓜蒌薤白半夏汤治疗急性冠脉综合征经验[J]．国际中医中药杂志，2015，37（12）：1131-1132

[4] 程林．金匮要略直解[M]．谢世平，李志毅，陈晓辉，等校注．北京：中国中医药出版社，2015：86

[5] 赵以德．金匮方论衍义[M]．王小岗，张金中，点校．北京：学苑出版社，2014：98

[6] 黄煌. 经方100首[M]. 南京：江苏科学技术出版社，2005：155

[7] [日]大塚敬节. 金匮要略研究[M]. [日]山田光胤，校订. 王宁元，孙文墅，译. 北京：学苑出版社，2010：194

[8] 高雅，吴海芳，何庆勇. 何庆勇运用苓桂术甘汤的经验[J]. 世界中西医结合杂志，2017，12（7）：915-917，932

[9] 刘渡舟. 谈谈《金匮》的泽泻汤证[J]. 中医杂志，1980，21（9）：17-18

[10] 傅延龄，宋佳，张林. 经方本原剂量问题源流[J]. 北京中医药大学学报，2013，36（5）：293-296

[11] 何庆勇. 伤寒论钤法[M]. 北京：人民军医出版社，2015：8-15

[12] 岳美中. 岳美中医学文集·岳美中医话集[M]. 北京：中国中医药出版社，2000：518-523

[13] 何庆勇. 经方叠用[M]. 北京：人民军医出版社，2014：2-3

[14] 何庆勇. 白天临证，夜间读书：方证辨证解伤寒[M]. 北京：人民卫生出版社，2017：8-9

（原文载于：覃堃，王辉，但文超，等. 何庆勇运用泽泻汤的经验[J]. 世界中西医结合杂志，2019，14（5）：636-638. 注：覃堃、王辉、但文超系何教授第六届、第五届、第六届硕士研究生）

（学生　覃　堃　王　辉　但文超　整理）

# 运用桂枝加龙骨牡蛎汤的经验

关键点：

  经方；桂枝加龙骨牡蛎汤；方证辨证；疑难杂症

  何师自幼心向岐黄之术，尤喜经方，后日夜钻研，白天临证，夜间读书，愈发深深感慨于经方的理奥趣深[1-4]，现将我们运用桂枝加龙骨牡蛎汤的经验简述如下，以示同道。桂枝加龙骨牡蛎汤在《金匮要略·血痹虚劳病脉证并治第六》中有记载，临床上何师主要运用桂枝加龙骨牡蛎汤治疗失眠、脱发、噩梦频作、遗精、遗尿等，均取得较好的疗效。

## 一、桂枝加龙骨牡蛎汤

  《金匮要略·血痹虚劳病脉证并治第六》中记载："夫失精家少腹弦急，阴头寒，目眩，发落，脉极虚芤迟，为清谷、亡血、失精。脉得诸芤动微紧，男子失精，女子梦交，桂枝加龙骨牡蛎汤主之。"此条论述的是虚劳病失精家所致阴阳失调。失精家，即经常梦遗或滑精之人，因阴精外泄过多，出现阴损及阳，阴阳两虚的情况。清·程林[5]在《金匮要略直解·卷上》中解释道："肾主闭藏，肝主疏泄，失精则过于疏泄，故少腹弦急也。阴头为宗筋之所聚，真阳日亏，故阴头寒也。目眩则血衰，发落则精竭，是以脉极虚芤迟。"少腹拘急、外阴寒冷、视物模糊、脱发、脉极虚芤迟等虚劳病之象皆是因为人体大量流失阴精导致阴阳互损，五脏功能失调所致。上述症状不仅仅只见于失精家，下利清谷、大出血的患者亦可出现。清·高学山[6]在《高注金匮要略·血痹虚劳病脉证治第六》中对于芤动微紧的脉象做出了解释："左寸见芤，是心中脏血虚短之诊……左寸见动，是心血短而心气上虚，下气逆乘而击撞之象也……右寸见微，是肺中真气衰颓之诊……右寸见紧，是胸中之阳不足以御下，而肝木以阴寒之气上侵阳位也。"心藏神，肺舍魄，心血虚则神无所居，肺气虚则魄无所依，五志失常，则夜间入睡后出现梦多且多为噩梦的现象。此阴损及阳，精气神皆受影响，欲救之，宜桂枝加龙骨牡蛎汤一方。

桂枝加龙骨牡蛎汤是在桂枝汤的基础上加上龙骨、牡蛎各三两组成。桂枝汤初见于《伤寒论》太阳病篇，用于外感病症，而合以龙骨、牡蛎，便用于虚劳之候，仲景之意何在？诸多医家分析揣测。清·喻昌[7]在《医门法律·卷六》中直言："用桂枝汤调其荣卫羁迟，脉道虚衰，加龙骨牡蛎，涩止其清谷亡血失精。"其认为桂枝汤本身可调和营卫，加龙骨、牡蛎可增其收涩之功。窃以为，桂枝汤虽用于外感，其补益之功在多处皆有体现。如桂枝汤演化而来补益中焦的建中汤系列，再如急补阳气的桂枝去芍药加蜀漆龙骨牡蛎救逆汤。即经曰：劳者温之，甘药调之，是以甘温为主也。以桂枝汤甘温之剂，调和营卫，补益虚劳之体。《本经》云：龙骨味甘、平，主心腹鬼疰，精物老魅；牡蛎味咸、平，主惊、恚、怒气，久服强骨节，杀邪鬼。二者补中固外，滋阴清热，固涩止脱。全方补中有涩，阳中有阴，共调阴阳俱损之诸症。

## 二、运用桂枝加龙骨牡蛎汤的经验

### 1. 方证辨证

左季云曾说过："对证而求方，因方而援案，因案而知所取舍。"由此可知，临证第一步便是寻求方证对应，以证求方。方证辨证是仲景学说的核心内涵，执简驭繁，即将患者的诸多症状、体征提取概括，并与经典原文相对应，选择适合的经方，所谓"有是证，用是方"。临床上只要我们掌握了方证特点，合理运用经方，将会取得意想不到的疗效。关于桂枝加龙骨牡蛎汤的方证，当代伤寒大家黄煌[8]认为，是虚弱体质见精神亢奋，胸腹动悸，易惊，失眠，多梦，自汗盗汗，梦交失精，脉浮大而无力者。日本经方学者矢数道明[9]认为，是性欲过度、阴痿、遗精等。何师多年临床体会到桂枝加龙骨牡蛎汤的方证是噩梦频作，脱发，易疲劳，偏怕冷，少腹拘急，梦遗失精，头晕目眩，脉虚。其核心方证是噩梦，脱发，脉虚。临床上只要见到此种症状体征的患者，西医诊断为遗精、遗尿、阳痿、失眠、焦虑状态、甲状腺功能低下等，用桂枝加龙骨牡蛎汤多能取得较好的疗效。

### 2.遵循经方剂量

经方是仲景留给我们的宝库，药虽少但是功效显著。除了药物之外，经方的剂量也是我们所必须关注的要点。从某种意义上来讲，剂量不准确的"经方"已经改变了仲景立方的原意。我们不难发现，经方中药味相同，但剂量不同的方子有很多，比如桂枝加桂汤和桂枝加芍药汤、桂枝附子汤和桂枝去芍药加附子汤、桂麻各半汤和桂二麻一汤等。上述方子虽然药味一样，但是剂量的改变对于最终的临床效果产生了很大的影响。所以，我们以经方临证应严格按照经方的剂量比例，采取相对剂量，尽可能保持经方的原貌。《金匮要略·血痹虚劳病脉证并治第六》中记载："桂枝加龙骨牡蛎汤方。桂枝、芍药、生姜各三两，甘草二两，大枣十二枚，龙骨、牡蛎各三两。"据考证，汉代的1两相当于现代的13.8g[10]，考虑到药物剂量远超《中华人民共和国药典》的限制，我们临证中常采用经方的相对剂量，即桂枝∶芍药∶生姜∶龙骨∶牡蛎∶大枣∶甘草为3∶3∶3∶3∶3∶3∶2。何师临床运用桂枝加龙骨牡蛎汤时常用的剂量为桂枝、芍药、生姜、龙骨、牡蛎、大枣12~18g，甘草8~12g。

### 3.经方加减法

何师在临床上十分重视经方加减法，即根据《伤寒论》《金匮要略》《备急千金要方》等书的方后注进行加减，切忌随意添减药物。《外台秘要·卷十六》引《小品方》云："虚弱浮热汗出者，除桂，加白薇、附子各三分，故曰二加龙骨汤。"临床上我们运用桂枝加龙骨牡蛎汤的时候，若在其方证的基础上见到虚劳发热自汗者，应去除桂枝，加白薇、附子各三分。患者因阴虚火亢、虚阳上浮而发热，桂枝之辛甘温过于发散，非此证之选，故去之。加白薇苦寒以清上焦之虚热，加附子辛热以引热归于下焦，二药清虚热以滋阴，配龙骨、牡蛎咸降益阴，镇潜固涩，共调阴阳。

### 4.经方叠用

首见于《伤寒杂病论》，为仲景上承《黄帝内经》重方之理论，大胆应用经方叠用组成不同的合方，以应对复杂的病情，同时也为后世应用经方治病提供了一个新的思路。经方叠用可将功效相近的方子叠加以增强临床疗效，亦可将功效不同的方子叠用以扩大治疗范围[11]。何师善于经方叠用，以经方之叠用，应病情之繁杂。临床上运用桂枝加龙骨牡蛎汤时，若见畏寒肢厥、小便不利、头晕目眩、四肢沉重疼痛、浮肿、舌淡胖、有齿痕、苔白滑、脉沉细等阳虚水泛的症状，可合用真武汤；若见心神不安、饮食行为失调、口苦、小便赤、舌红少苔、脉微细等心肺阴虚火旺的症状，可合用百合地黄汤；若见腹中拘急疼痛、喜温喜按、神疲乏力、虚怯少气、虚烦不宁、面色无华、舌淡苔白、脉弦细等中焦虚寒的症状，可合用小建中汤。

### 三、典型医案

患者，女，63岁。初诊日期：2019年4月16日。主诉：反复夜间噩梦3年，加重半年。现病史：3年前患者反复出现失眠多梦，噩梦频发，醒后仍记得噩梦内容，大多为被人追杀或去世之人找其说话或自己从悬崖坠下，半年前症状加重，每夜都做噩梦，患者甚苦于此，遂来我处就诊。既往史：既往体健。刻下症：近2周入睡困难，需要1小时才能入睡，每天都做噩梦，眠浅易醒，凌晨3：00醒后便难以入睡，耳鸣频作，夜间为甚，恶风畏寒，脾气急，易疲劳，易紧张，时有委屈，二便尚可。查体：舌淡红，苔白腻，舌下络脉曲张，脉弦细。诊断：噩梦，阴阳失调证。治疗：方用桂枝加龙骨牡蛎汤合酸枣仁汤合甘麦大枣汤。桂枝15g，炒白芍15g，生姜15g，生龙骨15g，生牡蛎15g，生甘草20g，浮小麦00g，大枣30g，酸枣仁（先煎）55g，川芎14g，知母14g，茯苓14g。7剂，日1剂，水煎服，早上、中午不服药，晚饭前后各服1次。患者自诉5剂药后，失眠噩梦痊愈，半夜凌晨3：00也不再惊醒，恶风畏寒减轻，效不更方，仅作剂量调整，续服14剂。药后随访1个月，噩梦未有反复。

**按语：**古人对噩梦的记载上可追溯至《黄帝内经》成书时代，《素问·方盛衰论篇》言："是以少气之厥，令人妄梦，其极至迷……肾气虚，则使人梦见舟船溺人，得其时则梦伏水中，若有畏恐。"其指出多梦责之于气虚，而溺水恐水等梦则可责之于肾气虚。《灵枢·淫邪发梦》言："阴气盛则梦涉大水而恐惧，阳气盛则梦大火而燔炳。"其指出阴阳失调为梦的成因，而阴偏盛阳偏虚者则梦水，阴偏虚阳偏盛者则梦火。由此可知，本案患者噩梦频作，大多为被人追杀或去世之人找其说话或自己从悬崖坠下等梦，此与其阴阳失调，气虚不能濡养心神有关。而清·沈明宗在《沈注金匮要略·卷六·虚劳》中言："此营卫阴阳不足，虚劳脉证，以从中气而治也。"[12]其指出桂枝加龙骨牡蛎汤即用于阴阳不足，兼夹气虚之虚劳证候。本案患者失眠、入睡困难，噩梦连连，易疲劳，符合桂枝加龙骨牡蛎汤的方证，故用桂枝加龙骨牡蛎汤治疗。用桂枝汤调和阴阳，龙骨、牡蛎宁心安神、交通心肾，使阴阳协调，阳气能固摄，阴精不外泄，标本兼顾。

《金匮要略·血痹虚劳病脉证并治第六》说："虚劳虚烦不得眠，酸枣仁汤主之。"此为肝血亏虚，虚热上扰于心神所致。酸枣仁汤的方证是失眠，生气后诱发或加重，多梦，心烦，乏力，易疲劳。本案患者失眠、入睡困难，易醒，多梦，脾气急，符合酸枣仁汤的方证，故用酸枣仁汤养血安神，清热除烦。《金匮要略·妇人杂病脉证并治第二十二》说："妇人脏躁，喜悲伤欲哭，象如神灵所作，数欠伸，甘麦大枣汤主之。"甘麦大枣汤的方证是委屈，想哭，容易紧张。本案患者委屈，易紧张，符合甘麦大枣汤的方证，故用甘麦大枣汤治疗。以大剂量小麦为君，养心安神除烦；甘草味甘，补心气，缓肝急，为臣药；大枣补益中焦，为佐使。

### 四、小结

上述总结了何师临床应用桂枝加龙骨牡蛎汤的经验与技巧，重视方证在临床的应用，遵循古方剂量，通过临床辨证加减与多方叠用来扩大临床疗效。因为桂枝加龙骨牡蛎汤主要治疗阴阳两虚之诸症，故何师亦十分重视病后调养，包括生活规律，注意休息，不要过度劳累，定时饮食，忌辛辣刺激食物等，每每仔细叮嘱患者注意。

### 参 考 文 献

[1] 钟小雪，赵桂芳，何庆勇．何庆勇副主任医师应用木防己汤治疗顽固性水肿的经验[J]．中国中医急症，2015，24（3）：447-449

[2] 杨韬，钟小雪，何庆勇．何庆勇副教授应用薏苡附子散治疗胸痹心痛的思想初探[J]．中国中医急症，2016，25（5）：821-822

[3] 张雨晴，刘旭东，何庆勇. 何庆勇运用经方治疗心律失常经验 [J]. 世界中西医结合杂志，2017，12（3）：322-325

[4] 何庆勇. 白天临证，夜间读书：方证辨证解伤寒 [M]. 北京：人民卫生出版社，2017：1-20

[5] ［清］程林. 金匮要略直解 [M]. 谢世平，李志毅，程晓辉，等校注. 北京：中国中医药出版社，2015：44

[6] ［清］高学山. 高注金匮要略 [M]. 贾成祥，邵雷，王晶，等校注. 北京：中国中医药出版社，2015：68

[7] ［清］喻嘉言. 医门法律 [M] 丁侃，校注. 北京：中国医药科技出版社，2011：237

[8] 黄煌. 黄煌经方使用手册 [M]. 北京：中国中医药出版社，2015：59-60

[9] ［日］矢数道明. 临床应用汉方处方解说 [M]. 李文瑞，等译. 北京：学苑出版社，2008：106

[10] 傅延龄，宋佳，张林. 论张仲景对方药的计量只能用东汉官制 [J]. 北京中医药大学学报，2013，36（6）：365-369

[11] 何庆勇. 经方叠用 [M]. 北京：人民军医出版社，2014：2-10

[12] ［清］沈明宗. 张仲景金匮要略 [M]. 宋建平，张晓利，校注. 北京：中国中医药出版社，2015：64

（原文载于：代爽，郭建波. 何庆勇主任医师运用桂枝加龙骨牡蛎汤的经验 [J]. 世界中西医结合杂志，2020，15（7）：1239-1241。注：代爽、郭建波系何教授第六届、第五届硕士研究生）

（学生　代　爽　郭建波　整理）

# 跋

余闻春秋有白猿授女以剑，其身若惊鸿，剑似追魂，千甲难当，而后拂花掠影出峨眉，太乙玄门在武当，今则式微，尤不知练气、击穴诸法。东汉有老猿肩桐以报仲圣，制琴未睹，然经方神音诵至千年，注家已七百余计，观及今世，其诵者比比如是，遵者则凤毛麟角。

医者原非余本意，中医尤难，及学三载，始诵伤寒。然愚笨至此，仅拘书卷，犹未尝临证以察疾病之浅深，间得侍诊，其方反非所授，以孜孜之力求徒劳之功，叹曰不能致学以用，古人欺我。幸得遇何师，初见之间，其所问之证，所治之方，所用之量，均与经文字字相应也。乃叹曰，非古人欺我，我不信古人也！遂拜。

何师常嘱曰，师我者不如师古人，伤寒经文，其证、其方、其药、其量、煎服、将息俱在，方药之不效，省此六者，乃使俱遵其文。及病家回诊，其验如是云云，犹仲圣亲临，《内经》所云一剂知二剂已者，非妄言也。诊时以经为鉴，诊毕又省之以经，乃白天临证，夜间读书之意，医者不可不以此勉之。

及此，得何师所授三载又余，读何师成书三卷，所载之案或有亲历，或有耳闻。何师本究伤寒之证，役其方，今又考其药，读《金匮》则验之于《神农》，疑错简又辅之以《千金》，问其分量，索之以权衡，考其效验，尝之以口舌。先生考证源流，痴情如是，叹为观止。

虽医道难艰，余得此经方捷径，亦已诊千余，观此书，则谨记临证、读书，绝非捷径。经方传承，薪火不熄，志在我辈。

学生　覃　堃　谨跋